乙型肝炎火候学诊治及医案

YIXING GANYAN HUOHOUXUE ZHENZHI JI YIAN

主　编　吕文良　张婷婷

副主编　李娟梅　汪青楠　武庆娟

编　者（以姓氏笔画为序）

王　丽	王栋平	代欣璨	包一珺
冯佳琪	吕文良	刘　爽	刘明坤
李彦波	杨　佼	汪九重	张丽丽
张若宣	张婷婷	陈　静	陈思童
周文慧	赵　鑫	胡伶姿	姚子昂
倪　瑶	徐　蕾	曹正民	强　睿

河南科学技术出版社

·郑州·

内容提要

本书围绕慢性乙型肝炎相关知识、中医火候学理论在乙型肝炎治疗中的运用、典型医案三个部分展开。第一部分包括乙型肝炎相关的基础知识、诊断、治疗及其预后和转归等；第二部分包括中医火候学理论、火候与治未病、火候学与方药及其在乙型肝炎治疗中的运用；第三部分对典型医案的整理分析，探究乙型肝炎中医辨证思路和处方用药特色。通过发挥中医药特色和优势，中西医优势互补，在抗病毒、防治肝纤维化的基础上，延缓和阻止肝硬化及肝癌的发生，截断慢性乙型肝炎-肝硬化-肝癌发展演变，从而提高临床疗效。本书适合与乙型肝炎防治相关的中医临床、科研人员，以及相关患者、家属阅读参考。

图书在版编目（CIP）数据

乙型肝炎火候学诊治及医案/吕文良，张婷婷主编. —郑州：河南科学技术出版社，2023.11
ISBN 978-7-5725-1305-3

Ⅰ.①乙⋯ Ⅱ.①吕⋯ ②张⋯ Ⅲ.①乙型肝炎-中医治疗法 Ⅳ.①R259.126

中国国家版本馆 CIP 数据核字（2023）第 171567 号

出版发行：河南科学技术出版社
北京名医世纪文化传媒有限公司
地址：北京市丰台区万году路 316 号万开基地 B 座 115 室 邮编：100161
电话：010-63863186 010-63863168
策划编辑：焦万田
责任编辑：焦万田 郭春喜
责任审读：周晓洲
责任校对：龚利霞
封面设计：中通世奥
版式设计：崔刚工作室
责任印制：程晋荣
印　刷：河南省环发印务有限公司
经　销：全国新华书店、医学书店、网店
开　本：850 mm×1168 mm 1/32 **印张**：11.25 **字数**：230 千字
版　次：2023 年 11 月第 1 版 2023 年 11 月第 1 次印刷
定　价：69.00 元

前　言

　　慢性乙型病毒性肝炎是由乙型肝炎病毒(HBV)引起的慢性病毒感染性疾病,特征是乙型肝炎表面抗原(HBsAg)阳性持续存在至少 6 个月,并有或没有乙型肝炎 e 抗原(HBeAg)阳性。慢性乙型病毒性肝炎作为一项全球性健康问题,全世界有超过 2.57 亿人患有慢性 HBV 感染。据估计,目前我国一般人群 HBsAg 流行率为 5％～6％,慢性HBV 感染者约 7000 万例,其中慢性乙型病毒性肝炎患者为2000 万～3000 万例。全球每年约有 88.7 万人死于 HBV感染相关性疾病,其中肝硬化和原发性肝细胞癌死亡分别占 52％和 38％。在过去的 20 年,中国慢性病毒性肝炎的预防和治疗取得了重大进展,截至 2019 年数据,5 岁以下儿童HBV 感染率降至 1％以下,摘掉了乙型肝炎大国的帽子,被世界卫生组织誉为发展中国家典范。但由于我国乙型肝炎感染者基数大,且目前乙型肝炎患者人数众多,乙型肝炎仍是我国肝病中一个最为重要的问题。

　　慢性 HBV 感染的发病机制较为复杂,迄今尚未完全阐明,炎症坏死持续存在或反复出现是慢性 HBV 感染者进展为肝硬化,甚至肝癌的重要因素。研究表明,长期抗乙型肝炎病毒治疗,可以有效抑制病毒复制,逆转慢性乙型肝炎肝纤维化。但是,针对病因治疗抗肝纤维化疗效仍存在一定的局限性,并不能完全抑制炎症,而肝纤维化的机制一旦启动往往呈主动进展。中医药是中国各族人民在几千年生产、生活实践和与疾病做斗争中逐步形成并不断丰富发展的医学科学,具有完整的理论体系。近数十年来,国内外有关各种慢性肝病的基础和临床研究取得了快速进展,大量研究和应用实践已经表明,中医药通过发挥自身特色优势,大大丰富了慢性肝病的诊疗手段,能够有效减缓慢性乙型肝炎向肝硬化、肝癌进展,改善肝功能并提高患者生存率,在慢性乙型病毒性肝炎防治领域显示出疗效优势。

随着全国中医药大会的召开,大众对中医药的关注度更进一层。但是随着慢性乙型肝炎抗病毒药物的广泛应用,医疗人员怯于以中医药治疗慢性乙型肝炎,中医药治疗慢性乙型肝炎日趋减少。本书的编写,旨在发挥中医药抗肝纤维化和抗肿瘤的优势,截断慢性乙型肝炎病势,切实降低乙型肝炎危害性及死亡率,助力全民健康及社会和谐稳定。同时有利于中医药的传承、创新与推广,有利于增强文化自信、传播中医力量。

鉴于此,笔者在传统中医理论的指导下,紧扣我国慢性乙型肝炎防治现状及最新的防治理念,贯彻中医特色的"治未病""既病防变"的核心思想,在总结前人防治慢性乙型病毒性肝炎的基础上,针对慢性乙型病毒性肝炎病程长、病机复杂、症状多变的临床特点,结合自己的临床经验,将"火候"理论引入慢性乙型病毒性肝炎的诊疗过程,注重在疾病各阶段把控普遍性与特殊性的矛盾状态,以扶正祛邪、调和气血阴阳为基本法则,提高慢性肝病中医药防治的临床疗效,改善患者生活质量,减轻患者负担。全书共分三个部分。第一部分包括乙型肝炎相关的基础知识、诊断、治疗及其预后和转归等;第二部分包括中医火候学理论、火候与治未病、火候与方药及其在乙型肝炎防治中的运用;第三部分笔者结合自己的诊疗实践,对典型医案的整理分析,试将"火候"理论治疗慢性乙型病毒性肝炎的经验进行阐述,以飨同道。

　　本书围绕慢性乙型病毒性肝炎相关知识、中医火候学理论及其在乙型肝炎防治中的运用及典型医案展开,传统与现代、理论与实践相结合,内容科学实用,文字简洁明了,能满足临床医师和科研人员的阅读需求。同时,本书面向广大群众,尤其为慢性乙型肝炎患者及其家属了解中医药相关知识及中西医结合防治慢性乙型肝炎方面的内容。但是,本书不可能包括或解决慢性乙型肝炎诊治中的所有问题。因此,临床医师在面对某一患者时,应在充分了解有关本病的最佳临床证据、认真考虑患者病情及其意愿的基础上,根据自己的专业知识、临床经验和可利用的医疗资源,制订全面合理的诊疗方案;慢性乙型肝炎患者在基本了解自身病情后,也应及时、积极寻求专业医师的诊疗。

　　本书中不当之处,敬请广大读者提出宝贵意见。

中国中医科学院广安门医院　　吕文良

目 录

．．．．．．

第一部分 慢性乙型肝炎

第二部分　中医火候学理论在乙型肝炎治疗中的运用

第三部分 典型医案

第一部分　慢性乙型肝炎

第1章　肝的基础知识

一、肝的重要性

肝大部分位于腹腔右上部,小部分位于左上腹部和左季肋部,呈楔形;肝是人体最大腺体,红褐色,质软而脆,右端厚而钝圆,左端扁薄。肝分为上、下两面,前后两缘,左右两叶,成人肝重约 1400g(男性 1500g 左右,女性 1300g 左右),占体重的 1/50～1/30。肝上面与膈肌紧贴,隆凸,朝向前上方,肝镰状韧带把肝上面分成左、右两部,肝下面凹凸不平,朝向后下方,与胃、十二指肠、胆囊、结肠肝区相毗邻,在靠近中部有"H"形的两条纵沟和一条横沟。横沟称肝门,有肝管、门静脉、肝固有动脉、淋巴管及神经等出入。左纵沟名为左矢状裂,前有肝圆韧带,后有静脉韧带;右纵沟名为右矢状窝,较宽阔,前半部容纳胆囊,后半部内有下腔静脉通过,称腔静脉窝,窝的上部有三条大的肝静脉注入下腔静脉,又称第二肝门;窝的下半有一些小的肝静脉注入下腔静脉,故又称第三肝门。

卧位时,肝的上界在右侧锁骨中线第 5 肋间,通过叩诊便可发现其上界。一般情况下在上腹部触摸不到肝下缘,但有一少部分人肝位置下垂,则可于肋缘下触及肝下缘。

在儿童期,肝位置较成人略低,肝下缘在肋下 1～2cm 处;少年期后,在肋下不易触及。肝的位置可随体位及呼吸变化有一定改变,站位和吸气时肝下移 1～2cm,而仰卧位和呼气时则有所上升。

肝的血管:进入肝的血管为肝固有动脉和门静脉,由肝门入肝;出肝血管为肝静脉,在腔静脉窝处注入下腔静脉。

肝的最基本结构是肝小叶,小叶中央是中央静脉,单层肝细胞索围绕中央静脉呈放射状排列;肝窦壁上有星状的库普弗细胞,具有吞噬能力,属网状内皮系统。肝小叶间是由结缔组织组成的汇管区,其中有肝动脉、门静脉的小分支和小胆管。肝细胞之间是毛细胆管,肝细胞将胆汁直接排泄到毛细胆管内。在肝窦一面的肝细胞膜上有很多微绒毛,伸向肝细胞与肝窦壁间的狄氏间隙内,与肝窦内血液之间进行物质交换。

肝是人体最大的腺体,也是人体内新陈代谢的中心站。它是维持人体正常生理活动的重要器官,也是人体内物质代谢最为活跃的器官,被称为是人体内的一个巨大的"化工厂"。在消化、吸收、排泄、生物转化、免疫,以及各类物质的代谢中均起着十分重要的作用。此外,肝的血流极为丰富,约占心输出量的 1/4,每分钟进入肝的血流量是 1000～1200ml,可以有效地调节血容量及水、电解质平衡。

在结构上,肝由实质细胞和非实质细胞组成。肝细胞是肝唯一的实质性细胞,也是肝内含量最多、体积密度最大的细胞群,进行着各种复杂而精细的代谢活动,主要包括生成与分泌胆汁,调节糖代谢的动态平衡,合成脂质与分泌血浆脂蛋白,调节胆固醇的代谢,合成尿素、血清蛋白、凝血因子、酶和其他蛋白质及对药物和其他外来物质的代谢与解毒等。非实质细胞包括肝窦周存在的肝星状细胞(HSC)、库普弗细胞(KC)、肝窦内皮细胞(SEC)等。KC在肝损伤和纤维化中的作用已进行了广泛的探索,一致认为,KC能通过产生细胞因子/生长因子来促进星形细胞的活化,并能调节金属蛋白酶及其抑制剂的产生,在肝纤维化的形成中扮演着重要的角色,与慢性乙型病毒性肝炎的发生发展及转归密切相关。

二、肝的生理功能

(一)代谢功能

1. 蛋白质代谢　肝是人体白蛋白唯一的生成器官,球蛋白、血浆白蛋白、纤维蛋白原和凝血酶原的合成、维持和调节都需要肝参与。食物中的蛋白质经胃肠液消化分解成为氨基酸而被吸收,随血液循环进入肝,经肝细胞作用氨基酸重新合成人体所需要的蛋白质,一部分储存于肝内,另一部分进入血液循环,供全身各器官组织需要。同时也进行脱氨、转氨等作用,肝合成的蛋白质,除自身蛋白外,血浆中的蛋白质大多数与肝有关,如白蛋白铁传递蛋白、结合珠蛋白、某些凝血因子(包括凝血酶原,纤维蛋白原,凝血因子Ⅳ、Ⅴ、Ⅶ、Ⅹ等),抗胰蛋白,血浆铜蓝蛋白等,肝细胞是血浆蛋白合成的主要场所。肝还是体内唯一合成尿素的器官,蛋白质或氨基酸分解及肠道腐败作用而产生的氨,在肝内转变为尿素,由尿排出,解除氨毒。当肝受到严重损害时,血浆白蛋白显著下降,往往出现水肿和腹水;纤维蛋白原及凝血酶原合成减少,可致凝血时间延长及发生出血现象;肝合成尿素功能发生障碍,血中氨增加是导致肝性脑病的原因之一。

2. **糖代谢**　肝参与糖代谢过程,对糖的贮存、分布和调节具有重要意义。食物在胃肠道内分解成葡萄糖,一部分直接入血液循环供人体利用,大部分经肝细胞合成肝糖原,贮存于肝。当饥饿、劳动、发热时,血糖浓度下降,此时肝细胞又能把肝糖原分解成葡萄糖,进入血液循环,提高血糖的浓度,维持血糖的正常平衡。肝可以通过一系列的化学变化,将多余的蛋白质、脂肪转变为糖原。在机体营养状况好肝糖原贮备丰富时,可以保护肝免受损害。当机体需要时,肝内的糖原又可分解为葡萄糖供给机体利用。肝通过肝糖原的合成与分解、糖异生作用,来调节血糖的浓度,以保证全身糖的供应。肝是胰岛素及胰高血糖素等的作用部位,几乎是胰高血糖素对糖类调节的唯一部位。因此,肝糖原的合成和分解经常保持着动态的平衡。

3. **脂肪代谢**　肝是脂类代谢的中心(主要器官),包括脂类的消化吸收、运输、分解、分解代谢和合成代谢,都与肝有密切关系。能合成和贮存各种脂类,不仅供应自身,而且供应全身的需要。吸收入血液的部分脂肪进入肝被转化为体脂而贮存。脂肪动员时,贮存的体脂先被输送至肝,再分解利用。在肝内中性脂肪可水解成甘油和脂肪酸。肝还是体内合成磷脂和胆固醇的主要场所,胆固醇是合成类固醇激素的中间物质,同时又可转变为胆酸盐排入肠道,或直接分泌入胆汁而排出体外。肝还通过分泌到胆汁内的胆酸来调节肠管对脂类的吸收。

4. 维生素代谢　肝直接参与多种维生素的吸收、转运、活化、储存、合成和分解过程。缺乏维生素可影响肝的功能和结构。当肝有病变时，维生素的代谢也将受到影响，如影响维生素 A 的水解(使维生素代谢异常)，影响钙磷代谢，影响维生素 E 的抗氧化作用，影响维生素 B_{12} 的甲基化作用、维生素 B_6 的转氨基作用、维生素 C 的参与解毒作用。

5. 胆红素和胆酸的代谢　血液中的非结合胆红素通过肝变成结合胆红素排泄到毛细血管中，随胆汁流入肠道，在肠道细菌作用下，变成粪胆素原排出体外，少量由尿排出，还原为尿胆素原。肝分泌胆汁酸，在肝内由胆固醇形成，合成之后分别与甘氨酸或牛磺酸结合，分泌到胆汁中，排至肠道，进行胆汁酸的肝肠循环。大多数胆汁酸以结合胆酸形式由回肠吸收，小部分在吸收前已分解，大部分是在吸收后在肠肝循环期间分解。非结合的胆汁酸由小便或结肠到达肝后在肝细胞转运期间变成结合胆酸。

6. 激素的代谢　在正常情况下，人体分泌的激素在血液中都是保持一定含量的，多余的激素被肝细胞破坏，使其失去活性。许多激素在肝内进行生物转化、灭活和排泄，如胰岛素、糖皮质激素等在肝内分解。当机体患肝病时，如慢性肝炎、肝硬化等，因雌激素灭活发生障碍而堆积在体内，可引起性征的改变，如男性乳房发育，女性月经不调，性功能低下等。肝功能长期受损时可有性欲减退、腋毛稀少、阴毛稀少或脱落、阳痿、睾丸萎缩、出现肝掌和蜘蛛痣等。同时如醛固酮和抗利尿激素灭活障碍可发生水肿。

(二)胆汁的分泌和排泄功能

肝细胞每天可分泌胆汁 600～1200ml，经胆管运输到胆囊,胆囊起浓缩和排放胆汁的功能,以帮助消化脂肪及吸收脂溶性维生素 A、维生素 E 及维生素 K 等。肝细胞生成胆汁酸的量,取决于肝肠循环返回肝的胆汁酸的量,返回的胆汁酸多则合成少,返回少则合成多,以补充在粪便中损失的胆汁酸。

(三)解毒功能

外来的或体内代谢产生的有毒物质,均要在肝解毒变为无毒的或溶解度大的物质,随胆汁或尿液排出体外。肝解毒主要有四种方式:①化学方法,如氧化、还原、分解、结合和脱氧作用。氨是一种有毒的代谢产物,它的解毒主要是通过在肝内合成尿素,随尿排出体外。有毒物质与葡萄糖醛酸、硫酸、氨基酸等结合可变成无毒物质。②分泌作用,一些重金属(如汞),以及来自肠道的细菌,可随胆汁分泌排出。③蓄积作用,某些生物碱(如士的宁)、吗啡等可蓄积于肝,然后肝逐渐小量释放这些物质,以减少中毒过程。④吞噬作用,如果肝受损时,人体就易中毒或感染,肝细胞中含有大量的库普弗细胞,有很强的吞噬能力,起到了吞噬病菌保护肝的作用。来自体内、外的有毒物质,随肝动脉和门静脉到达肝血窦(窦状隙),再通过 Disse 腔(狄氏间隙)进入肝细胞。肝细胞的微绒毛伸入 Disse 腔,进而与肝血窦中的血液进行物质交换。经过肝细胞解毒后的物质,有的经肝血窦流到肝静脉加入体循环,随生成的尿排出体外;有的则随胆汁排入胆小管而进入胆管系统,再随胆汁排入肠道,与粪便一起排到体外。

(四)免疫功能

构成肝实质和胆管的细胞约占所有肝细胞的 70%～

80％,剩下的 20％～30％非实质肝细胞主要与免疫功能有关,包括肝窦内皮细胞、库普弗细胞、肝星状细胞、NK 细胞、NK-T 细胞及 T、B 淋巴细胞等。其中,肝窦内皮细胞(LSEC)是肝内重要的抗原提呈细胞,因其具有极强的清道夫功能而有助于清除入侵肝内的有害物质。库普弗细胞(KC)是附着于肝窦内皮细胞上的可移动的巨噬细胞,能被细菌的脂多糖(LPS)和超抗原等内毒素型刺激物激活,释放急性期蛋白、细胞因子和趋化因子。这些活性递质又可激活肝内定居的 NK 细胞和 NK-T 细胞,进而清除外来的异物,有助于维持肝的免疫耐受状态。在未来的免疫治疗策略中,利用这些天然免疫细胞的特殊免疫特性,有助于克服肝的慢性病毒感染。

肝是一个有着强大天然免疫和获得性免疫功能的器官,参与了肝抗病毒、抗细菌和抗肿瘤的防御过程,在调节肝损伤、纤维化和再生中发挥重要作用,为治疗慢性肝病提供了新的靶点。

(五)凝血功能

肝是合成和生产凝血因子的重要场所,如凝血酶原、纤维蛋白原及凝血因子 Ⅴ、Ⅶ、Ⅷ、Ⅸ、Ⅹ、Ⅺ、Ⅻ 等。肝内贮存的维生素 K 对凝血酶原和凝血因子的合成也是密切相关的。

(六)血液调节功能

肝内储存大量的血液,急性大失血时,能输送出大量血液以维持有效循环血流量;当心力衰竭输出量减少时,又能大量贮存血液以减轻心脏负担。

三、中医学对肝的认识

中医学认为,肝的主要生理功能是主疏泄(疏泄调畅气机和情志)、主藏血(贮存和调节血液),人体各脏腑功能、经络、气血运行都与肝密切相关,尤其是脾胃功能的正常与否更是受着肝气调节。

中医的肝主疏泄,起着调节气机,维持各脏腑气血运行的正常进行,与肝的代谢功能、分泌胆汁功能、解毒功能是一致的。肝藏血、调节血量,与肝凝血、血液调节功能是相通的。肝的蛋白质、糖类、氨基酸、维生素、激素等的代谢,与肝气舒畅,脾胃运化,受纳水谷,吸收水谷精微,荣养全身的功能也是一致的。胆(中医)与胆囊(西医)都有着贮存和排泄胆汁的作用。中医的肝通过调节胆汁的排泄和肝气的统领,来影响消化功能。

第2章 慢性乙型肝炎的成因及其诊断与治疗

一、乙型肝炎病毒的生物学特性

(一)形态和结构

乙型肝炎病毒(HBV)属嗜肝 DNA 病毒科。完整的 HBV 颗粒首先由 Dane 在乙型肝炎病毒感染者的血清中发现,故称为 Dane 颗粒。Dane 颗粒呈球形,直径约 42nm,具有双层衣壳。病毒的外衣壳,相当于一般病毒的包膜,HBV 的表面抗原(HBsAg)即镶嵌于包膜的脂质双层中,内部为一电子密度较大的核心结构,呈 20 面体立体对称,直径约为 27nm,其表面即为病毒的内衣壳,内衣壳蛋白也具有抗原性,为 HBV 的核心抗原(HBcAg)。其在酶或去垢剂作用后,暴露出具有不同抗原性的 e 抗原(HBeAg)。HBeAg 在体内可被分泌而存在于血清中,而 HBcAg 则仅存在于感染的肝细胞核内,一般很少存在于血清循环中。HBV 核心结构的内部,含有病毒的 DNA 和 DNA 多聚酶。DNA 为不完全环状双股,其中有一段为单股,单股区的长短在各病毒体可不等,但均不超过全长基因的一半。病毒 DNA 的长股为负股,而较短的一股为正股,病毒体具有特殊的 DNA 多聚酶,既有能以 RNA 为模板转录 DNA 的反转录酶功能,又有合成 DNA 的功能。

(二)抗原组成

1. 表面抗原(HBsAg) 在患者血清中 HBsAg 可以三

种不同的形式存在：①小球形颗粒，直径约 22nm，是最多见的形式，主要由 HBsAg 组成，一般很少有 PreS1 或 PreS2 抗原。②管形颗粒，直径同小球形颗粒，长短不等，为 50～700nm，实际是一串聚合的小球型颗粒，但同样具有 HBsAg 的抗原性。③大球形颗粒，亦称 Dane 颗粒，Dane 颗粒的表面为外衣壳的成分。HBsAg 有四个基本亚型：adr，adw，ary，ayw，各亚型均有共同抗原决定簇 a。此外，还有两组互相排斥的亚型抗原决定簇（d/y 和 w/r）。HBsAg 亚型的分布，有明显的地区差异并与种族有关。我国汉族以 adr 多见，少数民族多为 ayw。HBsAg 大量存在于感染者血中，是检查受 HBV 感染的主要标志，具有抗原性，可引起机体产生特异性有保护性的抗-HBs 抗体，是制备疫苗的最主要成分。

2. **核心抗原**（HBcAg）　存在于 Dane 颗粒的核心部位和乙型肝炎患者的肝细胞核内，为内衣壳成分。因其外表为 HBsAg 所覆盖，故不易在血循环中检测到。HBcAg 抗原性强，能刺激机体产生抗 HBc 抗体。HBcAg 可在感染的肝细胞表面表达，是杀伤性 T 细胞识别并清除 HBV 感染细胞的靶抗原之一。抗-HBc-IgG 在血清中持续时间较长而抗 HBc-IgM 则常提示 HBV 处于复制状态。

3. **e 抗原**（HBeAg）　是由 PreC 及 C 基因编码，整体转录及翻译后成为 e 抗原（如仅由 C 基因转录及翻译则为 HBcAg）。为可溶性蛋白质，可自感染肝细胞游离存在于血清中，因 HBeAg 的消长与病毒体及 DNA 多聚酶的消长基本一致，故 HBeAg 可作为体内有 HBV 复制及血清具有强感染性的一个标志。HBeAg 可刺激机体产生抗-HBe 抗体，此抗体对 HBV 感染有一定的保护作用。

(三)培养特性

黑猩猩是 HBV 最敏感的动物。HBV 的组织培养尚未成功,目前采用 DNA 转染细胞培养系统,将病毒 DNA 导入肝癌细胞株,使这些细胞可以分泌 HBsAg、HBcAg、HBeAg 和 Dane 颗粒。

(四)抵抗力

HBV 对外界环境的抵抗力较强,对热、低温、干燥、紫外线、一般浓度的化学消毒剂均可耐受;在 −20℃ 也能存活 20 年,在 30～37℃ 可存活 6 个月,在超过 37℃ 时可存活 7 天,在 55℃ 时可存活 6 小时。常用的消毒剂,如 70% 乙醇、碘酒等不能将其灭活。但是 HBV 不耐高热,高压灭菌法或 100℃ 加热 10 分钟等可灭活 HBV。HBV 对 0.5% 过氧乙酸非常敏感,可以杀灭 HBV。3% 漂白粉、0.2% 苯扎溴铵也可用来杀灭 HBV。

(五)乙型肝炎病毒的主要特点

HBV 虽然是一个双链 DNA 病毒,但和身为 RNA 病毒的艾滋病毒(HIV)一样,其复制存在着反转录的过程,使得病毒基因组可以被整合到机体中,一方面使得机体难以将病毒彻底清除,另一方面成为潜在致癌的隐患。HBV 在进入肝细胞后可以转化成 cccDNA,并长期潜伏在细胞核中,具有很强的隐蔽性,即使抗病毒治疗也难以彻底清除;而一旦患者长期使用免疫抑制药或化疗、放疗导致机体免疫力低下,cccDNA 则会转入活跃的复制状态,使得 HBV 感染长期持续性存在。因此,HBV 在目前医疗水平上,是一个可以控制但不能彻底清除的病毒。乙型肝炎病毒的主要特点主要表现在以下几个方面。

1. **HBV有明显的嗜肝性** HBV也叫嗜肝病毒,是因为它侵入人体后主要侵犯肝,据研究,这是因为在肝细胞表面有一种HBV的"受体",接受HBV。大量HBV集中在肝细胞内,不断地繁殖、复制,成熟的HBV被释放出肝细胞,又侵入别的健康的肝细胞,这样不断复制、不断侵袭,最终诱发了肝细胞的免疫损伤。

2. **HBV还有轻度的"泛嗜性"** 虽然HBV有嗜肝性,但它还有一定的"泛嗜性",所谓"泛嗜性",就是HBV偶尔也会侵犯除了肝之外的器官和组织,如胆管上皮细胞、肾小管的细胞、胰腺的细胞、胃黏膜细胞、血液中的单核细胞等。因而,HBV有时也可以引起上述部位的疾病,如HBV相关性糖尿病、HBV相关性肾炎、HBV相关性胃病、HBV相关性血液病等。但是这些"泛嗜性"侵害并不是必然发生,大多数感染HBV的人不发生"泛嗜性"损害,所以说它是轻度泛嗜性,HBV主要还是侵犯肝。

3. **HBV的严格种属特性** HBV主要侵犯人类和其他灵长类动物,到目前为止,只有人类、黑猩猩、长臂猿、狒狒对HBV易于感染,其他动物不会感染HBV。虽然吸血昆虫体内可能查到HBV的踪迹,但一般不会在它们体内复制和增殖。人们常接触的动物(如鸡、马、牛、羊、猪、狗等)都不能传播HBV。

4. **HBV感染的慢性化特点** 我国现有HBV携带者9300万人,他们都是HBV的慢性感染者。研究发现,这些人的感染几乎都是在胎儿期或幼儿期感染HBV的,经过了十几年乃至几十年的感染历程,HBV仍然在他们体内不消失,但也不发病。不过,他们仍然可以不断向外界排放

HBV,是重要的乙型肝炎传染源。

5. HBV 的变异性　　HBV 是最容易变异的病毒之一。HBV 变异的特性给诊断和治疗带来许多麻烦。

6. HBV 本身对肝的非致病性　　HBV 对肝没有直接的毒性作用,事实证明,我国大量的 HBV 携带者,体内虽有很多 HBV,但并没有发生肝炎。如果说 HBV 能直接损伤肝细胞,那么这些无症状的 HBV 携带者就不存在,都会是乙型肝炎患者。乙型肝炎的发病,是由于人体自身的免疫细胞参与,如免疫细胞不参与,HBV 就不会致人发生肝损伤。

7. HBV 的致癌性　　现在已经确定,HBV 是致肝癌的重要因子,80%～90% 的肝癌都有 HBV 背景。有 20 年 HBV 感染史者,有 5%～10% 的发生癌变,癌变的原因是 HBV 的 x 基因整合到肝细胞基因上,发生了突变,导致肝癌。但是大多数肝癌都是在慢性肝病、特别是肝硬化的基础上发生的。HBV 携带者的肝基本上没有炎症,更没有肝硬化,一般不会直接癌变。

二、乙型肝炎的发病机制

乙型肝炎的发病机制是很复杂的,目前认为,其肝细胞损伤不是因为 HBV 在肝细胞内复制,而是由 T 细胞毒反应所介导,人感染 HBV 后,可引起细胞免疫和体液免疫应答,并激发自身免疫反应及免疫调节功能紊乱。

(一)急性肝炎

当免疫功能正常感染 HBV 后,其细胞毒性 T 细胞(Tc 细胞)攻击受染的肝细胞,由破坏的肝细胞释放入血的 HBV,而被特异性抗体所结合,且干扰素生成较多,而致

HBV 被清除,病情好转终归痊愈。

(二)慢性活动性肝炎

见于免疫功能有缺陷和免疫调节紊乱者,感染 HBV 后,由于 Tc 细胞功能不正常,或特异抗体封闭部分肝细胞靶抗原而制约 T 细胞毒反应,致部分肝细胞损害,干扰素产生较少,HBV 持续复制,特异抗体形成不足,肝细胞反复被 HBV 侵入,形成感染慢性化。

(三)慢性迁延性肝炎和无症状 HBsAg 携带者

当机体免疫功能低下时在感染 HBV,不能产生有效的免疫反应,致肝细胞损害轻微或不出现肝细胞损害,尤其无症状 HBeAg 携带者,缺乏干扰素,不能清除病毒,以致长期携带 HBV。

(四)重型肝炎

急性重型肝炎的发生,由于机体免疫反应过强,短期内 T 细胞毒反应迅速破坏大量感染 HBV 的肝细胞;或短期内形成大量抗原抗体复合物,激活补体,致局部发生超敏反应(Arthus 反应),造成大块肝细胞坏死;肠源性内毒素的吸收,使肝细胞发生缺血性坏死;加以 α-肿瘤坏死因子(TNF-α),IL-1 和白三烯等细胞因子由单核巨噬细胞释放,促进肝细胞损伤。亚急性重型肝炎发病机制与急性重型肝炎相似,但进展较缓慢,慢性重型肝炎的发病机制较复杂,有待进一步研究。

三、乙型肝炎的流行病学特点

(一)传染源

各型急性、慢性乙型肝炎患者和 HBsAg 携带者均可作为传染源。HBV 存在于血液和体液中。急性患者从发病前数周至整个急性期内均有传染性,是乙型肝炎的重要传染源。慢性乙型肝炎患者常携带 HBV,且反复发作,也是乙型肝炎的重要传染源。HBsAg 携带者是指血液 HBsAg 阳性,但无肝炎症状和体征,肝功能检查正常,经半年观察无变化者。全世界 HBsAg 携带者约3亿,我国占1/3以上,估计为1.2亿左右。慢性乙型肝炎患者和 HBsAg 携带者的传染性与 e 抗原(HBeAg)、HBV DNA、DNA 聚合酶(DNAP)、多聚人血白蛋白受体(PHSAR)是否阳性有关。HBcAg、HBV DNA、DNAP、PHSAR 阳性者,传染性较强。HBsAg 携带者因体内 HBsAg 长期阳性,且可因机体免疫力下降,而导致 HBeAg、HBV DNA、DNAP、PHSAR 等指标阳转,从而使传染性增强。在我国人群中,HBsAg 携带者的比例较高,因此他们是更重要的传染源。

(二)传播途径

乙型肝炎主要经血或血制品传播,凡含有 HBV 的血液或体液,可通过破损的皮肤和黏膜进入人体而感染。

1. *血液传播*　是乙型肝炎低地方性流行地区的主要传播途径之一,包括输入血液和血制品、注射、手术、采血、拔牙、内镜检查、针刺、文身、扎耳环孔和医务人员意外刺伤等。近年来,献血者在献血前进行 HBsAg 的筛查,使输血后乙肝的发病率明显减少,但尚未完全杜绝,少数 HBV DNA 阳性,而 HBsAg 阴性的血液仍可引起感染。HBV 存在医源性传播。血透析室、器官移植室、口腔科、肿瘤科医务人员和患者及接触血液的生化实验室工作人员的 HBV 感染率较高。药瘾者因共同使用污染的注射器而造成 HBV 传播。

2. **母婴传播** 母婴传播在乙型肝炎呈地方性流行地区较为重要。患急性乙型肝炎和携带 HBsAg 的母亲可将 HBV 传染给新生儿。据统计，人群中 40%～50%的 HBsAg 携带者是由母婴传播所致。母婴传播主要是在围产期传播，估计在 80%以上，分娩时经产道，新生儿接触或摄入含 HBV 的母血、羊水或阴道分泌物等引起 HBV 感染，10%左右为宫内传播。此外，产后通过母乳喂养及密切接触等传播也有报道。

3. **性接触传播** 是乙型肝炎低地方性流行地区的重要传播途径之一。西方国家中男同性恋、异性恋或宿娼等性乱交行为是造成 HBV 流行的重要传播方式。在家庭内，HBsAg 阳性者的配偶较其他家庭成员更易感染 HBV。

4. **其他传播途径** 日常生活中如共用牙刷、洗澡刷、剃须刀等，HBV 可经破损皮肤、黏膜进入密切接触者体内。臭虫、蚊子和虱子等吸血昆虫可机械携带 HBV，但在 HBV 传播中的作用尚需进一步证实。

(三)易感人群

人群普遍易感，但不同年龄获得感染者，其获得持久免疫力的概率不同。宫内感染、围生期感染及婴幼儿时期获得感染者，多难以获得保护性免疫，从而成为慢性 HBV 感染者；青少年时期获得感染者，其获得保护性免疫的概率相对增加；而成人时期获得感染者，90%～95%获得持久保护性免疫。

(四)流行特征

1. **地区分布** 乙型肝炎为全球性传染病，在世界各地的分布是不均匀的。按人群中 HBsAg 携带率和抗-HBs 阳性率高低,可分为三类。

(1)低流行区:HBsAg 携带率低于 1％,抗-HBs 阳性率低于 10％,新生儿和儿童感染不常见,如北欧、中欧、北美,以及英国和澳大利亚等。

(2)中流行区:HBsAg 携带率在 1％～5％,抗-HBs 阳性率低于 20％～50％,如南欧、东欧、地中海地区、西南亚及日本,新生儿和儿童感染较常见。

(3)高流行区:HBsAg 携带率在 10％～20％,抗-HBs 阳性率可达 70％以上,新生儿和儿童感染相当普遍,如东南亚地区、非洲和我国等。

2. 季节分布　乙型肝炎发病无明显季节性。一般为散发,无水型和食物型暴发或流行。

3. 人群分布　我国一般男性 HBsAg 阳性率高于女性。乙型肝炎的发病率、现患病率和 HBsAg 阳性率的年龄分布呈现两个高峰,第一个高峰在 10 岁以前,第二个高峰在 30～40 岁组。

四、乙型肝炎的主要病理和临床表现

(一)病理表现

以肝病变最明显,弥散于整个肝。基本病变为肝细胞变性、坏死、炎性细胞浸润,肝细胞再生,纤维组织增生。

1. 急性肝炎

(1)肝细胞有弥漫性变性,细胞肿胀成球形(气球样变),肝细胞嗜酸性变和嗜酸性小体。

(2)肝细胞点状或灶状坏死。

(3)肝细胞再生和汇管区轻度炎性细胞浸润。

黄疸型与无黄疸型肝病变只是程度的不同,前者可出现肝内淤胆现象。

　　2. 慢性肝炎

　　(1)慢性迁延性肝炎与急性肝炎相同,程度较轻,小叶界板完整。

　　(2)慢性活动性肝炎较急性肝炎重,常有碎屑坏死,界板被破坏,或有桥样坏死。严重者肝小叶被破坏,肝细胞呈不规则结节状增生,肝小叶及汇管区有胶原及纤维组织增生。

　　3. 重型肝炎

　　(1)急性重型肝炎:可分两型,其中坏死型以大块肝细胞坏死为特征。肝缩小,肝细胞溶解消失,仅肝小叶周边残存少量肝细胞。一般无肝细胞再生和纤维组织增生,残存肝细胞及小胆管有胆汁淤积。水肿型的突出病变为肝细胞广泛呈现显著的气球样变,相互挤压,形成"植物细胞"样,尚有肝细胞灶状坏死。

　　(2)亚急性重型肝炎:可见新旧不等大小不同的亚大块、大块肝坏死,与肝细胞结节状增生并存,汇管区结缔组织增生。

　　(3)慢性重型肝炎:在慢性活动性肝炎或肝炎后肝硬化基础上继发亚大块或大块肝坏死。累及多个肝小叶,有假小叶形成,肝组织结构高度变形。

　　(二)临床表现

　　本病潜伏期为 6 周至 6 个月,一般为 3 个月。从肝炎病毒入侵到临床出现最初症状以前,这段时期称为潜伏期。潜伏期随病原体的种类、数量、毒力、人体免疫状态而长短不一。

1. 全身表现 患者常感身体乏力,容易疲劳,可伴轻度发热等。失眠、多梦等可能与此有关。

2. 消化道表现 肝发生炎症时,肝功异常,胆汁分泌减少,常出现食欲缺乏、恶心、厌油、上腹部不适、腹胀等。

3. 黄疸 病情较重时,肝功能受损,胆红素的摄取、结合、分泌、排泄等障碍,血液中胆红素浓度增高。胆红素从尿液排出,尿液颜色变黄,是黄疸最早的表现。血液中胆红素浓度继续增加,可引起眼、皮肤黄染。由于胆汁酸的排出障碍,血液中胆汁酸浓度增高,过多的胆汁酸沉积于皮肤,刺激末梢神经,可引起皮肤瘙痒。

4. 肝区疼痛 慢性乙型肝炎一般没有剧烈的疼痛。部分患者可有右上腹、右季肋部不适、隐痛、压痛或叩击痛。如果肝区疼痛剧烈,还要注意胆管疾病、肝癌、胃肠疾病的可能性,以免误诊。

5. 肝脾增大 由于炎症、充血、水肿、胆汁淤积,患者常有肝大。晚期大量肝细胞破坏,纤维组织收缩,肝可缩小。急性肝炎或慢性肝炎早期,脾无明显增大,门静脉高压时,脾淤血,可引起脾大。

6. 肝外表现 急性乙型肝炎表现为多关节炎[尤其指(趾)关节]、皮疹、自限性肾病综合征、肾衰竭。慢性乙型肝炎,尤其是肝硬化患者面色黧黑晦暗,称肝病面容。手掌大、小鱼际显著充血称肝掌。皮肤上一簇呈放射状扩张的形如蜘蛛的毛细血管团称蜘蛛痣,其他部位也可出现。男性可出现勃起功能障碍,对称或不对称性的乳腺增生、肿痛和乳房发育,偶可误诊为乳腺癌;女性可出现月经失调、闭经、性欲减退等。这可能与肝功能减退，雌激素灭活减少，体内雌激素增多有关。

7. 肝纤维化　慢性乙型肝炎炎症长期不愈，反复发作，肝内纤维结缔组织增生，而其降解活性相对或绝对不足，大量细胞外基质沉积下来形成肝纤维化。如果肝纤维化同时伴肝小叶结构的破坏（肝再生结节），则称为肝硬化。临床上难以将两者截然分开，慢性肝病由肝纤维化到肝硬化是一个连续的发展过程。

五、慢性乙型肝炎的诊断

(一)临床诊断

既往有乙型肝炎病史或 HBsAg 阳性超过 6 个月，现 HBsAg 和（或）HBV DNA 仍为阳性者，可诊断为慢性 HBV 感染。

根据 HBV 感染者的血清学、病毒学、生物化学试验及其他临床和辅助检查结果，可将慢性 HBV 感染分类如下。

1. 慢性乙型肝炎

（1）HBeAg 阳性慢性乙型肝炎：血清 HBsAg 阳性，HBeAg 阳性，HBV DNA 阳性，ALT 持续或反复异常或肝组织学检查有肝炎病变。

（2）HBeAg 阴性慢性乙型肝炎：血清 HBsAg 阳性，HBeAg 持续阴性，HBV DNA 阳性，ALT 持续或反复异常，或肝组织学有肝炎病变。

2. 乙型肝炎肝硬化　建立 HBV 相关肝硬化临床诊断的必备条件包括：①组织学或临床提示存在肝硬化的证据；②病因学明确的 HBV 感染证据。通过病史或相应的检查予以明确或排除其他常见引起肝硬化的病因,如 HCV 感染、乙醇和药物等。

　　临床上常根据有无主要并发症将肝硬化分为代偿期及失代偿期。代偿期肝硬化影像学、生物化学或血液学检查有肝细胞合成功能障碍或门静脉高压症证据,或组织学符合肝硬化诊断,但无食管胃底静脉曲张破裂出血、腹水或肝性脑病等症状或严重并发症;失代偿期肝硬化患者已发生食管胃底静脉曲张破裂出血、肝性脑病、腹水等症状或严重并发症等。为更准确地预测肝硬化患者的疾病进展,判断死亡风险,可按五期分类法评估肝硬化并发症情况。1 期:无静脉曲张,无腹水;2 期:有静脉曲张,无出血及腹水;3 期:有腹水,无出血,伴或不伴静脉曲张;4 期:有出血,伴或不伴腹水;5 期:脓毒血症。1、2 期为代偿期肝硬化,3～5 期为失代偿期肝硬化。1、2、3、4 和 5 期 1 年的病死率分别为＜1％、3％～4％、20％、50％和＞60％。并发症的出现与肝硬化患者预后和死亡风险密切相关。

　　3. 携带者

　　(1)慢性 HBV 携带者:多为年龄较轻的处于免疫耐受期的 HBsAg、HBeAg 和 HBV DNA 阳性者,1 年内连续随访 2 次以上均显示血清 ALT 和 AST 在正常范围,肝组织学检查无病变或病变轻微。

　　(2)非活动性 HBsAg 携带者:血清 HBsAg 阳性、HBeAg 阴性、抗-HBe 阳性或阴性,HBV DNA 低于检测下限,1 年内连续随访 3 次以上,每次至少间隔 3 个月,ALT 均在正常范围。肝组织学检查显示:组织学活动指数(HAI)评分＜4 或根据其他的半定量计分系统判定病变轻微。

4. 隐匿性慢性乙型肝炎 血清 HBsAg 阴性,但血清和(或)肝组织中 HBV DNA 阳性,并有慢性乙型肝炎的临床表现。除 HBV DNA 阳性外,患者可有血清抗-HBs、抗-HBe 和(或)抗-HBc 阳性,但约 20% 隐匿性慢性乙型肝炎患者的血清学标志物均为阴性。诊断主要通过 HBV DNA 检测,有时需采用多区段套式 PCR 辅以测序确认,因常规荧光定量 PCR 检测灵敏度受限且受引物序列变异影响,可能会存在一定程度的漏检,尤其对抗-HBc 持续阳性者。诊断需排除其他病毒及非病毒因素引起的肝损伤。

(二)实验室检查

1. 乙型肝炎病毒血清标志物 乙型肝炎五项是现阶段国内医院最常见的乙型肝炎病毒感染检测血清标志物,是用来判断是否感染乙型肝炎或粗略估计病毒复制水平的初步检查。乙型肝炎病毒免疫学标记一共 3 对,即表面抗原(HBsAg)和表面抗体(抗 HBs)、e 抗原(HBeAg)和 e 抗体(抗 HBe)、核心抗原(HBcAg)和核心抗体(抗 HBc)。

HBsAg 为已经感染病毒的标志,并不反映病毒有无复制、复制程度、传染性强弱。该项呈阴性说明体内无乙型肝炎病毒。

抗 HBs 为中和性抗体标志,是是否康复或是否有抵抗力的主要标志。乙型肝炎疫苗接种者,若仅此项阳性,应视为乙肝疫苗接种后正常现象。该项呈阴性说明具有体内无乙型肝炎病毒抗体,需要注射乙型肝炎疫苗。

HBeAg 为病毒复制标志。连续阳性 3 个月以上则有慢性化倾向。该项呈阴性说明体内没有可自我复制和传染性的病毒。

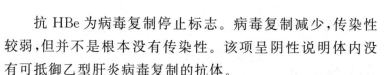

抗 HBe 为病毒复制停止标志。病毒复制减少,传染性较弱,但并不是根本没有传染性。该项呈阴性说明体内没有可抵御乙型肝炎病毒复制的抗体。

抗 HBc 为曾经感染过或正在感染者都会出现的标志。核心抗体 IgM 是新近感染或病毒复制标志,核心抗体 IgG 是感染后就会产生的,对于辅助乙型肝炎五项检查有一定意义。该项呈阴性说明未曾被乙肝病毒感染过。

上述五种检查项目即俗称的乙型肝炎五项。HBsAg、HBeAg、抗 HBc 为阳性,为乙型肝炎大三阳;HBsAg、抗 HBe、抗 HBc 项阳性,为乙型肝炎小三阳。抗 HBs 为阳性,代表着对乙型肝炎病毒有免疫力。通常情况下认为乙型肝炎小三阳的传染性相对较小。但对于有些 e 抗原和 e 抗体均为阴性的人,它所感染的乙型肝炎病毒可能是已经产生突变的病毒株感染,它不能表达 e 抗原和 e 抗体,但是如果检测 HBV DNA 仍然阳性,说明病毒血症存在,仍然具有传染性。

2. 血清 HBV DNA 的定量检测　是 HBV 复制和传染性的直接标志。急性 HBV 感染时,血清 HBV DNA 出现较早。在慢性 HBV 感染者,血清 HBV DNA 可持续阳性。血清 HBV DNA 定量检测不仅用于 HBV 感染的诊断,也是疗效考核的重要指标。

3. 生化检查

(1)血清 ALT 和 AST:血清 ALT 和 AST 水平可部分反映肝细胞损伤程度,但特异性不强,应与心、脑、肌肉损害时的升高鉴别。

(2)血清胆红素:水平与胆汁代谢、排泄程度有关,胆红素升高主要原因为肝细胞损害、肝内外胆道阻塞和溶血。

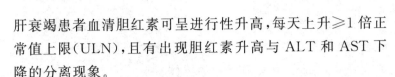

肝衰竭患者血清胆红素可呈进行性升高,每天上升≥1倍正常值上限(ULN),且有出现胆红素升高与 ALT 和 AST 下降的分离现象。

(3)人血白蛋白和球蛋白:反映肝合成功能,慢性乙型肝炎、肝硬化和肝衰竭患者可有人血白蛋白下降。随着肝损害加重,白蛋白/球蛋白比值可逐渐下降或倒置(<1)。

(4)凝血酶原时间(PT)及凝血酶原活动度(PTA):PT是反映肝凝血因子合成功能的重要指标,常用国际标准化比值(INR)表示,对判断疾病进展及预后有较大价值。

(5)γ-谷氨酰转肽酶(GGT):正常人血清中 GGT 主要来自肝。此酶在急性肝炎、慢性活动性肝炎及肝硬化失代偿时仅轻中度升高。各种原因导致的肝内外胆汁淤积时可以显著升高。

(6)血清碱性磷酸酶(ALP):经肝胆系统进行排泄,当 ALP 产生过多或排泄受阻时,均可使血中 ALP 发生变化。临床上常借助 ALP 的动态观察来判断病情发展、预后和临床疗效。

(7)总胆汁酸(TBA):健康人的周围血液中血清胆汁酸含量极微。当肝细胞损害或肝内、外阻塞时,胆汁酸代谢就会出现异常,总胆汁酸就会升高。

(8)胆碱酯酶:可反映肝合成功能,对了解肝应急功能和贮备功能有参考价值。

(9)甲胎蛋白(AFP):血清 AFP 及其异质体是诊断原发性肝细胞癌的重要指标。应注意 AFP 升高的幅度、动态变化及其与 ALT 和 AST 的消长关系,并结合临床表现和肝超声显像等影像学检查结果进行综合分析。

（10）维生素 K 缺乏或拮抗剂-Ⅱ诱导蛋白（PIVKA-Ⅱ）：又名脱 γ 羧基凝血酶原（DCP），是诊断肝癌的另一个重要指标，可与 AFP 互为补充。

4. 其他检查 腹部影像学检查（B 超、CT、MRI）可了解肝形态、质地、大小、有无占位，脾大小，门静脉宽度，有无腹水等。肝瞬时弹性扫描（Fibroscan）是无创性肝纤维化检测手段，通过测定肝瞬时弹性来反映肝实质硬度和评估肝纤维化程度。

乙型肝炎的诊断应结合病史、症状、体征、实验室检查、影像学检测，乃至病理组织学检查全面综合判断。

六、乙型肝炎的治疗

（一）治疗目标

慢性乙型肝炎治疗的主要目标是清除或永久抑制乙型肝炎病毒的复制。由此可以消除或降低 HBV 的致病作用与传染性，通过治疗还阻止或降低肝的炎症坏死病变。慢性乙型肝炎治疗的长期目标是避免 ALT 再活动，以避免因肝组织炎症坏死病变活动而导致肝失代偿，以及防止肝硬化和（或）肝细胞肝癌的发生，最终延长生存期；慢性乙型肝炎治疗的短期目标，是持续保持 HBV DNA 阴性和 ALT 的正常，减轻肝炎症，防治肝纤维化和（或）肝失代偿的发生。现在治疗慢性乙型肝炎重视抗病毒、抑制病毒的治疗，因为病毒的复制和反复炎症会使肝不断受损，如不进行有效的抗病毒治疗，病毒整合于宿主细胞，持续存在并复制，肝损害加重，发展下去，就有发生肝硬化的可能。

1. 理想的终点 HBeAg 阳性与 HBeAg 阴性患者，停药后获得持久的 HBsAg 消失,可伴或不伴 HBsAg 血清学转换。

2. **满意的终点** HBeAg 阳性患者,停药后获得持续的病毒学应答,ALT 复常,并伴有 HBeAg 血清学转换;HBeAg 阴性患者,停药后获得持续的病毒学应答和 ALT 复常。

3. **基本的终点** 如无法获得停药后持续应答,抗病毒治疗期间长期维持病毒学应答(HBV DNA 检测不到)。

(二)抗病毒治疗

1. **适应证** 抗病毒治疗的适应证主要根据血清 HBV DNA 水平、血清 ALT 和肝疾病严重程度来决定,同时结合患者年龄、家族史和伴随疾病等因素,综合评估患者疾病进展风险后决定是否需要启动抗病毒治疗,动态的评估比单次的检测更加有临床意义。

血清 HBV DNA 阳性的慢性 HBV 感染者,若其 ALT 持续异常(>ULN)且排除其他原因导致的 ALT 升高,建议抗病毒治疗。导致 ALT 升高的其他原因包括:其他病原体感染、药物性肝损伤、酒精性肝炎、非酒精性脂肪性肝炎、自身免疫性肝病、全身系统性疾病累及肝等。同时,也应注意排除应用降酶药物后 ALT 的暂时性正常。

存在肝硬化的客观依据,不论 ALT 和 HBeAg 状态,只要可检测到 HBV DNA,均应进行积极的抗病毒治疗。对于失代偿期肝硬化者,若 HBV DNA 检测不到但 HBsAg 阳性,建议抗病毒治疗。

2. **主要抗病毒药物**

(1)核苷类似物

①恩替卡韦(ETV):Ⅲ期随机对照双盲临床试验表明,

在 HBeAg 阳性慢性乙型肝炎患者中,ETV 治疗 48 周时的 HBV DNA 转阴(＜300copies/ml)率为 67％、HBeAg 血清学转换率为 21％、ALT 复常率为 68％、肝组织学改善率为 72％。在 HBeAg 阴性慢性乙型肝炎患者中,ETV 治疗 48 周时的 HBV DNA 转阴(＜300copies/ml)率为 90％、ALT 复常率为 78％、肝组织学改善率为 70％。ETV 长期治疗随访的研究表明,HBeAg 阳性慢性乙型肝炎患者接受 ETV 治疗 5 年,HBV DNA 转阴(＜300copies/ml)率可达 94％,ALT 复常率为 80％。在 NAs 初治乙肝患者中(HBeAg 阳性或阴性),ETV 治疗 5 年的累计耐药发生率为 1.2％。然而,在已发生拉米夫定(LAM)耐药的患者中,ETV 治疗 5 年的累计耐药发生率升高至 51％。应用 ETV 治疗 5 年的肝组织学研究显示,88％(55/57)获得肝纤维化改善,40％(4/10)肝硬化逆转。严重肝病患者有发生乳酸酸中毒的报道,应引起关注。

②富马酸替诺福韦酯(TDF):Ⅲ 期随机对照双盲临床试验表明,在 HBeAg 阳性慢性乙型肝炎患者中,TDF 治疗 48 周的 HBV DNA 转阴(＜400copies/ml)率为 76％、HBeAg 血清学转换率为 21％、ALT 复常率为 68％。在 HBeAg 阴性慢性乙型肝炎患者中,TDF 治疗 48 周的 HBV DNA 转阴(＜400copies/ml)率为 93％、ALT 复常率为 76％。肝组织学研究表明,TDF 治疗 5 年的组织学改善率为 87％,纤维化逆转率为 51％;在治疗前被诊断为肝硬化的患者中(Ishak 评分为 5 或 6),经 5 年治疗后,71％患者的 Ishak 评分下降至少 1 分。近期完成的 TDF 长期随访研究表明,经过 8 年 TDF 治疗,HBeAg 阳性患者的 HBV DNA

转阴(＜400copies/ml)率为 98％,HBeAg 血清学转换率为 31％,HBsAg 消失率为 13％。HBeAg 阴性患者的 HBV DNA 转阴(＜400copies/ml)率为 99.6％。未检测到 TDF 相关耐药。在长期治疗过程中,2.2％的患者发生血肌酐升高≥0.5mg/dl,1％的患者发生肌酐清除率低于 50ml/min,长期用药的患者应警惕肾功能不全和低磷性骨病的发生。TDF 治疗 NAs 经治患者 48～168 周的研究显示,无论是 LAM 耐药、ADV 耐药、ETV 耐药,还是 ADV 应答不佳、LAM 和 ADV 联合耐药等情况,TDF 都表现出较高的病毒学应答,且耐受性良好。

③替比夫定(LDT):国内随机、双盲、多中心Ⅲ期临床试验的 52 周结果,以及全球多中心研究 104 周结果均表明,LDT 抗病毒活性优于 LAM,且耐药发生率低于 LAM,但总体耐药率仍然偏高。国内外临床研究提示,基线 HBV DNA＜109copies/ml 及 ALT 在 2ULN 的 HBeAg 阳性患者,或 HBV DNA＜107copies/ml 的 HBeAg 阴性患者,经 LDT 治疗 24 周时如达到 HBV DNA＜300copies/ml,治疗到 1 年、2 年时有更好的疗效和较低的耐药发生率 LDT 的总体不良事件发生率和拉米夫定相似,但治疗 52 周和 104 周时发生 3～4 级肌酸激酶(CK)升高者分别为 7.5％和 12.9％,而 LAM 组分别为 3.1％和 4.1％。有个案发生肌炎、横纹肌溶解和乳酸酸中毒等的报道,应引起关注。

④阿德福韦酯(ADV):国内外随机双盲临床试验表明,HBeAg 阳性慢性乙型肝炎患者口服 ADV 可明显抑制 HBV DNA 复制、促进 ALT 复常、改善肝组织炎症坏死和纤维化。对 HBeAg 阳性患者治疗 1、2、3 和 5 年时,HBV

DNA＜1000copies/ml 者分别为 28％、45％、56％和 58％，HBeAg 血清学转换率分别为 12％、29％、43％和 48％；耐药率分别为 0、1.6％、3.1％和 20％。对 HBeAg 阴性患者治疗 5 年，HBV DNA 每毫升＜1000copies/ml 者为 67％、ALT 复常率为 69％；治疗 5 年时，有肝炎症坏死和纤维化程度改善者分别为 83％和 73％；治疗 5 年时患者的累计耐药基因突变发生率为 29％、病毒学耐药发生率为 20％、临床耐药发生率为 11％；轻度肌酐升高者为 3％。ADV 联合 LAM，对于 LAM 耐药的慢性乙型肝炎能有效抑制 HBV DNA、促进 ALT 复常，且联合用药者对 ADV 的耐药发生率更低。ADV 长期治疗 5 年时，血清肌酐升高超 0.5mg/dl 者达 3％，但血清肌酐的升高为可逆性。长期用药的患者应警惕肾功能不全和低磷性骨病的发生。

⑤拉米夫定（LAM）：国内外随机对照临床试验结果表明，每日 1 次口服 100mgLAM 可明显抑制 HBV DNA 水平；HBeAg 血清学转换率随治疗时间延长而提高，治疗 1、2、3、4 和 5 年时分别为 16％、17％、23％、28％和 35％。随机双盲临床试验表明，慢性乙型肝炎伴明显肝纤维化和代偿期肝硬化患者经拉米夫定治疗 3 年可延缓疾病进展、降低肝功能失代偿及肝癌的发生率。失代偿期肝硬化患者经拉米夫定治疗后也能改善肝功能，延长生存期。随治疗时间延长，病毒耐药突变的发生率增高（第 1、2、3、4 年分别为 14％、38％、49％和 66％）。

（2）干扰素：我国已批准普通干扰素（IFN-α）和聚乙二醇化干扰素（PegIFN-α）用于治疗慢性乙型肝炎。

①干扰素 α 治疗的方案及疗效：普通 IFN-α 治疗慢性乙

型肝炎患者具有一定的疗效,PegIFN-α 相较于普通 IFN-α 能取得更高的 HBeAg 血清学转换率、HBV DNA 抑制及生化学应答率。多项国际多中心随机对照临床试验显示,HBeAg 阳性的慢性乙型肝炎患者,采用 PegIFN-α-2a 每周 180μg 治疗 48 周,停药随访 24 周时 HBeAg 血清学转换率为 32%～36%,其中基线 ALT 在 2～5 倍 ULN 的患者停药 24 周,HBeAg 血清学转换率为 44.8%,ALT 在 5～10ULN 患者为 61.1%;停药 24 周时 HBsAg 转换率为 2.3%～3%。国外研究显示,对于 HBeAg 阳性的慢性乙型肝炎,应用 PegIFN-α-2b 也可取得类似的 HBV DNA 抑制、HBeAg 血清学转换、HBsAg 清除率 80%,停药 3 年 HBsAg 清除率为 11%。对 HBeAg 阴性慢性乙型肝炎患者(60% 为亚洲人)用 PegIFN-α-2a 治疗 48 周,停药随访 24 周时 HBV DNA< 2000U/ml 的患者为 43%,停药后随访 48 周时为 42%;HBsAg 消失率在停药随访 24 周时为 3%,停药随访至 3 年时增加至 8.7%,停药 5 年增加至 12%。有研究显示,延长 PegIFN-α 疗程至 2 年可提高治疗应答率,但考虑延长治疗带来的更多不良反应和经济负担,从药物经济学角度考虑,现阶段并不推荐延长治疗。

②PegIFN-α 与 NAs 联合或序贯治疗同步联合:PegIFN-α 与 NAs 的治疗方案是否能提高疗效仍不确切。同步联合方案较 PegIFN-α 单药在治疗结束时 HBeAg 转换、HBsAg 清除、病毒学应答、生化学应答等方面存在一定优势,但未显著改善停药后的持久应答率。另有研究显示,在 PegIFN-α 基础上加用 ETV,并未提高 HBeAg 血清学转换率及 HBsAg 清除率。使用 NAs 降低病毒载量后联合或序

贯 PegIFN-α 的方案,较 NAs 单药在 HBeAg 血清学转换及 HBsAg 下降方面有一定的优势。一项多中心随机开放研究显示,HBeAg 阳性慢性乙型肝炎患者使用 ETV 单药治疗 9～36 个月并达到 HBV DNA ＜ 10 000 copies/ml 及 HBeAg＜100 PEIU/ml 的患者,序贯 Peg-IFN-α-2a 治疗 48 周的患者相较继续使用 ETV 单药治疗患者有较高的 HBeAg 血清学转换率(14.9％ vs. 6.1％)和 HBsAg 清除率(8.5％ vs.0);另一项研究显示,HBeAg 阳性患者接受 NAs(拉米夫定、恩替卡韦或阿德福韦酯)治疗 1～3 年后达到 HBV DNA＜200U/ml 及 HBeAg 转阴者,再接受 PegIFN-α-2a 序贯治疗 48 周的 HBsAg 清除率及转换率分别为 16.2％和 12.5％。

(3)抗病毒药物的优势与不足

①核苷类似物:核苷类抗乙型肝炎病毒的作用可归纳为以下三条途径。一是通过形成代谢产物,以底物的形式与正常的核苷与聚合酶发生竞争性抑制作用,使乙型肝炎病毒 DNA 负链不能正常复制正链 DNA,不能形成完整的乙型肝炎病毒 DNA 双链,所有的核苷类药物都具有此作用;二是抑制 RNA 反转录酶作用,使乙型肝炎病毒负链 DNA 不能形成,恩替卡韦具备此作用;三是在 DNA 聚合酶的作用下,将核苷类似物整合在复制过程中的 DNA 链中,使复制过程终止。

抑制 RNA 反转录酶和 DNA 聚合酶的核苷类药物,聚合酶和反转录酶对产物(DNA 链)具有催化放大的效应,当核苷类药物抑制以上两类酶的催化放大效应,将很快反映病毒 DNA 载量的急剧下降,乙型肝炎病毒的扩增和传染将得到控制。

但核苷类药物存在以下不足：一是抑制了聚合酶和反转录酶的作用，但对 cccDNA 转录 RNA 的过程没有作用，当复制过程受到抑制时，cccDNA 的转录将反馈性扩大转录，细胞将出现更多的 mRNA 及 tRNA，对病毒蛋白的翻译不受影响，反而有扩增，大量的 HBsAg、HBcAg 抗原形成，大量 HBsAg、HBcAg 分泌，将导致免疫进一步耐受。二是核苷类药物是酶（聚合酶、反转录酶）的竞争性底物，起竞争性抑制作用，与底物浓度呈正相关的关系，浓度越高，其抑制作用越强，当无法控制 DNA 的转录时，产生的反转录酶及反转录模板会因此增强，将引起酶对抑制底物的"逃逸"现象，RNA 的反转录和 DNA 的复制继续进行。三是抑制性底物持续的作用，将诱导病毒 RNA 和 DNA 的变异，将回避抑制性底物对酶的抑制作用，这种变异导致的耐药性的强弱，与作用靶点多少有直接关系，作用于多个靶点的药物，变异产生的耐药性的概率要小，如恩替卡韦对多个靶点（即抑制聚合酶，也抑制反转录酶）起抑制作用，其抗病毒的作用比其他核苷类药物强，同时产生耐药的概率也降低。

因为需要长期用药，药物的抗病毒强度及耐药变异率是选择的重要指标。恩替卡韦和替诺福韦酯是抑制病毒活性很强的药物，耐药变异的发生率低，是国内外指南推荐的首选药物。初治的患者选择恩替卡韦或替诺福韦酯能快速抑制病毒复制，从而缓解肝炎症破坏，病毒耐药变异发生也少；对血清病毒水平较高或炎症病变较重的患者，选择恩替卡韦或替诺福韦酯较好；对病情危重和肝移植患者，恩替卡韦或替诺福韦酯应该是首选的药物。拉米夫定抑制病毒的活性中等,不良反应最少,但耐药变异的发生率最高,联合阿德福韦酯后耐药率可以降低。替比夫定的抗病毒活性、耐药情况和价格都处于中间水平,不良反应有肌酸激酶升高,但停药后就会恢复。

　　②干扰素:IFN 的抗病毒活性主要通过三条途径完成,包括双链 RNA 依赖的蛋白激酶途径(PKR,可抑制病毒蛋白的翻译)、$2'$-$5'$A 系统(可分解病毒 RNA)和 MX 蛋白(干扰病毒的复制和转录)。具体抗病毒表现为:干扰素可与肝细胞表面特异性受体结合,促进 $2'$-$5'$寡核苷酸的合成,继而激活内源性核糖核酸,降解病毒,裂解受感染细胞内的信使核糖核酸(mRNA),使病毒特异性蛋白合成减少,还可通过介导真核启动因子-2a 亚单位磷酸化,阻断 HBV、HCV 的 mRNA 在人体肝细胞内的传递和病毒细胞蛋白的合成。

　　通过特异性的抗原激活产生的干扰素,具有针对性抗带有特种抗原的病原的杀伤,干扰素本身没有直接的杀病原的作用,主要通过激活自身细胞内的清除系统,抑制 DNA 转录 RNA,以及激活 DNA、RNA 水解酶,分解和破坏病原 DNA 和 RNA,从而达到清除病原体的作用,尤其在自身抗病毒方面,干扰素起到重要作用。但不同来源的干扰素具有种属特异性,只有针对病原体产生的特异性干扰素,才能发挥最好的作用。否则,外源性的干扰素在抗病毒的过程中,不仅对病原体 DNA 和 RNA 有干扰和破坏作用,对正常细胞的 DNA 转录,RNA 翻译蛋白的过程也会受到影响(主要体现在干扰素不良反应方面)。要充分发挥干扰素抗病毒作用,需要满足两个条件:一是产生的干扰素没有种属差异性,要满足此条件,只有自身正常细胞产生的干扰素才具备;二是产生的干扰素具有针对特定病原体的特异性。要达到以上条件,只有用特异性病原体或抗原刺激正常细胞或免疫细胞,产生的干扰素才能发挥最佳的抗特定病原体的作用。但临床上常用的干扰素,绝大部分是从不同种属来源的干扰素,存在种属差异性,而且不是针对特定病原体产生的干扰素,其抗特定病原体的作用下降。

七、乙型肝炎的转归和预后

1. 一般乙型肝炎病毒携带者的转归

(1)自然转阴:部分乙型肝炎病毒携带者可自然出现病毒转阴现象,年平均转阴率为 1%～2%;但能否转阴与某些因素有关。15 岁以上成年组 HBsAg 转阴率高于 1－14 岁儿童组;HBsAg 低滴度组(≤1:128)的转阴率高于高滴度组(＞1:256);HBeAg 阴性者的 HBsAg 转阴率高于 HBeAg 阳性者。

(2)持续无症状携带状态:持续携带 HBsAg 达数年之久,甚至终身。经多次反复化验肝功能均正常,做肝穿刺活检无组织学损伤。此类患者可以正常工作、学习和生活,大部分人预后良好。

(3)慢性化与恶变:部分患者在持续无症状携带状态若干年后可演变为慢性肝炎,表现为转氨酶升高,肝组织学上可见到肝细胞的坏死、变性和纤维化。有些患者已经转化为慢性肝炎,但仍然没有任何症状,甚至肝功能化验也不能发现问题,这时肝穿刺活检就成为是否演变为慢性肝炎的重要依据。因此,为明确诊断,必须做肝活体组织检查。如证实肝有病理损害,则应及时进行相应的正确治疗。

2. 影响转归和预后的因素　除了每个患者感染的乙型肝炎病毒数量、毒力和感染方式等因素不同外，每个人的身体素质、免疫反应状态的差别，在乙型肝炎的预后转归中起着决定性的作用。如果患者的机体免疫调控功能正常，入侵的乙型肝炎病毒所感染的肝细胞及时被致敏的细胞毒性 T 细胞攻击，释放到血液循环中的乙型肝炎病毒又很快被特异性的抗体（表面抗体的抗-前 S）所中和。那么患者除在肝细胞遭受攻击破坏时出现相应的临床症状外，随着乙型肝炎病毒被清除，感染马上被终止，肝细胞逐渐得到修复，病情就趋向于痊愈。

上述过程中，如果乙型肝炎病毒数量较少，毒力较弱，仅部分肝细胞受损，临床可表现为无黄疸型肝炎，预后较好。

上述过程中，如果感染的乙型肝炎病毒数量较多，毒力较强，有较多的肝细胞受损，则表现为黄疸型肝炎，一般预后也较好，但恢复可能较慢。

如果人体免疫功能低下，病毒得不到彻底清除，肝细胞不断地受到一定程度的损害，则表现为慢性迁延性肝炎，一般预后较好；但可能发展为慢性活动性肝炎，则预后不良。

人体免疫功能低下，抗体（表面抗体及抗-前 S 抗体）形成不足，不能有效地中和循环中的乙型肝炎病毒，细胞毒性 T 细胞不能彻底消灭和消除肝细胞内的乙型肝炎病毒，还由于抑制性 T 细胞功能也低，无法阻止乙型肝炎病毒和肝细胞膜结合产生肝细胞膜特异性抗体，导致肝细胞持续受损；另外，大量抗原抗体复合物的形成，使肝细胞和其他器官、脏器遭受更为严重、更为持久的损害，则表现为慢性活动性肝炎。慢性活动性肝炎往往可以发展为肝硬化、肝癌，预后较差。

如果机体免疫功能严重失调,初期特异性细胞免疫反应增强,对大量入侵的乙型肝炎病毒和感染的肝细胞发生强烈的免疫反应,造成大量肝细胞坏死。随之细胞免疫功能衰竭,非特异性免疫反应降低;T、B细胞免疫功能失调、血清抑制因子、中分子物质的聚集,内毒素血症和微循环障碍等多因素的交叉系统作用,导致肝大块坏死、萎缩,患者表现出血、昏迷,即发展成为重症肝炎,死亡率较高,预后较差。

如果人体免疫功能发生耐受或麻痹,虽肝细胞里有乙型肝炎病毒在复制,而机体却缺乏有效的免疫反应,肝细胞没有或仅有轻度损伤,则表现为慢性无症状的带毒者,一般预后尚可。

第3章　慢性乙型肝炎的三部曲

慢性乙型病毒性肝病包括慢性乙型肝炎、乙型肝炎肝硬化、乙型肝炎相关性肝癌三种疾病，实质上是乙型肝炎病毒感染人体后引起的一系列问题，即肝炎-肝硬化-肝癌三部曲，又称乙型肝炎三部曲。三部曲可以细分为①病毒感染-②肝炎-③肝硬化代偿期-④肝硬化失代偿期-⑤肝癌。其中病毒感染的乙型肝炎病毒携带状态的进展期无须特殊治疗干预，而肝硬化失代偿期及肝癌属于终末期肝病阶段，最有治疗阶段是肝炎及肝硬化代偿期阶段，能将慢性乙型病毒性肝病阻断在这两期或者这两期之前，基本不会影响患者的生活质量。

一、慢性乙型肝炎

(一)诊断标准

既往有乙型肝炎或 HBsAg 携带史或急性肝炎病程超过半年，而目前仍有肝炎症状、体征及肝功能异常者可以诊断为慢性乙型肝炎。发病日期不明或虽无肝炎病史，但影像学、腹腔镜或肝活体组织病理学检查符合慢性肝炎改变，或根据症状、体征、化验综合分析亦可做出相应诊断。根据1994 年世界消化病会议将慢性乙型肝炎的发展分级和分期，并据此将病情的程度分度。

1. **轻度**　病情较轻，临床症状不明显，只是查体时才发现 ALT 升高或 HBsAg 阳性。肝活检表现 G1～2(炎症活动度),S0～2(纤维化程度)。此类患者病情虽迁延数年,但总的趋势会逐渐好转以至痊愈。只有少数转为中度慢性肝炎。

2. 中度 症状、体征、实验室检查居于轻度和重度之间,肝活检 G3,S 2～3。

3. 重度 有明显或持续的肝炎症状,如乏力、纳差、恶心、腹胀、右上腹隐痛、便溏等,可伴有慢性肝病面容、肝掌、典型的蜘蛛痣,或肝脾增大而排除其他原因且无门静脉高压者。实验室检查血清 ALT 反复或持续升高,白蛋白减低或 A/G 比例异常,丙种球蛋白明显升高。除前述条件外,凡白蛋白 32g/L、胆红素大于倍正常上限、凝血酶原活动度60％～40％、胆碱酯酶 2500U/L,这四项检测中项达上述标准者即可诊断为重度慢性乙型肝炎。肝活检 G4,S 3～4。

随着 HBV DNA 前 C 基因突变的研究,有主张将慢性乙型肝炎分为 HBeAg 阳性慢性肝炎和抗-HBe 阳性慢性肝炎两大类。后者 HBeAg 阴性,抗-HBe 阳性,体内 HBV DNA 进行性复制,肝有严重而迅速进展的慢性活动性炎症,血清 ALT 水平忽高忽低,波动性很大,易发展成重型肝炎、肝硬化及肝癌。

(二)治疗原则

由于慢性乙型肝炎缺乏特效治疗,以适当休息、合理营养为主,药物疗法为辅的原则,避免饮酒及使用对肝有害的药物。通过对慢性乙型肝炎的综合治疗达到抑制病毒复制,促进病毒清除;减轻肝炎症及坏死,促进肝细胞修复;阻止或延缓发展为肝硬化;减少 HBV 相关性肝癌的发生概率;改善患者的生活质量,延长患者的生存期;缓解、减轻临床症状。

二、乙型肝炎相关性肝硬化

乙型肝炎相关性肝硬化是慢性 HBV 感染的重要临床结局。据世界卫生组织(WHO)估算,2002 年全球死于肝硬化的患者中约 30％为 HBV 相关肝硬化。总体而言,慢性HBV 感染进展为肝硬化的 5 年累计发生率为 8％～20％。持续病毒高载量是发生肝硬化的主要危险因素,与肝硬化累计发生率呈正相关,可独立预测肝硬化发生。肝硬化是一种以肝组织弥漫性纤维化、假小叶和再生结节形成特征的慢性肝病。临床上多系统受累,以肝功能损害和门静脉高压为主要表现,晚期常出现消化道出血、肝性脑病、继发感染等严重并发症。肝硬化是我国常见疾病和主要死亡原因之一。根据肝硬化病情的发展规律将该病分为代偿期与失代偿期两个阶段。

(一)乙型肝炎相关性肝硬化代偿期

乙型肝炎相关性肝硬化代偿期一般指的是,在临床上无任何特异性症状或体征,肝功能检查无明显异常,但在肝组织学上已有明显的病理变化。肝功能正常或轻度异常,可有门静脉高压,但没有腹水、肝性脑病或上消化道出血,这个时期的肝硬化叫作肝硬化代偿期;肝硬化代偿期,临床表现与慢性乙型肝炎相似,往往需要行肝穿病理检查来区分。肝硬化代偿期症状不明显,缺乏特异性,一般劳累及情绪波动后会出现症状,休息或治疗后好转。处于肝硬化代偿期的患者应注意生活饮食有规律,不急躁、不劳累,以延迟肝硬化的发展。

（二）乙肝相关性肝硬化失代偿期

症状显著，主要为肝功能减退和门静脉高压症两大类临床表现。

1. 肝功能减退

（1）全身症状：一般情况与营养状况较差，消瘦乏力，精神萎靡，严重者衰弱而卧床不起。可有不规则低热、夜盲及水肿等。

（2）消化道症状：食欲缺乏，甚至厌食，进食后常感上腹饱胀不适，恶心或呕吐，对脂肪、蛋白质耐受性差，稍进油腻肉食易引起腹泻，患者因腹水和胃肠积气腹胀难受。原因为肝硬化门静脉高压时胃肠道淤血水肿、消化吸收障碍和肠道菌群失调等。

（3）黄疸：半数以上患者有轻度黄疸，少数有中、重度黄疸，提示肝细胞有进行性或广泛坏死。

（4）出血倾向和贫血出血倾向：常有鼻出血、牙龈出血、皮肤紫癜和胃肠道出血等倾向。原因为肝合成凝血因子减少，脾功能亢进，毛细血管脆性增加等；贫血原因为营养不良，肠道吸收障碍，胃肠失血，脾功能亢进。

（5）内分泌紊乱：雌激素增加是肝功能减退时对雌激素的灭活作用减弱，致雌激素在体内蓄积，通过负反馈抑制腺垂体的分泌功能，从而影响垂体-性腺轴或垂体-肾上腺皮质轴的功能，致雄激素减少，糖皮质激素亦减少。雌、雄激素平衡失调。男性性欲减退、睾丸萎缩、毛发脱落及乳房发育等；女性月经失调、闭经、不孕等。蜘蛛痣表现为面部、颈部、上胸、肩背和上肢等上腔静脉引流区域出现蜘蛛痣和

（或）毛细血管扩张。肝掌表现为手掌大小鱼际和指端腹侧部位有红斑。蜘蛛痣、肝掌均与雌激素增多有关。醛固酮、抗利尿激素增加，肝功能减退时，肝对醛固酮和抗利尿激素灭活作用减弱，致继发性醛固酮增多和抗利尿激素增多。前者作用于远端肾小管，使钠重吸收增加，抗利尿激素作用于集合管，致水的吸收亦增加。钠水潴留使尿量减少和水肿，对腹水的形成和加重亦起重要的促进作用。

皮肤色素沉着：由于肾上腺皮质功能减退，患者面部（尤其眼眶周围）和其他暴露部位，可见皮肤色素沉着。

2. 门静脉高压症　门静脉系统阻力增加，门静脉血流量增加三大临床表现为脾大、侧支循环建立和开放、腹水；尤其是侧支循环开放，对门静脉高压症的诊断有特征性意义。

（1）脾大：脾因长期淤血而增大，多为轻中度大，部分可达脐下。上消化道大出血时脾可暂时缩小，甚至不能触及。晚期脾大常伴有白细胞、血小板和红细胞计数减少，称为脾功能亢进。

（2）侧支循环的建立和开放：门静脉系-腔静脉系侧支循环正常门静脉压力（0.7～1.5kPa），门静脉压力增高，超过1.96kPa时，正常消化器官和脾的回心血液流经肝受阻，导致门静脉系统许多部位与腔静脉之间建立门-体侧支循环。临床上有三支重要的侧支开放，包括食管和胃底静脉曲张、腹壁静脉曲张和痔静脉扩张。此外，肝与膈、脾与肾韧带、腹部器官与腹膜后组织间的静脉也可相互连接。在上述各个侧支中，以食管下端者出现较早，且容易破裂引起大出血而危及生命。

（3）腹水：是肝硬化最突出的临床表现。失代偿期患者75％以上有腹水。部分患者伴有胸腔积液，多见于右侧，系腹水通过膈淋巴管或经瓣性开口进入胸腔所致。

（三）并发症

1. 上消化道出血　为最常见的并发症，多突然发生大量呕血或黑粪，常引起出血性休克或诱发肝性脑病，病死率很高。出血病因除食管、胃底静脉曲张破裂，部分为并发急性胃黏膜糜烂或消化性溃疡所致。

2. 肝性脑病　是本病最严重的并发症亦是最常见的死亡原因。以代谢紊乱为基础、中枢神经系统功能失调的综合征，临床上以意识障碍、行为失常、昏迷为主要表现。是肝硬化最常见的死亡原因。亦可见于重症肝炎、肝癌、严重的阻塞性黄疸及门腔静脉分流术后的患者。

3. 感染　肝硬化患者抵抗力低下，常并发细菌感染，如肺炎、胆管感染、大肠埃希菌败血症和自发性腹膜炎等。自发性腹膜炎的致病菌多为革兰阴性杆菌，一般起病较急，表现为腹痛、腹水迅速增长，严重者出现中毒性休克；起病缓慢者多有低热、腹胀或腹水持续不减，体检发现轻重不等的全腹压痛和腹膜刺激征。

4. 肝肾综合征　失代偿期肝硬化出现大量腹水时，由于有效循环血容量不足及肾内血液重分布等因素，可发生肝肾综合征，又称功能性肾衰竭。特点为自发性少尿或无尿、氮质血症、稀释性低钠血症、低尿钠，肾无重要病理改变。此肾移植给患者，功能恢复正常。

5. 原发性肝癌　并发原发性肝癌者多在大结节性或大小结节混合性肝硬化基础上发生。如患者短期内出现肝迅速增大、持续性肝区疼痛、肝表面发现肿块或腹水呈血性等,应怀疑并发原发性肝癌,并做进一步检查。

6. 电解质和酸碱平衡紊乱　肝硬化患者常见的电解质紊乱有两种。

(1)低钠血症:长期钠摄入不足(原发性低钠)、长期利尿药或大量放腹水导致钠丢失、抗利尿激素增多致水潴留超过钠潴留(稀释性低钠)。

(2)低钾、低氯血症与代谢性碱中毒:摄入不足、呕吐腹泻、长期利用利尿药或高渗葡萄糖液,继发性醛固酮增多等,均可促使或加重血钾或血氯降低;低钾或低氯血症可导致代谢性碱中毒,并诱发肝性脑病。

三、乙型肝炎相关性肝癌

原发性肝癌(以下简称肝癌)是临床上常见的消化系统恶性肿瘤之一。其中肝细胞肝癌(HCC)目前其发病率在世界范围内呈上升趋势。我国是全球肝癌发病人数最多的国家,对我国人民的身体健康造成严重威胁。HCC 是在大多数病例中能找到明确病因的人类癌症之一。在高发地区慢性乙型肝炎病毒感染是最常见的病因。慢性肝炎病毒感染导致 HCC 的具体机制尚不清楚,但是可能与肝硬化时的肝细胞的再生与坏死有关。乙型肝炎相关性肝癌的发生机制为 HBV 是 DNA 病毒,它的基因组可以整合到肝细胞的基因上,因此可能干扰癌基因及抑癌基因的活性。已知 HBV 的 X-蛋白是一个转化激活剂,能够改变 DNA,因此能激活生长因子或癌基因。腹部的疼痛或不适及体重减轻是最常见的症状。HCC 偶可发生破裂,表现类似急腹症。许多患者在确诊为 HCC 时无症状,是意外发现或在高危者筛查时发现。HCC 可以出现低血糖症、高胆固醇血症、红细胞增多症、男性女性化等全身症状,这些通常与转移无关。随着医疗水平的进步,抗病毒药物的研发,使得肝癌由不治之症变成了部分可治。以手术切除为主的综合治疗大大提高了肝癌患者的生存,目前手术切除是获得肝癌长期生存的最重要手段。除此之外,手术前后的分子靶向治疗,系统性化疗等患者的生存质量明显提高,其作用机制和已经显示出来的治疗效果让人们对肝癌治疗的前景非常期待。

四、肝炎-肝硬化-肝癌三部曲

在乙型肝炎-肝硬化-肝癌三部曲中,乙型肝炎病毒对肝的侵害是基本病理机制,故抗病毒治疗应当作为阻断肝炎-肝纤维化-肝硬化-肝癌中各个环节的基本手段。但以抗病毒为主的治疗手段,虽然取得了一定疗效,但仍有许多问题亟待解决,最主要的问题是抗病毒治疗具有严格的适应证和禁忌证,不能适应所有的慢性乙型病毒性肝炎患者;另外,西药抗病毒药物耐药及不良反应的存在也是抗病毒药物的局限性所在。同时国内外研究表明,抗病毒治疗可以延缓乙型肝炎相关性肝病的进展,减少肝衰竭及肝癌的发生,但并没有完全阻止肝硬化/肝癌的发生,且存在停药反弹、病毒变异等问题。

因而人们总结出三部曲的说法:经母婴传播途径或幼年期感染的慢性乙型肝炎患者,有 40% 左右会发展成肝硬化;而成年期感染的乙型肝炎患者中,发展成肝硬化的占其中的 15%～20%。发展成为肝硬化以后就会出现各种病症,甚至恶化发展为肝癌。

(一)第一部曲——肝炎

第一部曲"慢性肝炎阶段"。慢性乙型肝炎病毒感染一般可分为 4 个期,即免疫耐受期、免疫清除期、低复制期和再活动期。在这个阶段中,免疫清除期和再活动期的患者病情进展快,非活动期或低复制期的患者病情最稳定。尽量使病情处于低复制期,避免病情活动是比较有利的,也是现有条件下治疗的基本目标。

因而在肝炎期针对病情及早治疗是非常有意义的,根据病毒感染的状态,及时使用合适的抗病毒药物可以有效阻断病情的进一步发展。同时,对于抗病毒药物控制不佳的慢性乙型病毒性肝炎患者,则可以配合中医药控制病情。

(二)第二部曲——肝硬化

第二部曲是肝硬化阶段。反复的病情活动,肝的持续损伤是肝硬化主要原因。肝硬化又分为代偿期和失代偿期,代偿期肝硬化病情相对稳定,无并发症,如果治疗恰当可以维持正常生活很多年。失代偿期肝硬化是肝硬化的比较严重阶段,主要的界限是患者出现了肝性脑病、腹水、腹膜炎、消化道出血或肝肾综合征等并发症,通常这个阶段的患者平均存活期为 5~7 年。

(三)第三部曲——肝癌

三部曲的最后一部是"肝癌"。原发性肝癌是临床上最常见的恶性肿瘤之一。肝癌的发生的确与肝硬化有很大关系,非肝硬化的患者较少发生肝癌,肝硬化患者中肝癌的年发生率为 3%~6%。肝癌的发生与乙型肝炎病毒载量有很大关系。另外,年龄大、男性、转氨酶水平高、有肝癌家族史也是肝癌发生的重要危险因素。但是,三部曲不是每个乙型肝炎患者的必然之路,只是很小部分的乙型肝炎患者会发生肝硬化,甚至肝癌。

(四)乙型肝炎三部曲的阻断

综上,乙型肝炎三部曲的发展和演变是病毒的复制和肝反复损害的结果,要想把疾病控制在肝炎期,或者控制其向肝硬化(肝癌)的恶化。首先,积极有效地抗病毒治疗是控制三部曲进展的根本,病毒的数量和机体的免疫状态是病情发展的基础。只有控制住病毒的复制,才能够减少或阻断慢性肝炎向肝硬化、肝癌发展。第二,肝炎的活动与肝硬化的发生呈明显的正相关,与肝癌的发生也有明显的相关性。保护肝不受侵害和肝功能正常,可以降低肝硬化、肝癌的发生率。第三,定期检查甲胎蛋白等肿瘤标志物,以及肝的影像学检查是早期发现肝癌的最有效方法之一。即使乙型肝炎患者和乙型肝炎病毒携带者在病情稳定时,也应每半年做 1 次肝 B 超检查,这样才有可能做到在发现肝癌时,肿瘤处于早期状态,从而争取到早期手术治疗治愈的机会。因此,只要能正确地认识三部曲的发生发展规律,及早地进行监测、预防和治疗,三部曲的链条是有可能打破的。同时,戒酒、保持良好心态、积极体能锻炼对于提高机体免疫力,防止病情进一步发展也会有很好的帮助。

另一方面,中医药在我国慢性乙型肝炎、肝硬化及肝癌的治疗中发挥着十分重要的作用。中医药在保肝、降酶、退黄、抗病毒、调控免疫和阻断纤维化方面有一定优势。乙型肝炎三部曲的阻断与中医中"既病防变"这一特色理念可以很好地结合起来,利用中医药整体调节,辨病辨证个体化治疗,针对慢性乙型肝炎相关性疾病不同阶段辨证论治,可以对乙型肝炎-肝纤维化-肝硬化-肝癌各个环节做出针对性较强的防治;同时中西医结合治疗肝硬化、肝癌,能够提高患者的生活质量、延长其生存时间。

第二部分　中医火候学理论在乙型肝炎治疗中的运用

第1章　中医火候学理论

一、概　述

(一)火候概念

火候,金丹学术语。"火候"之说本出于外丹黄白术的炼制活动,指的是炼制过程中的用火技巧、程序、温度变化等。炼丹家刘一明在《悟真直指》中指出,"火"指的是修持之功力,"候"指的是修持之次序。火候有几种不同的情况,有文烹火候,有武炼火候,有下手火候,有止歇火候,有还丹火候,有大丹火候,有增减火候,有温养火候等。《火候》曰:"未得丹时,须借武火以凝之,既得丹时,须借文火养之。"火候的运用,宜先者不宜后,宜后者不得先,宜缓不得急,宜急不得缓,宜进不宜退,宜退不得进,不能有丝毫差错。可见,在道教炼丹术中,火候的掌握是成功与否的关键。

《性命圭旨》指出"火候"乃喻其修持功夫次序之准则也。盖修持功力有先后、急缓、进退的时候,需要做到随时变通,毫发不得有差。火候的秘要,在于意念,所谓"念"就是杂乱的心思念头;"意"指驾驭呼吸的自我之"神"。杂乱的念头不可妄起;如果妄起了,那就会致使火躁;而神意则不能散失,如果散失了,那就会致使火冷。故而,应该明了其动静,审察其寒温,以象征的法度来看,这就是必须效法天时之进退。例如,以一日而言,有子午卯酉之转换;以一年而言,有亥子之交替,唯有知晓阴阳变迁,才能与时共进退,炼成大丹。从天人合一的立场出发,道门中人通过具体实践和总结,形成了一套火候操作的流程,其大体精神就是效法日月交替、阴阳转换的节律来掌控火候的进退。后来,这种理论也引入了内丹修炼活动之中。就内丹学的角度而言,所谓"火候"无非是一种形容,它指的是意念和呼吸的运用程度。在炼丹家的心目中,掌握火候,这是非常重要的事情,甚至可以说是金丹炼制能否成功的决定性一环。在道门中,有"药物易知,火候难准"的说法,因此必须谨慎从事。

(二)火候词意探源

进一步探寻"火候"的词意源流,可以从以下三个方面理解。

1. 火力大小强弱的节制 一是体现在古代道家炼丹时火力文武大小久暂。如《西游记》第七回就曾描述:"真个光阴迅速,不觉七七四十九日,老君的火候俱全",指的就是炼丹时的火力大小。其他如唐·白居易《天坛峰下赠杜录事》诗云:"河车九转宜精炼,火候三年在好看"。宋·张君房《云笈七签》卷六十八:"汞则用黑铅一斤,转转烧抽,火候依前一诀"。元·史九敬先《庄周梦》第二折:"汞铅丹灶,能平善消,火候最难调"。在这些著述中提到的"火候"一词均是对炼丹火候的描写。另外,"火候"还指烹饪时火力的强弱和时间的长短。唐·段成式《酉阳杂俎·酒食》:"贞元中,有一将军家出饭食,每说物无不堪喫,惟在火候,善均五味"。宋·苏轼《猪肉颂》:"待他自熟莫催他,火候足时他自美"。明·沈德符《野获编·士人·金华二名士》:"孤介有洁癖……炊饭择好米,自视火候。"

2. 指道德、学问、技艺等的修养程度　如明·黄宗羲《钱退山诗文序》:"涵濡蕴蓄,更当俟之以火候。"清·吴敬梓《儒林外史》第三回:"本道看你的文字,火候到了,即在此科,一定发达。"杨朔《黄海日出》:"她们四发四中,摧毁了四辆坦克靶,武艺可算练到火候。"

3. 指紧要的时机　如《孽海花》第三十回:"三儿暗忖那话儿来了,但是我不可鲁莽,便把心事露出,火候还没有熟呢"。还有鲁迅在《伪自由书·后记》云:"现在,听说已到组织团体的火候了。"这些"火候"均为紧要时刻的代称。

(三)火候的发展与运用

"火候"一词最早来源于道教,为道家炼丹之术语。"火候"也体现在生活的方方面面,如何掌握和应用火候,尤为重要。许多的行业领域均涉及"火候",最常见的是在三餐的烹饪中,要掌握火候的深浅以调制美味,同时其他食物(如糖、茶、各种农作物)的制作加工同样需要注意火候的把握;炼丹需要火候才能炼成大丹;练功内修掌握适当的火候才会意、念、神秩序有次,随时变通、毫发不差;在医学领域中,需时时注意用药"火候":首先,药量需要掌握火候,量小不能起到治疗作用,过量则会药物蓄积产生肝肾损害的风险;第二,联合用药需要掌握火候,有些药物间的相互作用可能会影响药物的吸收、代谢、清除速率等;第三,服药时间需要掌握火候,根据不同疾病及药物制剂本身的特点,有饭前、饭后、半空腹、早晨、晚上给药各不同时间点及不同的间隔时间;第四,中草药作为中国传统医学治疗疾病的主要方法之一,其炮制、煎煮、服用的火候把握是决定它们能否发挥疗效的关键因素。清代名医徐灵胎在《医学源流论》里提到的"煎药之法,最宜深讲,药之效不效,全在乎此";最后,中医学秉持整体观与辨证论治的理论思想诊疗疾病,讲求因时、因地、因人而治,辨证论治的具体内容包括理、法、方、药等方面,因此在临床实践中亦注重辨证施治的火候。

二、中医火候学理论

中医火候学理论,是以古代哲学思想为基础,遵循中医药自身发展规律,在辨证论治和整体观念思想的指导下,探讨疾病发生发展演变规律,从而指导临床辨证治疗的理论。中医临床治疗特色在于治未病、重辨证、讲配伍,积极地干预人体,使之自行向正常的方向转变,最终达到机体气血阴阳平衡的状态。

在临证实践中,亦需时时注意"火候"的把握。一方面中药炮制、煎煮、服用的火候是决定它们能否发挥疗效的关键因素;另一方面,中医的辨证施治、组方配伍、功法练习等亦有火候的准则可循。

(一)中药炮制、煎煮、服用火候

1. 中药炮制火候 中药加工炮制的法度与药物的质量、疗效具有密切的关系,其中火候的控制对炮制质量具有很大的影响。因此,正确掌握、合理控制火候,是保证药品质量、确保用药安全、提高临床疗效的前提。

(1)中药炮制火候的历史沿革:火,为人类生活及生产实践中不可或缺的能源，同样是中药加工炮制的必要手段。东汉医家张仲景在《金匮玉函经》中说道："有须烧炼炮制，生熟有定"。汉代以后，经过长期实践积累，中药炮制方法得以进一步充实和完善，南北朝刘宋时(公元420－479年)由雷敩编撰的首部华夏中药炮制学专著《雷公炮炙论》面世，从其书名中的"炮炙"二字含义分析，"炮"为形声字，"炙"为会意字，两字形符皆为"火"，说明"炮炙"与"火"息息相关。中华首部汉语字典《说文解字》，诠释"炙"为"炮肉也，从肉，从火"，故"炮炙"的最初含义是古人加工熟食的方法。后来随着本草学的兴起，该方法被逐渐延伸运用于中药的加工处理中，中药炮制技法亦由此应运而生。此外，明代医药学家缪希雍所归纳的"雷公炮炙十七法"，其中"煿、爁、炮、炙、煨、炒、煅、炼"等八法就是使用"火"对中药饮片进行炮制的经典方法。由此可知，"火制"是传统中药炮制中重要的手段之一。

(2)中药炮制学中火候的概念：从中药炮制学的观点分析，"火候"一词中的"火"是指火力强弱与加热时限的掌控；而"候"则是指药料在炮制受热过程中内、外显现的变化特征，或附加判别特征(如滴水、糊纸及辅料变化等)。根据传统经验，"火候"的变化特征通常可从形、色、气、味、质5个方面观察判断。形：指药料火制过程中的形态变化，如发泡、鼓起、卷曲、爆花等；色：指药料火制过程中色泽的变化，如浅黄色、深黄色、焦黄色、焦黑色、棕褐色、黑褐色、挂土色等；气味：指火制药料时逸出的固有气味，药料因所含成分，或使用不同辅料，其散发的气味亦有所不同；质：指药料火制后的质地变化，如酥脆、松泡、蜂窝状等。

因此,中药炮制学中的火候可概括为:在对某种药材采用特定方法进行炮制时,火力的运用和该药材在炮制过程中一切内外变化特征或附加判别特征的总体称为该药材采用该制法的炮制火候。换言之,即是某药材采用某制法的最佳炮制条件。

　　(3)中药炮制火候的把控:明代医药学家陈嘉谟在《本草蒙荃》一书中对中药炮制标准做了精辟总结,即:"凡制药贵在适中,不及则功效难求,太过则气味反失"。可知,在施行煅、炮、炙、炒等火制法的操作过程中,对于"火候"的掌握程度是"贵在适中"。火候的把控需要从炮制操作过程中对于火力的判断和对中药饮片内、外变化的观察两方面加以探究。炮制火力传统习惯分为文火、中火、武火、微火与塘火。武火火力最大;中火火力较武火稍弱,火苗只顶到锅底;文火火苗距离锅底为三分左右;微火火力较文火更弱;炭灰的余火又谓之塘火。有学者认为,"文火"是将铁锅预热约 3 分钟,然后取适量清水将之滴于锅中,此时水滴随之转化为水泡,且向四周喷溅,并发出"吱"声者为度;"中火"系将铁锅预热 3～5 分钟,水滴于锅内时水滴瞬间变为小珠且迅疾汽化,锅底无水痕迹存留为度;"武火"是将铁锅预热约 5 分钟,至锅底呈现直径约 15cm 的红斑为度。目前,"火候"尚无直观可量化的参照标准,故仍多沿用传统的经验判断模式。但亦有相关文献针对某些炮制方法列举了具体的温度参数。例如,火制法中的炮法一般需要加热到 150℃ 左右(如炮穿山甲、炮龟板等);炙法的加热温度一般在 80～100℃,方能使辅助药料渗透到药物内部。对于炮制火候分述如下。

①武火：适用于砂炒或炒炭。

·砂炒，系指药物与受热均匀的砂或油砂共同拌炒的方法，亦称砂烫。操作方法：将净砂或油砂置锅内，用武火加热至翻动滑利，有轻松感后投入药物。翻炒至质地酥脆或松泡鼓起，表面呈黄色或色泽加深时，取出，筛去砂，放凉。本法适于炒制部分质地坚硬的植物和动物的甲、壳及骨类药物。加热的程度应根据药物的质地而论，质硬者如龟板、骨碎补等，火候宜大，温度宜高。对质韧体薄的药物如鸡内金等，火候宜小，温度宜低。在砂炒时当注意，温度要适宜，过高易使药物焦化或受热不均（可酌加冷砂调节）。因砂温较高，故药物翻动要勤、要均。炒至符合规格时，迅速出锅并筛净砂子，防止烫焦。

·炒炭，即将药物置锅内，用武火或中火加热炒至表面呈焦黑色，内部焦黄色或焦褐色的炮制方法。目的是使药物增强或产生止血作用。对于质地坚实者一般用武火，疏松的薄片、花、花粉、叶及全草类药物，一般宜用中火。炒炭要求存性，"存性"系指炒炭药物只能部分炭化而不能全灰化，未炭化部分仍应保存药物的固有气味。

②中火：适用于炒焦，米炒，土炒，滑石粉炒，麸炒等。

炒焦系指将药物置锅内，用中火加热，炒至药物表面呈焦黄或焦褐色，并具有焦香气。麸炒和米炒主要以麸皮和米的色泽，冒烟程度来观察火候，如麸炒，用中火将锅烧热，撒入麸皮，至冒烟时投入药物。米炒，先将锅烧热，撒上浸湿的米，使米平贴锅上，用中火加热至米冒烟时投入药物。土炒、滑石炒的火候，即将碾细过筛的灶心土（黄土或赤石脂）或滑石粉置锅内。用中火加热至土或滑石粉呈灵活状

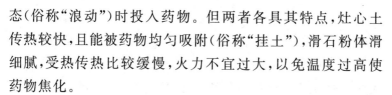

态(俗称"浪动")时投入药物。但两者各具其特点,灶心土传热较快,且能被药物均匀吸附(俗称"挂土"),滑石粉体滑细腻,受热传热比较缓慢,火力不宜过大,以免温度过高使药物焦化。

③文火:适用于炒黄、蛤粉炒及炙法中的酒、醋、盐及蜜炙等。

炒黄系指将药物炒至表面呈黄色或较原色稍深,或发泡鼓起,或种皮爆裂而发出炸裂声,并透出固有气味,故所需火力较炒焦为弱。蛤粉炒即药物加蛤粉同炒,适用于炒制胶类药物。炙法即加液体辅料拌炒,使辅料逐渐渗入药物组织内部,更当切实掌握火候。

④微火和塘火:微火适用于轻薄,易燃烧的药物炮制,如烘焙法;塘火适用于煨法,如煨豆蔻。

上述火候虽有区分,但并非绝对,在炮制过程中即使同一种药物和方法,有时既需用武火又需用中火;既适用于炒焦、炒炭,也适用于砂炒、土炒。由于各种炒法的要求不同和药物质地、体积上的差异,炒制的火力必须与之相适应,灵活掌握。一般原则为:文火慢炒,时间可长,武火急炒,时间宜短。微炒用文火或微火,炒黄用文火,炒焦、炒炭用武或中火,应区别对待。

2. 中药煎煮火候 古医家对汤剂煎煮法甚为讲究。李时珍曰:"凡服汤药,虽品物专精,修治如法,而煎药者鲁莽造次,水火不良,火候失度,则药也无功",指出了火候不当可使药物失去疗效。徐灵胎云:"煎药之法,最宜深讲,药之效不效全在于此。"中药的煎煮火候不当,轻则失效,重则损伤人体。

(1)中药煎煮火候的历史沿革:最先提到中药煎煮火候的是梁代陶弘景,云"凡煮汤,欲微火令小沸。"凡是汤剂,均要用文火煎煮。此后一直到明代李时珍才论及中药的煎煮火候。他说:"是以煎汤须用小心老成人,以深罐密封,新水活火,先武后文,如法服之,未有不效者。"李氏认为,先用武火后文火是中药煎煮的一般规律。缪希雍则认为:"凡煎汤剂,必先以主治之为君药,先煮数沸,然后下余药,文火缓缓熬之得所……煎不宜烈火,其汤腾沸,耗蚀而速涸,药性未尽出,而气味不纯。"缪氏主张后下之药用文火煎煮,不至于使水分蒸发快而影响药物有效成分之溶出。至清代,石寿棠主张:"欲其上升外达,用武火;欲其下降内行,用文火。"强调根据治疗的需要而有目的地选用武火或文火。

　　综上所述,中药煎煮无非是用武火和文火两种火候,其一般规律是:一般药物煎煮先用武火后用文火。武火煎汤能使其快速沸腾,文火煎药,能使水分消耗慢,药物有效成分尽可能溶出。武火所煎之药性能上升外达,文火所煎之药性能下降内行。

　　(2)武火文火的含义:武火,又称烈火、大火等。其火势急,火力猛,温度上升快,水分蒸发快。武火煎药,既可使药汤尽快煮沸而节省时间,又可使药气挥发少,杂质溶出少,药气厚而上升外达。文火,又称微火、小火等,其火势缓,火力弱,温度变化不大,水分蒸发慢。文火煎药,既可使药汤不使溢出或过快熬干,又可使有效成分充分溶出,药味厚而下降内行。

　　(3)武火文火煎煮之临床应用

　　①先用武火后用文火:芳香类药物,因其质地轻清或含

挥发性有效成分,如桂枝、肉桂、薄荷、荆芥、紫苏、香薷、青蒿、砂仁、豆蔻、藿香等,煎煮时间宜短,火势宜急,水量宜少,用武火尽快煮沸后,改用文火维持 10～15 分钟,使药液保持微沸状态。另外,一般情况下,未作特殊要求的药物也宜先用武火煎煮,沸后改用文火煎煮。

②欲其上升外达用武火,欲其下降内行用文火:要求药性上升外达或所治病变部位在头部、肌肤和上焦的药物,一般都宜用武火煎煮。如解表、透疹、祛风湿、升阳举陷、开窍醒神、温阳补火、行气解郁及催吐等功效之药。此类药大多气厚升浮,能上升外达,故宜淡煎,所以宜用武火快煎。相反,根据治疗目的,要求药性下降内行或所治病变部位在下肢、下焦和内脏的药物,一般均宜用文火煎煮,如清热、泻下、利湿、安神、止呕、平肝息风、止咳平喘、止血及收敛固涩等功效之药。此类药大多味厚沉降,能下降内行,故宜浓煎,所以宜用文火慢煎。

③水沸后用文火煎煮:质地坚硬,在水中溶解度小的矿物类、动物骨角类,如石膏、磁石、水牛角、羚羊角等;贝壳类,如石决明、珍珠母、牡蛎、紫贝齿等;质地黏腻的补虚药,如熟地黄、黄精、枸杞子等;某些有效成分难以溶出的植物药,如石斛、苦楝根皮等。上述诸类药,煎煮时间都宜长,其火宜缓,水量宜多,宜在水沸后,用文火维持 60 分钟左右,使药性尽出。另外,某些有毒药,如乌头、附子、半夏、天南星等亦需在水沸后,用文火维持 60 分钟左右,以降低其毒性。还有某些后下药,如生大黄用作通便时,苦杏仁用作止咳时,钩藤用作降压时等,亦都需在水沸后下药,并以文火维持 10 分钟左右。

3. 服用中药的火候 正确掌握中药服药方法,同样是提高中医疗效的重要环节。而服药的火候主要是指中药汤剂的温服法、冷服法,如在《伤寒论》中有较为详细的论述。

中药汤剂,以温服者居多。如治寒证用祛寒药宜温服,特别是表寒证所服辛温发汗解表之剂,不仅要用温服法,药后还需温覆,取微似汗。如服桂枝汤后须进热稀粥,以助药力。亦有汤剂宜用冷服法的,如热证所服之寒药,宜冷服。古人一般称这类药物为饮,如清络饮、香薷饮、甘露饮、普济消毒饮等。此外,在某种特殊情况下,亦有热药用冷服法,寒药用温服法,即反治法。如治疗内真寒外假热患者,其见症四肢逆冷,下利清谷,脉沉细,面颊浮红,烦躁,口渴欲饮,治以白通汤(葱白、干姜、附子)煎汤冷服。反之治疗真热假寒患者,其见症身大热,口大渴,大汗出,脉洪大,四肢逆冷,治以白虎汤(生石膏、知母、粳米、炙甘草)煎汤温服。在临床中正确掌握中药温服和冷服的方法,才能更好地发挥药物作用,达到治疗目的。

(二)中医辨证施治的火候

1. 辨证的火候 中医临床治病的过程如同道士炼丹一般,仿效阴阳变化之规律,对患者的疾病加以辨识,利用适当加以炮制的药物做成汤、丸,以达到治病祛邪、扶正强身的目的。八纲辨证将疾病分为阴、阳、寒、热、表、里、虚、实;张仲景《伤寒论》创六经辨证;温病学派又创三焦辨证、卫气营血辨证;另有脏腑辨证、经络辨证等。悉数经典中所言证候分类不过十余种,然临床患者千变万化,疾病瞬息万变,正邪强弱随时转变,准确掌握"证"的火候,即可抓住证之法度,针对调治。如掌握证之阴阳几分、寒热几分、虚实偏向、邪之在气在血,方可做到准确辨识证候,即抓住辨证之"火候"。如对于热证,有大热、高热之分,也有实热、虚热之别。对于大热,可仿李东垣之"甘温除大热"之法,用大剂量人参、黄芪驱邪散热;高热指热邪之盛、程度之深,此时可仿仲景之太阳、阳明病证论治,用麻黄、石膏驱邪退热。若为实热,则用黄芩、黄连之苦寒药物方可对证;如为虚热,应滋阴退热,需用青蒿、知母,甚者生地黄、鳖甲。以上举例说明,只有准确辨识疾病的"火候"本质,方能法证相应,治理、调节疾病。因此,火候辨证即为中医辨证论治理论大法中的具体辨证方法,掌握病证"火候"即为把握疾病的深浅、阴阳、寒热、虚实等等本质特点,以指导具体治法。

2. 论治的火候　对病因、症状和发病的部位,中医提出汗、吐、下、和、温、清、消、补的治疗八法,将火候学理论引入到八法的治疗原则中,即指在临证时八法需把握法度灵活运用,为疾病的治疗辨明方向,同时还能产生更多的法则。如在阳明腑实证而见阴伤者,仲景急用下法存阴。下法有伤津液之弊,需掌握治法火候,使邪去正气,津液得以保存。中医治病的最高境界是"水火互济、善调阴阳",无论何法,使患者阴阳自和,则邪去正复。中医的整体观念决定了中医治病与时令、节气乃至地域相关。不同季节、节气对药物的使用有影响。疾病亦符合"春生、夏长、秋收、冬藏"的自然规律,如对于肝病患者,当春天万物生发时,不宜过于养肝,以避免肝气过亢,相反应多注意平肝、疏肝;夏季应防止暑湿困脾,治应偏重健脾祛湿;秋季燥邪为盛,或有燥邪耗伤津液、阴血之嫌,应偏重于滋阴养血;冬季万物收藏,乃滋阴潜阳之季,此时可适时补阴养阳。对于慢性病患者,由于久病体虚,易受外邪所扰,故需要根据四时不同节气对患者身体及疾病的影响,灵活运用"因时制宜"的原则,注意外在环境与内在整体的有机联系,在辨证论治的基础上对基础方进行加减用药,既可预防因气候变化带来的不适,又可避免四时戾气疫毒对人体的侵害,做到未病先防。

3. 用药的火候　要使方药的疗效达到有效发挥,则需掌握用药的火候。首先表现为掌握药物配伍的火候。再以药对配伍为例,配对的原则和依据是中医基本理论,而中药学对中药药理的阐述主要体现于中药药性,即四气五味、升降沉浮、归经及有毒无毒,此即药对配伍的火候法则所在。以"四气五味"为例,首先四气寒热温凉是药物阴阳的归类,寒凉属阴,而温热属阳,因此阳病需阴治,而阴病则需阳治,其本质上是对阴阳火候的调和与把握。在药对配对时,药对的组成要么是两阳结合,要么就是两阴结合,这样才能起到增强药效的作用,实则也是对药物阳性火候或阴性火候的调节。酸、辛、甘、苦、咸五味归五行入五脏,因此酸入肝、辛入肺、甘入脾、苦入心、咸入肾。为此在药物配对时,把握药味与五脏相应的火候,配出药物要保障进入到同一脏器之中,这样才能确保药效得到发挥,如白术与茯苓,两种药物都是甘淡利水的,因此药物可以同入脾脏。同样,在中药的配伍减毒理论中,同样体现了火候把握的关键。中医理论中对配伍减毒的理论依据在于"君臣相使",通过中药之间相畏相杀的七情关系,可相互拮抗制约彼此毒性,达到提高整体方剂药效的目的,实际上即为配伍时把握方药之间的火候制衡点。现代医学理论认为,配伍减毒的理论依据为中药进入人体,在体内代谢之后,中药药性成分在体内以原形或代谢物的形式存在,其变化情况与其配伍比例存在一定对应关系。也就是说,药物在配伍之后,通过中药之间相互作用,其药代动力学、药物代谢途径在体内的存在形式和代谢产物、对药酶的调节等等都会发生改变,从而扬药之长,避药之短,通过恰当的配伍达到减毒功效。这一系列的配伍减毒研究,均体现出火候学在中药配伍中的应用。

首先,根据不同的治疗目的选用药物剂量。以柴胡为例,小剂量可引经升阳,中剂量可疏肝解郁,大剂量可解表散热。又如甘草,小剂量可调和诸药,中剂量有补中之效,大剂量可解毒。第二,药量用到,中病即止。根据药物的成分特性,部分药物达不到一定剂量则不能表现出功效,如半夏用量60g以上方显其止痛镇静之功;当归60～90g以上可通窍;砂仁30g以上可敛气纳肾。有的药物作用效果随剂量增加而加强,如金银花的常用量为10～15g,用至100～250g其清热解毒之功大增。茵陈的常用量为15～30g,用至120g以上可增强清热利湿退黄之效。麦冬的常用量为10～20g,用至60～120g养阴清热之效增强。中药重剂在临床多用于急危重症,如大剂量附子、人参、三棱、莪术等从10g起用;另一类大剂量药物为药食两用药如桑叶、山药、薏苡仁等。需要注意的是,对于许多顽疾痼疾或急危重症用药时,在使用大剂量驱邪药物的同时,需要一些药物佐制其可能的不良反应。如对于高热不退者,可将麻黄用至20g以上,因麻黄有升血压作用,故可以佐以车前草通过利小便退热、降压,以避免血压突然升高。中医使用还应根据地域、体质调整用量。

4. 其他中医疗法的火候　除在中药的应用中需注意火

候分寸,其他中医疗法如针灸等亦需注意把握火候。针灸是源自中国的一种传统疗法,以经络理论为依据,利用针法和灸法来刺激人体的特定穴位激发人体的经气及调整人体的功能,从而起到防治疾病的疗效。火候的掌握与针灸得气(针感、灸感)密切相关,当针刺入腧穴后,通过使用捻转提插等手法,使针刺部位产生经气感应,谓之得气;医者感到针下有徐和或沉紧的感觉;患者针下出现酸、麻、胀、重等感觉,可沿着一定的部位向一定的方向扩散传导;灸疗是必须上达巅顶,下达足心,热流充满全身四肢百骸,才是最佳的火候,从而影响针灸的治疗效果。针灸治疗时,掌握火候的关键还要看患者的反应,火候恰当,患者自感舒适,疾病渐愈。火候(得气)将各自独立的穴位、机体状态、针刺手法或艾灸三方面统一协调起来,而给予机体一良性刺激,达到保健治疗作用。气至与否及气至的迟速,不仅关系到针灸的治疗效果,而且可以借此判断疾病的预后,与临床疗效的关系为"气至而有效,气速效速,气迟效迟,气至病所"。穴位是有灵性的,是一个有血有肉有神的人的缩影。正如《灵枢·九针十二原》所说:"所言节者,神气之游行出入也,非皮肉筋骨也",现代研究也证实腧穴有双向良性调节作用。针灸时火候恰当与否将直接影响到穴位的调节作用。一般说,体质较好、耐受力较强者,火候要强些;反之,火候要弱些。火候的大小要依据患者体质、病情的情况来选择。针刺时,入针位置的准确性、角度,针刺力度、深度等及行手法时的力度、深度、幅度的大小。艾灸治疗时,一般可从艾炷燃烧烈度、艾炷松紧度、艾炷大小形状来鉴别火候的强弱。

艾灸产生于中国远古时代,是指点燃用艾叶制成的艾炷、艾条,熏烤人体的穴位以达到保健治病的一种自然疗法。在中医发展历程中,艾灸在治病、保健中发挥了重要的作用,后人亦多有继承发扬,目前广泛应用于临床治疗中。在艾灸疗法中,根据灸疗的温度和方法有文火、武火之分。文火指的是火力小而缓,在艾灸中温灸盒、麦粒灸等都被视为文火;武火即火力大而猛的火,艾灸中把大艾炷视为武火。根据明朝杨继洲《针灸大成》的记载:"凡火力由小到大,不需要吹灭而使其慢慢燃尽者为补法,能起到温阳补虚作用;如果将火吹旺使患者有烫的感觉,则为泻法,能起到驱寒散结的作用"。这就是古人所说的"文火为补,武火为泻",火候也体现在中医的具体治法中。古人在艾灸治疗中,多以艾炷的大小和壮数的多少来调节火候,以达到相应疗效。首先是艾炷大小。黄帝曰:"灸不三分,是谓徒冤,炷务大也。小弱乃小作之。"又曰:"小儿七日以上,周年以还,炷如雀粪。"《明堂下经》云:"凡灸欲炷下广三分,若不三分,则火气不达,病未能愈,则是灸炷欲其大,惟头与四肢欲小耳。"《明堂上经》乃曰:"艾炷依小箸头作,其病脉粗细,状如细线,但令当脉灸之。雀粪大炷,亦能愈疾。又有一途,如腹胀、疝瘕、痃癖、伏梁气等,须大艾炷。"故《小品》曰:"腹背烂烧,四肢但去风邪而已,不宜大炷。如巨阙、鸠尾,灸之不过四五壮。炷依竹箸头大,但令正当脉上灸之,艾炷若大,复灸多,其人永无心力。如头上灸多,令人失精神;背脚灸多,令人血脉枯竭,四肢细而无力,既失精神,又加细节,令人短寿。"王节斋云:"面上灸炷须小,手足上犹可粗。"古代医家根据年龄、疾病、患病部位等的不同,艾炷的大小亦分别选择。第二体现在壮数多少。《千金》云:"凡言壮数者,若丁壮病根深笃,可倍于方数,老少羸弱可减半。扁鹊灸法,有至三五百壮、千壮,此亦太过。曹氏灸法,有百壮,有五十壮。"《小品》诸方亦然。惟《明堂本经》云:"针入六分,灸三壮。"更无余论。故后人不准,惟以病之轻重而增损之。凡灸头项,止于七壮,积至七七壮止。《铜人》治风,灸上星、前顶、百会,至二百壮,腹背灸五百壮。若鸠尾、巨阙,亦不宜多灸,灸多则四肢细而无力。《千金方》于足三里穴,乃云多至三百壮。心俞禁灸。若中风则急灸至百壮。皆视其病之轻重而用之,不可泥一说,而不通其变也。以上是古人在艾炷的大小和壮数的多少的相应选择,是火候在中医辨证论治观的具体体现。

(三)医学气功治疗、养身的火候

1. 内炼养生的火候 内炼养生术之所以称其为内丹术,是因为他能够获得对人体犹如"灵丹妙药"般的强身治病作用,"上药三品"精气神的最大神用。炼丹讲究火候,内丹术的成功与否,其关键在于火候的掌握和运用。成功的内丹术修炼,不仅能强身治病、益寿延寿,而且还能开发潜能。有记载的内丹术师个个精神矍铄、长命百岁;但长期以来,"至人传功不传火,从来火候少人知"。遂使这样一个强身保健的上好功法不能广为广大民众的养生保健服务。实践证明,学练真法是保健养生的明智选择,掌握要领,把握火候是克期通督、获得成功的关键;而持之以恒的实践又是巩固成效、永葆健康和青春活力的根本要诀。真法的内涵即内丹,真法具备内丹修炼每一阶段的各个要素,如练已筑基、产药烹练、采药封固、沐浴温养、结丹胎圆等。古人云,"要知火候通玄处,须共神仙细商量"。不练内丹,未习真法,练功火候无从谈起,火候运用不是凭空臆说所能通达,必须是在练功实践中体验。所谓火候,就是调心和调息的结合运用,呼吸和意念配合锻炼。为了正确掌握并运用"火候",必须弄清几个主要名词术语的概念及其运用方法。如所谓"文火"与"武火""阳火"与"阴符""沐浴"与"温养"等。"文火"即是以缓、细而柔和的呼吸气息配合心神意念活动;"武火",即是以深、长而有力的呼吸气息配合心神意念活动,导引内气沿任脉下沉。阳用九,阴用六;"进阳火"应用深长的吸气配合意念活动,呼气则付之自然;"退阴符"应用缓细呼气配合意念活动,吸气则付之自然。"沐浴"与"温养"即是充分放松意念,内外气息均付之自然。至于怎样根据练功景象正确掌握运用"火候",《金仙证论·火候次序第十六》说:"天道从炼己起手,次下手调药。既了手行周天,三事非一也。已熟,或坐或卧不觉忽然阴生,即回光返照,凝神入气穴,息息归根。此神气欲交未交之时,存神用息,绵绵若存,念兹在兹,此即谓之武火矣。"

内炼养生锻炼最关键的要领就是在呼吸和意气的配合运用。通过凝神调息,培养和蓄积真气能量,打通任督,而后贯注疏通全身经络,强壮脏腑,排除病患。如内炼养生下手阶段的炼精化气是冶炼后天(天阳、地阴)之精化生后天真气能量,采用一步功"呼气注意心窝部"的"武火烹练",真气的化生积聚便更为快捷。在内炼过程中,若火候不当,则会出现真气逆乱。如当丹田真气积聚,对肠系、泌尿、生殖系统疾病都有很好的自调自治作用。在这"一阳来复"、生机勃发的大好时机,生命本源的真阳之气萌动,性腺活跃,自然产生生理欲望,慎当清心寡欲,远离房帏,以防真阳走失,十分重要。下丹田真气进一步充实,就会自动沿任脉下沉至会阴,出现会阴酥麻、跳动。有时候丹田并不觉着饱满,而是温热比较明显,甚至小腹烫热,这是火候太过的缘故,可以放松意念,呼吸放自然,只是意念似守非守地守着丹田,采用文火温养即可。

2. 气功治疗的火候　医学气功,是传统中医治疗的重要手段。目前医学气功治病,通常借用八纲辨证、经络辨证、藏象理论等指导临床实践。气功是调身、调息、调心"三调合一"的身心锻炼技能。该定义从操作角度明确,气功最本质的特征是"三调合一"。调身,调整人体的姿势和动作,在中医理论中,属于"五体"范畴,"五体"为气化生凝聚而成,故调身属于中医基础理论"调气"范畴;调息,即调整人的呼吸,吸入之清气是宗气的重要组成部分,因而调息也属于中医基础理论"调气"范畴;调心,调控人的心理状态,属于中医理论"神"的范畴。《素问·病机气宜保命集》认为,"神依气立,气纳神存",故而调神,也是调气。身、息、心三者性质虽然不一样,但是其本质相同。故《庄子·知北游》认为,"通天下一气耳""气一元论"也为中医所接纳,认为皆为"元气"化生,体现了"整体观念"的核心思想。"三调合一"中的"合一",即是整体观念的具体体现,将看似完全不同的身、心、息,通过特定练习方式,而调整成为一个整体。而上述三者成为一个整体,表现为功能上的完全融合,而不是结构上互化,其内在机制建立于统一的气。这显然需要一个过程。此外,在这种状态下,身、心、息会随着环境的变化而不断调整,因而"三调合一"的境界是变动不居,不停变化的。在"三调合一"中,这个整体大致可分为两个阶段:人自身融合为一个整体；人和外部环境融合为一个整体。前者可称为"形神合一"，后者则是"天人合一"。气功练习的整个过程体现出意念与神形的和谐统一、火候适当。而火候的秘要，在于意念，所谓"念"就是杂乱的心思念头；"意"指驾驭呼吸的自我之"神"。杂乱的念头不可妄起；如果妄起了，那就会致使火躁；而神意则不能散失，如果散失了，那就会致使火冷。故而，应该明了其动静，审察其寒温，以象征的法度来看，这就是必须效法天时之进退。升降出入、虚实散聚相互作用，互为因果，因此临床运用气功处置病情，指导练功，需要仔细衡量火候所在，认真体会，反复揣摩，合理调整功法习练内容，不可过于执着一端。中医理论认为，任脉为诸阴经之海，督脉为诸阳经之会，任督畅通，十二经络可以渐次畅通无阻，病患就无以容留，健康长寿就有保障。所以庄子曾说，缘督以为径，可以保身，可以养生，可以尽年。这既是先贤的实践认识，也是我们实践内丹、锻炼真气运行的诸多亲身体验。人身三宝精、气、神，真法能够激活精、气、神的无上妙用，故能有病治病、无病强身，养生保健、益寿延年的真功实效是真法锻炼者所能感受到的，毋庸置疑。总之，练功自始至终，要求"一念不起""一意不散"，一方面尽力摒弃杂念，一方面保持神志清醒。只要紧紧把握"以功为法，以静为务，以守为成"这十二字诀，无为而治，以德为本，功也就练好了。倘能如此，其他"火候"运用，则不必细究矣。

三、中医火候学理论研究的意义

（一）指导辨证

疾病瞬息万变，正邪强弱随时转变，准确掌握"证"的

"火候",十分必要。所谓辨证的"火候",即要辨疾病在某一阶段的有几分阴阳,几分寒热,虚实偏向,在气在血等。例如,同是热证,既有实热之证又有虚热之证;既有气分之热更有血分热盛;既有无形之热又有热与邪结。对于"发热恶寒,身疼痛,不汗出而烦躁者"之大青龙汤证,乃为实热内郁,而温病后期夜热早凉,热退无汗,则为邪伏阴分之虚热;若症见大热、大渴、大汗、脉洪大之白虎汤证,则为气分热盛,而"其人如狂""少腹急结"之桃核承气汤证、抵当汤证则病在血分;"虚烦不得眠""心中懊恼"为无形之热郁于胸膈,而"蒸蒸发热"之"日晡潮热"则腑实已成,邪热深结。掌握火候辨证,有助于了解疾病的发展演变规律,并进一步指导临床用药、处方。

(二)指导用药

中医治病的最高境界是"水火互济、善调阴阳",无论何法,使患者阴阳自和,则邪去正复。在用药方面的"火候"即是指要"和"法的应用。"和法"是指调和不相平衡的各方面,使之趋于平和。因而诸如寒热错杂、阴阳格拒、气血不和等,均可应用和法以治之。从组方上来看,寒温并用、阴阳双调、表里同治、气血并调、补泻并用之方,均可纳入和法范畴。如小柴胡汤,表里同治,寒温并用,攻补兼施,平其亢厉,即体现了和法的精髓。再者如乌梅丸,寒热并调,补泻并用,升降并用,可以说是第二大和方。此外,还有以调和脾胃的半夏泻心汤,调和营卫之桂枝汤,均体现了"和"的思想。在服药上,同样要遵循"和"法的指导原则,如桂枝汤服药后啜米粥,温覆取汗;大小柴胡汤、三泻心汤等要去滓再煎,这样的煎煮法既可以使药物中和,还可以缓和、调和药性。

中医的整体观念决定了中医治病与时令、节气乃至地域相关。不同季节、节气对药物的使用有影响。疾病亦符合"春生、夏长、秋收、冬藏"的自然规律，如对于肝病患者，当春天万物生发时，不宜过于养肝，以避免肝气过亢，相反应多注意平肝、疏肝；夏季应防止暑湿困脾，治应偏重健脾祛湿；秋季燥邪为盛，或有燥邪耗伤津液、阴血之嫌，应偏重于滋阴养血；冬季万物收藏，乃滋阴潜阳之季，此时可适时补阴养阳。对于慢性病患者，由于久病体虚，易受外邪所扰，故需要根据四时不同节气对患者身体及疾病的影响，灵活运用"因时制宜"的原则，注意外在环境与内在整体的有机联系，在辨证论治的基础上对基础方进行加减用药，既可预防因气候变化带来的不适，又可避免四时戾气疫毒对人体的侵害，做到未病先防。因此，掌握用药的火候即是利用"和"的思想，在中医整体论治的原则指导下，调和药性以益人体。

（三）指导中医内修养身

《素问·举痛论》："……百病生于气也，怒则气上，喜则气缓，悲则气消，恐则气下……惊则气乱……思则气结。"情绪的变化对于疾病有很大的影响，情绪过激或持续不解，可导致脏腑精气阴阳失常，气血运行失调，从而产生疾病。因此，"火候"学指导患者内修养身，促进疾病向好的方向发展。中医学认为，疾病就是在致病因素作用下所造成的阴阳失调的病理状态。人体自身具有对抗病邪的调节能力（正气），这种能力是在"心神"主导下以气血为基础的脏腑功能活动表现，又称为"神气"。一切治疗手段只有通过提高正气,恢复"神气",才能发挥扶正祛邪、协调阴阳的治疗作用,从而达到"阴平阳秘,精神乃治"的目的。其中"针石毒药"等是疾病治疗的"外因",机体本身的调节能力是"内因",外因必须通过内因才能发挥作用。掌握内修火候,内丹修身,使内在的意念与外在神形和谐统一,从而达到五脏调和、强身治病的目的。同时,情绪的调节也是非常必要的,良好的情绪会起到调和脏腑气血、化生精血津液、修复机体损伤的作用。因此,适当掌握内修火候,调畅意志形神情绪,可以帮助患者通过意志或主观努力调整、改变自身的病理状态,从而达到强身健体、治疗疾病的目的。

(四)治未病思想

《素问·四气调神大论》言:"是故圣人不治已病治未病,不治已乱治未乱,此之谓也。"针对现代临床许多慢性病的治疗,在病情稳定的阶段,一个重要的治疗目的就是防止并发症的出现,也就是中医所讲的"治未病"思想,在此主要是指其既病防变的阶段。在治疗疾病时要注意先治或先安未病的脏腑,截断疾病的传变途径,促使疾病向愈。例如,在《金匮要略》中"治未病者,见肝之病,知肝传脾,当先实脾。"提出了治肝补脾,防止传变的原则,揭示了脏腑之间互相联系与制约的辩证对立统一关系,充分体现了中医的整体观。《伤寒论》277条:"自利不渴者,属太阴,以其藏有寒故也,当温之,宜服四逆辈。"本证属中焦脾虚寒湿,太阴脾和少阴肾为后天、先天之本,生理病理上相互影响,若治疗不当太阴脾阳虚可进一步发展为脾肾阳虚,因此选用四逆辈,以补火生土。同样,在现代医学中,治未病的思想仍需要贯穿疾病的始终,如对于肝硬化失代偿期的患者,要积极防治消化道出血、提升血清中的白蛋白以防止腹水的产生，清除内毒素，通过药物的作用来帮助或代替肝脏解毒功能的完成，以防止肝性脑病的发生。掌握辨证的火候以了解疾病的内在的病机演变规律及预后转归，从而指导临床用药火候以截断病势防生他病，此即为中医火候学在"治未病"理论中的具体体现。总结来讲，实际上这是将中医的辨证施治、用药配伍的火候整体把握和运用的结果。

中医学理论，是以中国古代哲学的精气学说和阴阳五行学说为思维模式，以整体观念为主导思想，以脏腑经络和精气血津液的生理病理为基础，以辨证论治为诊疗特点的医学理论体系。其特点是整体观念和辨证论治，中医理论的产生和形成是不断实践、验证与完善的过程。中医火候理论的形成与发展，从辨证论治、处方用药等多方面补充、丰富了中医理论，进一步完善了中医辨证及用药体系，特别是对于临床实践具有很大的指导意义，为临床的辨证施治提供了一种新的思路。

第2章 中医火候学与防治

中医火候学理论从疾病的内在病机把握病证的演变规律及预后转归,从而指导临床用药火候以截断病势防生他病,是中医"治未病"思想的具体运用,实际上这是对中医辨证施治和用药配伍火候整体把握和运用的结果,也丰富了中医药疾病防治理论。

一、治未病

中医"治未病"理论首见于《黄帝内经》。《黄帝内经·素问》中"四气调神大论""上古天真论""生气通天论"等篇均有专门阐述中医治未病理念的内容。《素问·四气调神大论》"是故圣人不治已病治未病,不治已乱治未乱"是对治未病的最为经典的论述,明确提出了治未病养生"未病先防"的思想内核。《素问·上古天真论》云:"恬淡虚无,真气从之,精神内守,病安从来。"《素问·阴阳应象大论》亦曰:"圣人为无为之事,乐恬淡之能,从欲快志于虚无之守,故寿命无穷,与天地终。"提出了治未病相应的养生保健基本原则。其后《难经》中《难经·七十七难》有"经言上工治未病,中工治已病,何谓也……见肝之病,则知肝当传之于脾,故先实其脾气,无令得受肝之邪,故曰治未病焉"对《内经》做了补充。历代医家以此为据,将此思想不断发展,以东汉张仲景最为突出。他在《内经》《难经》的基础上提出预防疾病思想,结合自身的临床经验,在《金匮要略》中进一步论述疾病传变的规律和防止传变的治疗方法。如其首篇就记载"上工治未病,见肝之病,知肝传脾,当先实脾"。未病先防有"禽兽灾伤,房室勿令竭乏,服食节其冷热苦酸辛甘,不遗形体有衰,病则无由入其腠理"。并且进一步提到"适中经络,未流传脏腑,即医治之,四肢才觉重滞,即导引、吐纳、针灸、膏摩、勿令九窍闭塞"。既病防变即有病早治,防止病邪深入于里,以致"九窍闭塞",甚至"流传脏腑",使病情进一步加重或恶化。后世医家在此基础上不断加以发挥,东汉华佗创五禽戏健身法,孙思邈在《千金要方》中载有一整套养生延年的方法和措施,晋代葛洪强调气功摄生等也是"治未病"思想的体现。至清·叶天士在《温热论》中指出"务在先安未受邪之地",强调了发病之后要防止疾病的传变,防变于先,先强壮易受邪的脏腑。吴鞠通在《温病条辨》中阐述三焦论治法则及其传变规律,认为温病始上焦,终下焦,"治未病"当"存阴护正"等治疗思想,对既病防变做了进一步发展。现代各医家结合西方医学将它的内容又加以丰富,将预防疾病发生、防止疾病进一步加重、出现并发症或预后复发而采用的所有的养生的方法均称之为"治未病",其最终目的为未病养生,预防为主,防微杜渐,适时救治,已病早治,防其复发。

　　"治未病"的概念就是从上述理论中不断提炼发展而来,即未病先防,既病防变,瘥后防复。未病先防,即在未发病之前,通过各种养生之法,达到增强体质,颐养正气,提高机体抗邪能力,免受致病因素侵害,以防止疾病的发生,维护健康;既病防变,即在疾病初期,趁其病位较浅,病情尚轻,正气损害不甚时,予以早期治疗,防止疾病的深入传变,波及其他脏腑;瘥后防复,即在疾病临床治愈后,调节阴阳,增强正气,提高机体的免疫能力,防止疾病的再发生。

慢性乙型肝炎(chronic hepatitis B,CHB)是我国常见的流行疾病之一,具有极高的传染率,主要由乙型肝炎病毒(HBV)持续感染引起的慢性肝炎症性疾病,引起患者多器官损害。该种疾病在各国广为流传,一年四季均可发生,且该病起病缓慢,据世界卫生组织报道,全球约 20 亿人曾感染 HBV,其中 2.4 亿人为慢性 HBV 感染者,每年约有 65 万人死于 HBV 感染所致的肝衰竭、肝硬化和肝癌。全球肝硬化和肝癌患者中,由 HBV 感染引起的比例分别为 30％和 45％。我国肝硬化和肝癌患者中,由 HBV 感染引起的比例分别为 60％ 和 80％。由于乙型肝炎疫苗免疫普及,急性 HBV 感染明显减少,以及感染 HBV 人口的老龄化,再加上抗病毒药物的广泛应用,近年 HBeAg 阴性 CHB 患者的比例有所上升。由此可见,乙型肝炎严重危害人们的生命安全。

许多慢性乙型肝炎病毒感染者平素无明显症状,血清丙氨酸氨基转移酶和天冬氨酸氨基转移酶在正常范围内,往往通过体检才发现自己的病情。中国《慢性乙型肝炎防治指南》将这类患者称为慢性无症状乙型肝炎病毒携带者(chronic asymptomatic hepatitis B virus carriers,AsC)。AsC 指乙型肝炎表面抗原持续存在 6 个月以上、无肝病相关的症状和体征、血清丙氨酸氨基转移酶基本正常的慢性乙型肝炎病毒感染者。许多学者认为,AsC 处于免疫耐受期,无临床症状,丙氨酸氨基转移酶正常,并不主张治疗,但这并不意味着放手不管。多项研究发现,绝大部分 AsC 存在不同程度肝炎症和纤维化,其中约 50% 为轻度改变,8.6% 炎症和(或)纤维化程度在 3 级(期)或以上。随着病程的延长,乙型肝炎病毒携带者可发展成为肝硬化、肝癌。肝炎进一步发展到肝硬化则难以逆转,至肝癌时其存活率更是低下。处于乙型肝炎病毒携带状态时期,由于此时患者机体脏腑基本生理功能尚稳定,治疗相对容易,因而显得至关重要。国内的一些研究者也认识到乙型肝炎病毒携带者治疗乙型肝炎中的重要性,提出于乙型肝炎病毒携带期治疗疾病,纠正患者体质偏差,平衡阴阳,五脏安和,则可减少、延缓、阻断肝炎的发生和病情的发展。

国务院前副总理吴仪同志在 2007 年全国中医药工作会议上提出,要思考中医治未病问题,并建议把治未病作为一个课题来研究,因此如何在慢性乙型肝炎的治疗中贯彻治未病思想是一项重要的研究课题。治未病是中医学中最具影响的学说之一,代表着中医学的特色和精髓。它包含的未病先防、既病防变和瘥后防复的积极思想,不仅是生命医学研究的核心命题,而且具有积极的社会学意义。

(一)未病先防

未病先防指在机体未病之前采取各种措施积极预防,防止疾病的发生。即《素问·四气调神大论》:"圣人不治已病治未病、不治已乱治未乱……夫病已成而后药之,乱已成而后治之,譬犹渴而穿井,斗而铸锥,不亦晚乎。"《灵枢·逆顺》亦云:"上工,刺其未病者……故曰,上工治未病,不治已病。"药王孙思邈也提出,"常需安不忘危,预防诸病";清代医家陈根儒认为,"防其已然,防之未必能止;不如防其未然,使不能传之"。这些未病先防、积极预防的理念,要求健康之人根据年龄、性别、体质特征及生活习惯等在疾病未发生前采取各种手段,充分调动主观能动性,增强抗疾病能力,尽可能适应各种环境,以降低患病概率。

1. 未病养生　养生一语始见于《庄子》内篇"养生主"。养有保养、调养、护养之意;生意指生命、生存、生长。养生是中医学特有的概念,是中华民族在健康领域的智慧结晶。养生的基本观念就是和谐观,其中包括人与自然的和谐、人与社会环境的和谐、人身心内外的和谐 3 个方面。可见,养生最终目标强调的是一种"生命和谐"的状态。"正气存内,邪不可干",中医重视养生、健身之道,强调未发病前陶冶情操,保持心胸开阔,劳逸结合,合理膳食,起居有规律,并参与晨练、太极及其他有益身心健康的活动,增强体质,最大限度减少发病。

(1)精神养生:养生精神调摄首当先。《素问·上古天真论》云:"恬淡虚无,真气从之,精神内守,病安从来。"情志变化是脏腑功能活动的表现形式之一,可以自我调节,防御外界不良因素的刺激,使机体保持生理上的协调。然而长期、持久恶劣的情志刺激更容易使人阴阳失调,气血运行受限,影响脏腑的生理功能,损伤心神,导致心理性疾病,这就是精神内伤所致。《吕氏春秋》对精神内伤进行了两方面的阐述,其一是七情过激。如《尽数》曰:"大喜、大怒、大忧、大恐、大哀五者接神则生害矣。"明确指出情志过激会损害人的精神。《本生》亦强调:"靡曼皓齿,郑卫之音,务以自乐命之曰伐性之斧。"即恣情纵欲,同样会损伤精神,自戕生命。其二是精气内郁。如《达郁》曰:"病之留,恶之生,精气郁也。"并且会导致"百恶并起,万灾丛致"。即精神内伤是产生疾病的根源。注重精神情志调摄,一方面将养生学中认知生命规律的方法和理念融合到日常活动中,使养生的思想渗透到细微平凡的起居、生活、饮食、娱乐等各方面;另一方面,"怒则气上,喜则气缓,悲则气消,恐则气下,惊则气乱,思则气结",因而要放松心境,调畅气血,怡情放怀,保持清静安宁的心境,做到平心静气、凝神定志、神用有节、欲求有度,调节脏腑功能,预防疾病发生。

(2)饮食养生:药食同源,可通过食物养生疗病。中华民族的饮食养生文化源远流长,早于《山海经》《淮南子》中就有关于通过食物疗病的记载。《史记·三皇本纪》中言及"神农尝百草,始有医药",说明药(医)食同源的源流。《黄帝内经》提出,"五谷为养,五果为助,五畜为益,五菜为充,气味合而服之,以补益精气"的东方膳食模式,是最早论述合理营养和平衡饮食的理论。张仲景在《伤寒杂病论》中提出:"凡饮食滋味,以养于生,食之有妨,反能为害"和"得宜则益体,害则成疾"的食疗思想。其中相当部分治疗方药中应用"粳米、白饮、稀粥、饴糖、生姜、大枣"等食物,而当归生姜羊肉汤、甘麦大枣汤、百合鸡子黄汤、苦酒汤等方剂均体现了药食同源理论的应用。唐·孙思邈的《千金要方》对食养食疗的理论进行了完善补充,设立"食治"专篇论述饮食疗法的实践应用。其后宋代《太平圣惠方》、明代李时珍的《本草纲目》、清代《老老恒言》等不同时期的养生专著对食养食疗从不同角度进行了归纳总结和继承发展。可见,食养食疗思想是有着坚实可靠理论和实践基础的,是历代医家养生防病的经验总结,也是广大人民群众在长期生活实践中得出的智慧结晶。运用药膳同源的理论,选择国家卫健委发布的 101 种《既是食品又是药品的物品名单》中的药材,针对普通人群、亚健康人群和疾病人群的不同特点,辨证施膳,制作相应的养生汤、粥品、糕点、药酒等药膳,以达到未病先防、病中调摄、病后防复的目的。其次,亦应注意饮食有节,《素问·上古天真论》云:"饮食有节,起居有常,不妄作劳,故能形与神俱,而尽终其天年,度百岁乃去。"即指出饮食要有节制,饮食应合理,既不可暴饮暴食、饥饱失常、饮食不洁,又不可偏嗜过度;暴饮暴食、饥饱失常则脾胃受损,脾运失健则水谷不化,水湿内生,诱发肝病的发生。过食酒热肥甘、嗜食厚味则可助热生湿,影响脾胃运化,肝之疏泄,易生疾病。《吕氏春秋·季春纪》言:"食能以时,身必无灾,凡食之道,无饥无饱,是之谓五脏之葆。"讲究"四度":饱度(七八成饱)、速度(细嚼慢咽)、温度(温和为要)、营养度(不必刻意追求营养,什么都吃点,什么都不多吃)。讲究食不言,定时定量,非时不食,按节气,依据季节与时令进行适当的饮食搭配。

(3)起居养生:清代名医张隐庵言:"起居有常,养其神也,不妄作劳,养其精也……能调养其神气,故能与形俱存,而尽终其天年。"生活有规律,有较强的时间观念,起居合拍日月星辰对人的身体健康十分重要。《抱朴子·极言》言:"定息失时,伤也。"现代人生活作息往往缺少规律,不少的人都有熬夜的习惯,殊不知熬夜对脏气尤其是肝有损伤。规律有度的作息,需要自为自律。

(4)其他:除了以上几种外,还有其他养生方法,具体包括以下几方面。

①运动养生:通过八段锦、太极拳等养生功法的锻炼,刚柔互济,形体、呼吸和意念的自然归一,达到动形养神的目的。

②雅趣养生:建议培养符合个人特点的兴趣爱好,通过书法、文学、音乐、作画、棋艺、烹饪、养育动物、培育植物、旅游观光等方式舒缓情绪、怡情养性。

③芳香养生:应用芳香植物的养生法,常用芳香本草经过现代方法提炼高浓度、香气的精油,利用人体嗅觉器官或外涂渗入皮肤深层,调理人体各系统功能。芳香养生具有传递人类与大自然信息,发挥人体潜能,调节人体生理功能,改善免疫状态,消除疲劳,舒缓神经紧张,促进细胞再生,延缓皮肤老化等功效。

④温泉养生:属于自然疗法外治法的范畴,利用温泉水温度、浮力和压力的物理效应和微量元素的化学效应,结合中医三因制宜和阴阳五行规律,使浸泡温泉者达到健身舒心的活动,温泉养生能够起到舒缓心理压力、促进新陈代谢、调节自主神经功能的作用。

2. 防病为先

(1)定期检查:健康人群每年检查肝功能、乙型肝炎五项1~2次,尽早发现乙型肝炎病毒表面抗原携带者,并根据具体情况予以相应处理。乙型肝炎病毒携带者应定期接受医学观察和随访。乙型肝炎患者要规范治疗、定期检查。

(2)健康教育:开展乙型肝炎疫苗免疫接种。实施母婴阻断传播,推广新生儿以外重点高危人群接种乙型肝炎疫苗。严格供血者、血液和血液制品的监测,严格医疗器械消毒,防止医源性传播。个人要了解乙型肝炎传播途径和预防知识,养成文明健康的卫生习惯,不共用牙刷、剃须刀、餐饮具等,避免接触传播。

(3)主动免疫:接种乙型肝炎疫苗是预防 HBV 感染最有效的方法。乙型肝炎疫苗的接种对象主要是新生儿,其次为婴幼儿,15 岁以下未免疫人群和高危人群(如医务人员、经常接触血液的人员、托幼机构工作人员、接受器官移植患者、经常接受输血或血液制品者、免疫功能低下者、HBsAg 阳性者的家庭成员、男男同性性行为、有多个性伴侣者和静脉内注射毒品者等)。乙型肝炎疫苗全程需接种 3 针,按照 0、1 和 6 个月程序,即接种第 1 针疫苗后,在 1 个月和 6 个月时注射第 2 和第 3 针疫苗。新生儿接种第 1 针乙型肝炎疫苗要求在出生后 24 小时内,越早越好。接种部位新生儿为臀前部外侧肌肉内或上臂三角肌肌内注射,儿童和成人为上臂三角肌中部肌内注射。

(4)被动免疫:HBsAg 阳性母亲的新生儿应在出生后 12~24 小时(最好在出生后 12 小时)注射乙型肝炎免疫球蛋白(HBIG),剂量≥100U,同时在不同部位接种 10μg 重组酵母乙型肝炎疫苗,在 1 个月和 6 个月时分别接种第 2 和第 3 针乙型肝炎疫苗,可显著提高母婴传播的阻断成功率。意外接触 HBV 感染者血液和体液后立即注射 HBIG 200~400U,并同时在不同部位接种 1 针乙型肝炎疫苗(20μg),于 1 个月和 6 个月后分别接种第 2 和第 3 针乙型肝炎疫苗(各 20μg)。

(二)既病防变

既病防变即已病之后运用多种手段防止疾病的发展、传变,不使其进一步加重。病邪进入人体以后,根据脏腑、

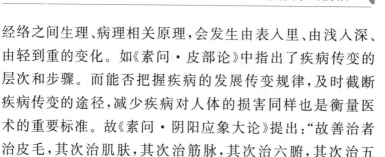

经络之间生理、病理相关原理,会发生由表入里、由浅入深、由轻到重的变化。如《素问·皮部论》中指出了疾病传变的层次和步骤。而能否把握疾病的发展传变规律,及时截断疾病传变的途径,减少疾病对人体的损害同样也是衡量医术的重要标准。故《素问·阴阳应象大论》提出:"故善治者治皮毛,其次治肌肤,其次治筋脉,其次治六腑,其次治五脏,治五脏者,半死半生也。"后世医家进一步发展了《内经》既病防变的思想。《金匮要略·脏腑经络先后病脉证》曰:"见肝之病,知肝传脾,当先实脾,"此乃医圣张仲景的既病防变之法。叶天士《温病条辨》中的"先安未受邪之地"更是既病防变之典范。

　　对于乙型肝炎而言,目前尚无彻底清除乙肝病毒的药物,所以就现有医疗水平,乙型肝炎还是不能彻底治愈的。在 HBV 感染过程中,疫苗已经很好地解决了"未病先防"的问题。而对于慢性乙型肝炎患者来讲,"既病防变"是治疗过程中急需解决的关键问题。乙型肝炎的治疗不仅是抗病毒这一个环节,还包括保护肝细胞、清除黄疸、改善各种临床症状,延缓肝纤维化或肝硬化、预防肝炎后肝细胞恶性变等,正如肝癌专家杨秉辉教授所提,对乙型肝炎的治疗,防癌比盲目转阴更重要。可见,在慢性乙型肝炎治疗中,延缓肝纤维化及肝硬化的进展、预防肝癌即是贯彻了治未病"既病防变"的思想。

　　1. 稳定病情,防止肝纤维化及肝硬化　慢性乙型肝炎患者慢性炎症的过程中必然伴随着肝纤维化的发生,如何稳定病情,减缓肝纤维化的进展,防止肝硬化的发生是临床需要解决的重要问题。

（1）中医方面

①辨证论治，稳定病情：慢性乙型肝炎患者慢性炎症的过程必然伴随着肝纤维化的发生，而针对患者的临床实际情况，选用中医辨证论治不失为较佳方法。辨证论治是中医独特的临床思维方法，它高度重视了治疗中的特殊性，但在慢性乙型肝炎的临床治疗中，还应遵循疾病自身的发展规律，汲取现代医学科学的、先进的方法。在传统中医学理论的指导下，在临床流行病学调研的基础上探寻和揭示慢性乙型肝炎的症候规律，并以此证候规律为临床依据，形成新的辨证规范，进而在临床上应用对慢性乙型肝炎有明确疗效的药物，用新形成的辨证规范方法指导临床。针对该病存在的症候拟方，组成一个个依据证候模块而确定的短小、精悍、经济实用的临床使用方剂模块，有的放矢、积极主动地针对每一位患者。由于是运用传统中医学理论，且总结了几千年来中国历代医家治疗肝病的经验，并结合了现代临床流行病学的基础，因此采用辨证论治慢性乙型肝炎在逆转肝纤维化、抗 HBV、减轻炎症、保护肝细胞、保肝降酶、退黄降黄、改善蛋白代谢、改善临床症状及调整免疫功能等方面体现出了较大优势和潜力，在稳定病情方面取得了比较满意的疗效。

② 先安未受邪之地："务必先安未受邪之地"的防治原则，是主张早治防变，提示人们在疾病的初期阶段，应力求做到早期诊断、早期治疗，以防止疾病的传变，这是治未病的思想体现。很多慢性乙型肝炎患者临床症状轻微或缺如，病变在肝，尚未影响他脏，但在临床治疗中，一定要考虑且兼顾与肝脏相关的脏腑，因脏腑与脏腑之间，生理上存在

着相互资生,相互制约的生克制化关系;病理上存在着相互影响,相互传变的乘侮亢害关系。一脏有病,可依据自身规律而影响他脏。因此,在治疗时,应依据这种规律,先治或先安未病脏腑,以阻断疾病的传变途径,防止疾病的蔓延,使疾病向着痊愈的方向发展,这是仲景治未病的关键思想之一。由于"五脏相通,移皆有次,五脏有病,则各传其所胜"。(《素问·玉机真藏论篇》),且"肝为五脏之贼",肝脏之病可影响人体的其他脏腑,因此应根据疾病传变规律,实施预见性治疗,以控制其病理传变。如《难经·七十七难》:"所谓治未病者,见肝之病,则知肝当传之于脾,故先实其脾气,无令得受肝之邪,故曰治未病焉。"肝之与脾,关系甚密。它们相互促进,相互影响,如影随形。因肝属木,脾属土,土者,木所克也。木之克土,所以疏土;土为木克,所以涵木,生克相依。因此,对慢性乙型肝炎患者来讲,先安未病脏腑,"治肝当先实脾"具有重要的临床意义。提示我们在治疗肝病时要随时密切注意到脾胃功能的正常与否,病变性质与程度,认识即将出现的异常,而及时加强调整之。临床上治疗肝病,应始终注意抓着脾胃不放,在辨证论治的基础上,可选用固护脾胃的药物。

③运用中医络病理论,积极治疗肝纤维化,防止肝硬化:络病理论为中医的传统理论,络脉具有渗灌血气、互渗津血等独特的生理功能,是经脉中气血营养脏腑组织的桥梁和枢纽,也是气血精微化生交换之所在。因此,络脉具有两个特点,一是在经脉之末端,为脉络细小之部位;二是渗灌气血,完成物质之交换。从现代研究来看,肝纤维化的基本病理改变在窦周隙,为血管的终末分支,从部位上属中医

络脉范畴,而肝纤维化、肝硬化的临床表现又与络病的典型表现相同,故可按络病理论进行辨治。我们结合中医络脉理论及对肝纤维化的认识,提出乙型肝炎肝纤维化的病机关键是"毒损肝络",认为"慢性肝病—肝纤维化—肝硬化是一动态变化的过程,体现了气滞、入络、血瘀的病机。肝纤维化发生则与肝之络脉病变密切相关,而肝纤维化的病理变化—肝窦毛细血管化可能是肝络损伤的关键环节及重要的生物学基础之一",肝纤维化过程即是病络的过程,临床应重视用中医络病理论指导对肝纤维化、肝硬化病因、病机的分析,指导诊断和治疗、判断预后。临证时应采用辛温通络、辛润通络、虫类药通络、化痰祛瘀通络、养络等方法,并可理气、和血、柔肝、逐瘀、化痰、除湿、清热、解毒、散寒、扶正等一法或多法并用,并在此理论指导下研制出了治疗肝纤维化的有效中药制剂:芪术颗粒。芪术颗粒由黄芪、丹参、柴胡、茵陈等组成,具有益气健脾、化瘀通络、利湿解毒之功效,用于肝纤维化治疗取得了较好的临床疗效,从而可以稳定病情,预防或延缓肝硬化的发生。并通过国家"九五""十五"等项目的大量的实验研究验证了芪术颗粒抗肝纤维化的作用及相关机制,从现代医学证实了其抗肝纤维化的疗效。

（2）西医方面

①抗乙肝病毒治疗:抗病毒治疗应充分体现"治未病",未病防发,已病防变,病愈防复。即慢性 HBV 携带者或免疫耐受期患者不发生肝细胞炎症、坏死,或有效抑制 HBV,已发病者要阻断病情发展和加重,降低肝硬化和肝癌的发生率,病愈后防复发。抗病毒治疗主要是干扰素治疗,常用

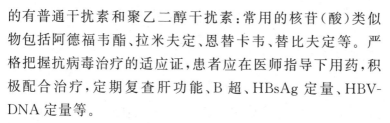

的有普通干扰素和聚乙二醇干扰素；常用的核苷（酸）类似物包括阿德福韦酯、拉米夫定、恩替卡韦、替比夫定等。严格把握抗病毒治疗的适应证，患者应在医师指导下用药，积极配合治疗，定期复查肝功能、B 超、HBsAg 定量、HBV-DNA 定量等。

②抗肝纤维化治疗：肝纤维化是许多慢性肝病晚期患者共有的渐进性病理改变，也是肝硬化的必经阶段。肝功能障碍和肝硬化的病理基础是肝纤维化，肝纤维化可逆转，如能尽快抑制肝细胞外基质（ECM）合成和增加降解，减少 ECM 过度沉积，可阻止肝纤维化发展，可能避免肝硬化。逆转肝纤维化成功的标志是有效控制炎症反应，减少肝实质细胞凋亡/坏死；抑制各种递质对肝星状细胞的激活。截至目前，尚无明确可用于临床的抗纤维化化学或生物药物，而中医药在该领域有明确的优势，已有多种注册适应证为肝纤维化的中成药上市。也有较多文献报道能用于治疗肝纤维化的中成药以及经验方，遵从病证结合，可根据相应中医证候病机应用。传统方剂为小柴胡汤，常用成药有扶正化瘀胶囊、强肝胶囊、安络化纤丸、复方鳖甲软肝片、大黄䗪虫丸等。

2. 综合防治，防止肝癌的发生　由于乙型肝炎病毒持续感染是肝癌发生的催化剂，因此在慢性乙型肝炎及乙型肝炎后肝硬化的患者中，应重视预防肝癌的发生，这亦是治未病"既病防变"的思想体现。对于慢性乙型肝炎及肝硬化患者中肝癌的高危人群，定期监测及适时的抗病毒治疗是及早发现及降低肝癌发生的有效手段，在中医临证治疗时，应注意全面综合的调理。

（1）调整免疫，增强患者的体质，降低肝癌的发生率：HBV 感染人体后，机体的免疫反应决定着乙型肝炎的发生、发展与转归。目前公认的是，宿主对 HBV 各种抗原的完全或不完全的免疫耐受是造成 HBV 感染慢性化的主要原因，因而打破 HBV 感染后的免疫耐受状态，调整紊乱的免疫系统将是治疗乙型肝炎的关键所在。遗憾的是，迄今尚未明确 HBV 免疫耐受确切地发生在哪一个应答环节或关键步骤上，且疾病慢性化过程中宿主与病毒间的关系也错综复杂。因此，对慢性乙型肝炎的治疗也应该本着多层面、多靶点的治疗思路，从调节整体免疫功能的角度入手。由于中药更重视机体的整体功能状态的综合变化，将不同的环节作为整体的不同侧面，通过多种中药的有机配伍，实现其整体的综合调节，可明显改善临床症状，提高患者生活质量，降低肝癌的发生率。大量研究表明，中药不仅能直接对抗病毒，而且可以通过调整机体内部细胞免疫和体液免疫，间接起到综合调整的作用，使紊乱的机体状态逐渐趋于正常。传统中药在调节机体免疫方面有着特殊的优势，且不良反应相对较小。可以从抗病毒及增加机体的免疫能力两方面降低肝癌的发病率。临床研究对调整免疫功能疗效肯定的单味中药有能增强巨噬细胞功能的白花蛇舌草、女贞子、金银花、鸡血藤、山豆根等；能增强 B 细胞功能、提高免疫球蛋白的菟丝子、黄精、锁阳、仙茅等；能增强 T 细胞功能的黄芪、人参、党参、白术、灵芝、桑寄生等；能清除免疫复合物的生地黄、大黄、桃仁、红花、益母草、丹参、赤芍等；能活血化瘀、增强免疫功能的丹参、鸡血藤、桃仁、红花、郁金、葛根等；能抑制乙型肝炎病毒、增强人体免疫功能的大黄、柴胡、黄芩、黄柏、黄连、连翘、贯众、佩兰、厚朴、丹参、郁金、赤芍、虎杖、茯苓、五味子、茵陈、白花蛇舌草等。临证时以中医的辨证论治并结合中药免疫调节的现代研究，来调整慢性乙型肝炎患者的免疫功能，从而控制乙型肝炎病毒的复制，改善肝功能，防止进一步纤维化，并控制和治疗一部分癌前病变。

（2）辨证论治加防癌中药，降低 AFP 低持阳性者转癌率：甲胎蛋白低含量持续阳性（AFP 低持阳）患者是肝癌的高危人群。一般认为，积极治疗 AFP 持续阳性患者可降低肝癌的发生率。临证时根据患者的临床症状，采用辨证论治的方法，并结合常用的抗癌、防癌中药，可降低 AFP 低持阳患者的转癌率。现代研究发现，椿皮、石菖蒲、甘草、土鳖虫、王不留行、大黄、蚤休、艾叶、半夏、蜈蚣、虎杖、苦参有较强的抗突变作用。冬虫夏草、白术、黄芪、穿山甲、绿萼梅、北沙参、天冬、生南星、鹤虱、生牡蛎有一定的抗突变作用。甘草有抗移码型和抗置换型基因突变作用。椿皮、土鳖虫、王不留行、大黄、蚤休、蜈蚣有抗移码型基因突变作用。石菖蒲、艾叶、半夏和虎杖有抗置换型基因突变作用。丹参中提取的丹参酮有抗肝癌作用，可抑制肿瘤细胞 DNA 合成。刺五加中的皂苷对肝癌细胞 DNA 合成亦有抑制作用。

（三）瘥后防复

瘥后防复是指疾病康复后根据个体体质、病情特点、康复情况等培养不同的起居习惯，调理饮食，调摄情志，合理地进行身心锻炼，以调养为重点，力主中医养生干预，防止疾病再次发作。疾病初愈，虽然症状消失，但此时余邪未尽,正气未复,气血未定,阴阳未平。所以在病后,通过培补正气,调理脏腑功能,使其紊乱的状态得以恢复。若疾病初愈后调理不当,也易复发或留下后遗症。《素问·热论》云:"诸遗者,热甚而强食之,故有所遗也。"又曰:"病热少愈,食肉则复,多食则遗。"热病虽减,但还有余热蕴藏于内,若此时勉强多进饮食则会助长热邪。对遗热和食复等后遗症的处理,文中从禁忌方面指出应少食或饮食清淡,表明《黄帝内经》是非常重视病后防复的。乙型肝炎复发再次损伤肝细胞,加速肝纤维化及肝硬化进展,预后越来越差,因此病情稳定或好转后须谨防疾病复发。《金匮要略·脏腑经络先后病脉证第一》指出"夫治未病者,见肝之病,知肝传脾,当先实脾,四季脾旺不受邪",强调"脾旺"在肝病治疗中的重要性。现代医学认为,"脾旺"与免疫功能相关,并将肝病归属为消化系统疾病。乙型肝炎的治疗关键是抗病毒,因此在抗病毒治疗时,中医采用健脾、疏肝、益肾等方法辨证治疗,长期抑制或消除乙肝病毒,终止肝纤维化和肝癌的发生及发展。

对于乙型肝炎患者除了运用药物进行治疗外,更应该重视对于该病的调护,其中不仅包括心理的调护,更要注意饮食物的宜忌。

1. 情志方面　肝主疏泄,调畅气机,与情志关系密切。若患者情志不畅,则易引起肝气郁结,加重患者病情。故患者首先要保持个人心情舒畅、乐观积极,忌恼怒,避免思虑太过等不良精神刺激,防止七情所伤,加重病情;其次,患者家属也应给予相应谅解与支持,把希望和乐观精神传递给患者,使其看到前景的光明面,有效地协助患者进行积极的预防与治疗。

2. 饮食方面

(1)忌酒,包括啤酒、白酒、红酒、黄酒、酒酿等。因为肝是人体主要的解毒器官,乙醇属于微毒类,进入人体的乙醇被吸收后,约 90% 必须在肝经肝细胞浆中的乙醇脱氨酶和过氧化氨酶的化学作用,氧化解毒为乙醛,乙醛再经过乙醛脱氢酶、三羧酸循环中的进一步氧化,才可以成为二氧化碳和水。在此过程中乙醛是致使肝细胞中毒坏死的主要物质,已被证实有明显的致癌作用。

(2)忌发物:如韭菜、荞麦、芋头等蔬菜及羊肉。发物是指能引起旧疾复发,新病增重的食物,具有动风发气、助火生热、助邪毒等之性。根据各食物在《中药大辞典》中"宜忌"部分的记载,统计分析了发物食物的不良作用,其中一半以上为致使机体气血失常,如动风发气、壅气滞气、耗气伤气、伤血、凝血和动血等,并指出这是发物的一个重要特点。肝主疏泄,调畅气机,主藏血,乙型肝炎患者肝本身气血失调,进而影响机体自身的气血亦失常,故应忌发物,以免加重病情。且乙型肝炎患者大多肝阴亏损,肝阳易亢,发物可动风发气、助火生热,进一步耗伤阴津。且古人认为:"韭伤肝",韭菜味甘、辛,性温,易使人上火,尤易引动肝火;且《本草纲目》中指出:"韭菜……多食则神昏目暗,酒后尤忌。"荞麦味甘平,性寒。孙思邈曰:"荞麦面酸,微寒,食之难消,久食动风";《本草衍义》载"芋头多食难克化,滞气困脾"。可见荞麦、芋头可影响脾胃的运化功能,乙型肝炎患者大多脾胃运化功能较差,故宜忌之。羊肉甘温而大热,含有较高的蛋白质、脂肪等,食后肝不能完全将其分解吸收,而使肝病病情加重。

（3）忌水产品：如河鱼、海鱼、虾、蟹、海带等。近年来，随着淡水湖泊污染的加剧和全球气温变暖的影响，蓝藻水华发生的规模和频率日趋严重，在水华过程中释放的有毒微囊藻毒素具有强烈的促癌作用，不仅威胁到饮用水安全，还会在水产品内富集，威胁人类健康。人类通过污染用水及水产品，而间接导致微囊藻毒素摄入人体内。有研究表明，其可进入肝细胞，强烈地抑制蛋白游酸酶的活性而产生肝毒性。中国南方原发性肝癌的高发病率被认为与饮水中的微囊藻毒素的污染有关。因此，建议肝病患者忌水产品，防止其诱发肝癌。此外，中医认为水产品味咸。《素问·宣明五气篇》载"五味所禁，辛走气，气病无多食辛；咸走血，血病无多食咸……是谓五禁，无令多食。"乙型肝炎患者久病入血络，故应忌之。

（4）忌一切生、冷、硬及不容易消化的食物：水果类宜苹果、梨、软桃等，其他均忌。中医理论认为，生冷及不易消化食物易伤脾碍胃，使土壅木郁，加重肝病患者病情。但是梨味甘微酸，性凉，可清热生津，润燥化痰，名为"天生甘露饮"，可养肝阴之不足。苹果性味甘凉，唐药学家孟诜认为苹果："主补中焦诸不足气，和脾"，对于脾虚、中焦之气不足的乙型肝炎患者尤宜。现代研究表明，苹果中含有的苹果多酚有抗肿瘤作用，对于肝癌细胞有抑制作用。桃子性热，味甘酸，有补益、生津解渴和润肠的效果。且桃子中含钾多钠少，适合水肿患者食用。但是未成熟的桃子不能吃，否则会引起腹胀。因此乙型肝炎患者可食梨、苹果、软桃。

3. 其他

（1）规律作息，顺应四时变化，起居有常，避风寒，以防外邪侵袭机体加重病情。

（2）劳逸结合，尤其注意不要过劳（包括房劳），应根据个人体力适当安排工作与生活，以感觉舒适不疲劳为度。

（3）尽可能避免使用有肝毒性的药物，若患者使用有可能损害肝的药物，应定期进行肝肾功能检查进行检测。

（4）定期进行肝功能、血常规、甲胎蛋白、腹部超声等相关检查，以观察疾病进展情况。

综上所述，"治未病"是中医防病治病的重要理论及中医预防医学理论的高度概括，在疾病预防、治疗方面有重要作用。慢性乙肝型肝炎是我国多发传染病之一，患者病情易反复，治愈难度大。中医治未病思想始终贯穿慢性乙型肝炎的防治过程，做到早诊断、早治疗、早预防，对提高临床疗效、防止复发、减少医疗费用等有重要价值和指导意义。

二、经络治疗

中医学对疾病的认识是客观的，尤其是对疾病的预防十分重视。未病防病，既病防变是中医学的重要特色，经络治疗正是基于这一前提，在治疗的时候不仅要注重其局部表现，更要从疏通整体经络，使之与局部经络贯通。经络治疗既治标又治本，既治急时的痛苦又解决根本的问题，重点在于提高患者自身抵御和对抗疾病的能力。其基本理论源于《内经》，结合后世各代医家的经验而成，体现了传统中医学在防病、治病中操作简便、易学实用、收效迅速，效果持久、无不良反应等优势。对临床所见的许多慢性病只有采用针对经穴的内外合治、整体治疗、多种疗法综合运用的经络治疗方法进行保健和治疗，才能使病情得到全面、快捷、稳固的缓解。我们在日常临床工作中,针对慢性乙型肝炎的患者,经常会传授一些经络治疗方法,患者通过自我治疗进行养生保健、陶冶性情、培补元气等达到防治疾病的目的,使其获得比较满意的健康生活。

(一)经络治疗的作用和优势

1. 健身防病,双向调节　中医学认为,脏腑经络与周身相贯通,经络不通畅,脏腑失去正常联系,脏腑功能不能正常发挥,则气血失调、阴阳失和,这是疾病产生的常见原因和内在依据。通过导引促进经气的运行,从而起到行气血、强脏气的作用,从而起到防病、治病、强身的作用。例如,捏脊疗法防治小儿疳积和消化不良;按摩足三里穴增强体质、增强人体对疾病的抵抗力;针刺按摩风池穴预防和治疗感冒等。此外,经络治疗对人体各系统功能具有明显而可靠的双向调节作用。如对内关穴的长期临床实践和研究发现,轻柔、缓和的刺激内关穴有明显的止呕作用,反之重刺激该穴又能催吐。

2. 预防保健,陶冶性情　《黄帝内经》讲:"正气内存,邪不可干"。这表明经络治疗具有预防疾病、保健强身的作用。现代研究证明,经络治疗具有明显的消除心身疲劳,恢复体力和精力,提高工作效率,增强机体免疫力,预防疾病等作用。随着社会的发展,人们日常生活节奏越来越快,心理紧张程度也随之越来越高。长期的心理紧张会降低机体的免疫力,引起机体生理功能失调,导致功能性甚至器质性病变。因此,善于在紧张的节奏中学会适时地松弛,对健身和防病都是非常必要的。经络治疗恰好能有效地起到这个作用。实践证明,长期经络治疗的人不容易疲劳,平时总感到精力充沛,很少患感冒等病。

此外,长期坚持经络治疗,人体会自然不自然地体验到非常愉快和舒适的感觉,不仅有身体的舒适感,而且心情也非常舒畅。长期坚持治疗,能起到陶冶情操、开阔心胸、培养意志、塑造健全的人格、增强心理适应能力的作用。坚持经络治疗还可使人感到做事得心应手,效率增加,提高心理健康水平。

3. 培补元气,扶正祛邪　动静结合的自我经络治疗养生法。"精"包括先天肾精和后天水谷之精两部分,二者通过肺心脾诸脏,敷布周身,以保证人体的生长、发育、生殖等生理活动的实现。经络治疗对精有着明显的影响和作用,只要经络治疗得法并持之以恒,对先天之精与后天之精都有加强充实作用。显然,经络治疗益精固水的作用就是培补元气的机转。经络治疗元气充益后,则可更好地激发与推动脏腑进行正常有效的生理活动,这对维持机体健康具有重要意义。

4. 蓄积能量,综合调治　奇经八脉进一步密切了十二经脉之间的联系,又能调节十二经脉的气血。十二经脉气血有余时,则流注于奇经八脉,蓄以备用;十二经脉气血不足时,可由奇经"溢出",给予补充。因此,经络治疗在强身、健体、防病方面的作用是其他疗法所无法比拟的,经络治疗对人体具有显著的近期及远期良性作用。多年来的临床实践与医学基础研究表明,到目前为止西医学解决了很多医学难题,但对某些疾病,尤其是像慢性乙型肝炎这一类的疾患尚无根治或明显阻止其进展的方法和药物。中医学总结了几千年来中国历代医家治疗该病的经验,运用传统中医学经络理论,采用针对经络的多种治疗方法和手段在治疗该病、改善临床症状、减少并发症、调整免疫功能、提高患者生存质量、延长患者生存时间、减轻患者疾病支出等方面做出了巨大的贡献。

5. 整体治疗、补虚泄实　经络是中医学的重要组成部分,其治疗疾病和预防疾病的机制是从中医的整体观念出发的。治疗时所产生的效应对全身各系统组织、器官及心理同时都有调整作用,而不是只对一个内脏、一个系统起作用。中医学认为,人体是一个整体,体表各组织、器官与内脏之间,脏与腑之间都是密切相关的,他们之间的关联是通过经络的络属紧密相连的,即通过经络将内脏与体表组织及各器官联系成一个整体。经络是气血运行的通路,起着营养补给、濡润调节内脏与肢体的作用,借以维持人体正常的生理功能活动。经络治疗正是通过针对经络和穴位有针对性的治疗和独特治疗方法的作用,通过疏通经络、调整经络的虚实、激活经络功能等作用而增强人体的防病、抗病能力。经络治疗的作用点表面上是在某条(几条)经络或某个(几个)穴位上,实际上是通过经络和局部穴位的治疗,从整体上对人体起到了行气活血、补虚泄实、调理脏腑功能的作用。其整体治疗的作用是其他疗法所无法比拟和赶超的。而其局部治疗作用也是肯定的。

6. 无不良反应,省钱省力　经络治疗是通过自我治疗或两人协作治疗的方法,主要通过各种治疗方法来进行,与针药不同,体现出完全的"绿色治疗"理念,因而在通常情况下是不会对人体产生任何创伤和不良反应的。此外,由于经络治疗方法具有的治疗方法简单、效果可靠、简便易学、

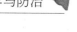

老少皆宜、方法易掌握、无场地要求、适合慢性病等优势,其对减少患者疾病支出的贡献是显而易见的。

　　7. 心身同炼,激活潜能　从治疗的直接表现来看,这主要表现在经络的整体性,如易筋经。在治疗时,虽然看起来肢体运动的样子缓慢柔和,但初学者在一段时间内仍会感到身体疲劳,可见这种缓慢柔和的运动对形体、体力的治疗作用也是相当强的。再如站桩,也具有相当强的形体治疗作用,这种作用的强度还随着站桩体位高低发生相应的变化,站的体位越低,体力治疗的强度越大。

　　治疗的间接作用体现在治疗引起心理活动发生有益于健康的变化,心理变化必然通过神经和神经内分泌环节引起机体生理功能发生改变,生理功能的变化必将引起形态的变化。这一作用是通过心理—生理—形态反应环节实现的。综上所述,可以清楚地看到经络治疗确实能从精神和形体两个方面同时发挥其独特的作用。近些年来,随着社会的发展,疾病谱的改变,人们对健康、疾病及医学模式的认识,都发生了根本性的转变,越来越认识到心理社会因素在其中所占的重要位置。也从实践中看到了经络治疗对保持心身健康、治疗心身疾病所起的重要作用。另外,经络治疗疗法与心理疗法的最大不同表现在患者所处地位的主动与被动上。心理疗法虽然强调解决患者心理致病因素,但其具体治疗措施终归需要医师给予患者,患者多处于被动状态;然而经络治疗疗法则是由患者自我进行的一种治疗,患者在治疗中处于一种主动状态,这有助于患者自身意识能动性的调动。此外,经络治疗还伴有体势体力的治疗,这也是与心理疗法的不同之处。

有病的人经络不畅通的部分多,通过经络治疗可以逐步使经络一部分一部分地通畅,这样人的病就会痊愈。而潜能属心理学范畴,心理学研究认为人的心理活动可以有效地影响机体的生理功能变化及潜能的调动。这种变化之剧烈,甚至可以引起人体的形态实质发生改变。这种心理—生理—形态反应环节正是我国传统经络治疗具有疗效的重要机制。换句话说,我国传统经络治疗的作用所在,在一定程度上恰恰就体现在对人体潜力的调动与培育上;通过调理激活人体生理潜能,而提高人体免疫力,从而增强人体的防病、抗病和病后机体的康复能力。研究掌握并利用这一规律,等于在医学宝库中挖掘和发展了一门更高一级层次的治疗理论与方法,也是对现代医学的一个补充。

　　8. 减轻胃肠负担　经络治疗在一般情况下是不需药物的,这不仅减轻了胃肠负担,同时又能增强胃动力,减轻疾病给患者带来的痛苦。对有些疾病的治疗,能在不影响药物治疗的同时进行经络治疗,这无疑又给机体的康复多了一条治疗手段,给患者多了一分战胜疾病的希望,起到明显的综合治疗作用。

　　(二)经络治疗的正常反应

　　1. 唾液增多　唾液具有多种生理作用,可以湿润与溶解食物,使食物易于吞咽,并增强味觉功能;清洁和保护口腔,可清除口腔中的残存食物;当有害物质进入口腔时,唾液可冲淡、中和这些物质,并将这些物质从口腔黏膜上洗掉;唾液中的溶菌酶还有杀菌作用;唾液中含有淀粉酶,可使淀粉分解,转变为麦芽糖等。我国古人对唾液在养生中的作用是很重视的,认为唾液在养生中具有防腐、美容、抗老延年等作用。现代研究中有人报道在唾液中发现有抗衰老因子,更为古代的经验认识提供了现代科学依据。经络治疗后出现的唾液分泌增多是一个有益的反应,遇到这种情况慢慢咽下即可。

2. 肠鸣、矢气 经络治疗时由于人体经脉气血运行通畅,推动了内脏运动,胃肠蠕动明显增加,故患者在经络治疗时往往自己可以听到腹内咕咕噜噜作响的肠鸣音,也有的矢气现象增多。由于治疗后胃肠蠕动功能和唾液分泌功能均有增强,故对治疗慢性胃肠功能减弱的消化不良和习惯性便秘均有良好效果。

3. 食欲增强,食量增加 经络治疗人体经脉气血运行通畅,经气充盈,直接对腹腔脏器胃肠肝脾起到柔和的按摩作用,调整了胃肠功能,有助于消化吸收,增强食欲。一般治疗到一定阶段后,身体瘦弱者的体重均有不同程度的增加。

4. 新陈代谢的改善 由于经络治疗中姿势的放松,人体经脉气血运行通畅,经气充盈,内脏功能和大脑功能均得到调整,促使新陈代谢旺盛。所以经络治疗后会感到全身舒适轻松,精神活力增加,四肢全身温热,皮肤光泽,面色红润,毛发指甲生长比平时迅速,有的还可白发变黑,即所谓"返老还童"现象出现。由于新陈代谢的改善和体质的好转,中青年甚至老年经络治疗者还有性功能增强现象,这也是经络治疗中的正常反应,但应加以控制,避免过度消耗精气,影响身体健康。

5. 全身舒适,头脑清晰 经络治疗中由于放松,人体经脉气血运行通畅,经气充盈,使大脑皮质功能活动逐渐进入兴奋集中状态,其兴奋的周围渐入于抑制扩散状态,增强了全身放松及大脑的休息,使皮层细胞恢复功能,因而出现了全身舒适、轻松愉快的感觉。经络治疗到一定阶段时,多数人有头脑清晰、记忆力增强、精力旺盛的感觉。

6. **身体微热**　在经过一段时间的经络治疗后,由于人体经脉气血运行通畅,经气充盈,气血运行速度加快,身体的血管尤其是末梢血管扩张,所以会有身体微热的感觉,这种现象反映出治疗的效果是比较理想的。

7. **疲劳**　大部分人在经络治疗的初期,由于人体内部在调理阶段,这一阶段的理化反应很复杂,而且这种过程往往是人体自身所较难感受到的,同时能消耗人体的一部分能量,若营养和休息不够时,会出现疲劳的感觉。此外,疲劳的出现还与治疗的时间、姿势、身体的强弱等情况有关。

8. **疗效差**　通常与治疗者对经络、穴位的掌握程度、对治疗的期望值、个人的反应敏感度、身体的强弱、疾病的轻重、心情的好坏、季节的不同、年龄的大小、环境的舒适度、温度的高低、个人文化程度、个人的信心、治疗时间的长短、休息的好坏、饮食营养状况及是否急于求成等因素密切相关。

9. **特殊感觉**　经络治疗中,凡在某处有病者,往往在治疗时患处有特殊感觉,如腿关节有风湿症者在治疗时往往在腿关节处出现酸、麻、胀、痛或发热等感觉,这一般都是好现象,不必介意,应继续治疗。

(三)经络治疗的异常反应

异常反应也称不良反应,在经络治疗中由于对治疗的基本原则和方法未能正确掌握,所以在治疗中出现一些异常现象,如头昏脑涨、胸腹胀满等各种反应。这些异常反应的出现,影响治疗的进展和健康,故称不良反应。遇有此种情况出现时,应及时从各方面调整、纠正。一般在短时期内(约1周),即可自行消失。

1. 常见的异常反应

(1)胸闷憋气:经络治疗中由于姿势不当,如收腹挺胸或含胸过甚,或呼吸用力过强,调整到放松和顺乎自然,胸闷等现象即可得到纠正。

(2)心慌心跳:少数经络治疗者,在经络治疗中出现心跳加快或自觉心慌,有的是偶尔出现,也有的持续时间较长。临床观察心慌者,多由于经络治疗时思想有顾虑,姿势不自然,全身未能放松引起。尤其是心脏神经官能症或有心脏病的患者发生较多。如遇有此种症状发生,应及时解除思想紧张,全身放松,自然呼吸,待心慌平静后,再进行治疗。

(3)腰酸背痛:多见于经络治疗初学者,由于姿势不正,或初学者体质虚弱,经络治疗时间过长,超过了体力支撑的限度所引起的。遇有此种情况,应身体微向前俯使胸腰部肌肉放松休息一下,再继续治疗;如是治疗时间太久引起的,应适当将治疗时间缩短,待体力恢复后,再逐渐加长练功时间。

(4)昏沉、困盹、欲睡:经络治疗初期由于环境安静,全身放松,思维活动减少,大脑兴奋性减弱,形成了睡眠的有利条件。故初期经络治疗者,易于出现困顿入睡的现象。从生理学上来说,睡眠是大脑皮质的广泛性抑制扩散,经络治疗前过度疲劳形成的。此时应安心睡一觉,待醒后疲劳解除时再治疗。

(5)肢体疼痛：初期经络治疗时，由于内气未充，气血运行尚未畅通，加之经络治疗者急于求成，可能出现肢体或局部麻木或轻微疼痛感觉。如麻木疼痛的症状感觉很轻，可以继续经络治疗，待经络治疗进一步后气血运行增强，麻木疼痛自会消失。此外，局部运动和按摩后肢体疼痛自会消失。

(6)腹胀：常与饭后马上治疗、治疗前后生气、腹部疾患较重及月经期治疗有关。去除这些原因后，一般腹胀会消失。

2.异常反应的原因

(1)急于求成：经络治疗是一种强身、防病治病的慢功夫，经络治疗的目的不外乎求健康、长寿，要达到这一种目的都要首先练得自身体内的经络畅通、气机升降平衡、气血运行正常等，从而达到体内"经气充盈，阴阳平和"。所以经络治疗法最好的状态是要达到自然的、没有干扰的平衡状态。

(2)环境不好：在不清洁、不安静的地方治疗受了环境的影响也有时会产生异常反应，因此要注意选好练功场地。不要随便找一个地方就练，如在空气污染、噪声严重的厂房里、臭水坑旁、沼泽地之处治疗。

3.治疗异常反应的方法

(1)应重视对经络理论的学习和研究，在自己真正认识清楚的基础上进行治疗。由于每个人的心理素质、体质、病情等具体情况都不同，治疗效应也有很大差异，须具体分析，及时给予指导。在进行经络治疗的同时，必须重视自己的精神修养,把自己心中的抑郁和忧虑"化解"开,尤其是摆脱开那些由于疾病带来的精神影响。"治病须先忘病",经络治疗者必须经常保持稳定的情绪和良好的心境。

(2)正确认识出现异常反应的原因和现在的具体情况,消除紧张情绪,减轻心理负担。

(3)通过交流增强对经络治疗的理解,从中找出引起经络治疗异常反应的错误方法和认识,使患者明白引起异常反应的原因,并加以纠正,重新树立正确的经络治疗思想,掌握经络治疗要领,通过重新学习来改变原来的异常行为,而代之以新的正常行为。

(4)针对患者出现异常反应的具体表现,经络治疗者还可以通过自我点穴按摩等,减少一些不适感。

(四)经络治疗的要求

1. **科学对待、正确认识** 大家对经络治疗法要有一个正确的认识。经络治疗是一种需要长期坚持的自我心身治疗方法,学习时要循序渐进,不能急于求成;那种指望通过突击,一蹴而就的方式是不可能学好的,也不能错误地认为经络治疗可以包治百病,并因此完全放弃其他治疗手段。经络治疗法既有它的适应证,也有它的局限性。有的病可以该疗法为主,有的病只能以该疗法为辅。治疗过程中要发挥自己的主观能动性,对治疗时尤其是治疗初期出现的种种困难要有充分的思想准备,并积极地去解决这些问题。要科学地安排生活,疾病的痊愈、疗效的巩固和健康的保持,有赖于许多因素,除坚持治疗外,还要注意精神方面的修养,科学合理地安排生活和其他治疗方法的配合使用等。

2. **熟悉经络、掌握方法** 经络治疗法的基础是经络和穴位,因此要求患者在应用经络治疗法防病治病过程中,要特别注意对经络的基础知识的学习、体会和掌握,反复多次、认真用心、不厌其烦地去学习经络基础知识,有条件的可以找针灸医师给予指导。这样由于方法得当,可以少走弯路。

3. 环境舒适、心身同炼　人生存在一定的环境中,这个环境可概括地分为外环境和内环境。外环境包括自然环境和社会环境,内环境则是指人体本身的物质与功能状态。作为一种刺激因素,内外环境无时不影响人体的功能活动。因此,选择或创造一个良好的治疗环境也是保证治疗效果的重要一环。

首先说内环境,平静的心情、放松的躯体对治疗来说是至关重要的。异常的情志变化引起肝气郁结,气机不畅,是导致异常反应的原因之一。乐观的情绪能使气机通畅,气血调和,阴平阳秘,有益于健康。喜怒哀乐,人皆有之,惟过则有害;太过则扰动神气,肝气不畅,脾胃易损。为避免不良情绪的影响,应遇变而不惊,泰然处之,及时排遣和改善忧愁悲怒的心境。最主要的是加强自身修养,培养乐观向上的思想,做到心胸开阔,不斤斤计较。因此,治疗前首先要创造一个适宜的心身状态。例如,安排妥当有关事情,避免治疗时还牵挂放不下,使精神处于紧张状态,影响治疗效果。遇有过度的情志变化时,应待激动逐渐平静后再治疗。除心理准备外,身体准备也不可忽视,治疗前不要做激烈运动,做了激烈运动则应待身体状况恢复常态后再治疗。过度劳累、身体疲劳的情况下也应避免治疗。过于饥饿、饱食、酗酒时也应在身体状况恢复正常后再练。

宜选择安静的环境,这样可尽量减少外界干扰,有利于治疗。要尽量选择空气清新的场所治疗,避免空气污浊;室内可打开窗户;不要冒雨在室外练功;冬季练功要防寒,避开风口;夏日练功要防暑,不在烈日下暴晒。

社会环境的选择:治疗者之间可以互相交流学习心得和治疗体会,有利于互相借鉴、取长补短。创造一个良好的人际关系,是保持心情愉快的关键,而心情愉快是经络治疗所需要的重要条件。

4. 合理安排、避免疲劳　每天的治疗次数及每次治疗时间的长短,应根据自己的体质、病情、治疗的效果以及时间允许的情况等有所不同,不要强求一致。有些人治病心切,以为疗效一定与治疗时间成正比,勉强延长治疗时间,结果不仅白白浪费了时间,还弄得身心疲劳,毫无收益,甚至有损健康。还有的人越治疗越有兴致,置正常的饮食、睡眠于不顾,打乱了正常的生活秩序,这种做法也不足取。由于治疗是一件长期的事,不论是为治病解燃眉之急,还是为健康防病、保健、延年益寿等目的,都应伴随我们的一生进行,是生活的一部分,应给予适度的重视,但这绝不是生活的全部。

一般要求患者每天练 2～3 次,每次治疗 30 分钟左右即可,也可以再适当延长一些时间。全休疗养者,每天治疗的次数可以根据具体情况适当增多,每次练功时间可以根据具体情况适当延长。作为保健强身治疗时,也可用提高治疗的强度和治疗的效果来代替增加治疗次数和延长治疗的时间。总之,以舒适为度。

5. 合理饮食、保证睡眠　过饱过饿时均不宜治疗,饭后

2 小时最好。治疗后不可立即进食,特别是切忌立即饮水,须休息 30 分钟后再饮食。治疗前应先排空大小便,裤带应放松一些。除去手表、眼镜等饰物。夏日要避免日光暴晒,冬日应避免寒风侵袭。如有较明显的局部疼痛不适等症状影响正常治疗,可先采取一些对症治疗措施,待症状缓解,再开始治疗,并善于休息,保证睡眠。

6. 积极主动,持之以恒　要充分发挥自己的主动性,有信心、有决心、有恒心,循序渐进地进行认真的治疗。治疗前要将自己的工作、学习、生活等各方面的事情都安排好,不要带着思想问题和紧张不安的情绪来治疗。并根据病情配合治疗,病情严重者,要遵照医嘱,并在医师指导下治疗。

7. 注意禁忌,保证质量

(1)忌气恼、烦躁:许多病都是由生气、恼怒、烦躁引起的,因为情志影响人体的正常生理功能,久之会产生病理状态。如不忌气恼、烦躁,会使治疗效果大打折扣,甚至有害健康。

(2)要减少房事:治疗使人精、气、神旺盛,才能达到健康长寿的目的。如果不节欲、房事多,必然耗精,引起肾阴不足和肾精亏损。如此下去非但无益人体,恐怕会患多种疾病。

(3)忌任性:经络治疗法提倡顺其自然,任何事物都是按客观规律发展的,超越客观规律以主观想象行事则谓任性。另外,日常处事也忌任性,任性容易钻牛角尖,容易气恼引起气乱,影响治疗效果。

(五)慢性乙型肝炎的经络治疗

1. 经络治疗方法

(1)意拳养生桩卧式:一般在饭前 1 小时治疗为好,每次

30 分钟,每天 2 次,通常在坚持治疗 3 个月后会有明显的疗效。

（2）艾灸疗法

①艾条温和灸:取艾条 2 只,将其一端点燃,双手同时灸足三里、三阴交、阳陵泉、足五里穴各 3～5 分钟,每天 1～2 次。

②温灸盒灸:仰卧位,选用大号温灸盒横放在腹部,将艾炷点燃置于温灸盒内,灸 15～20 分钟;每天 1 次。

③艾炷隔姜灸:取血海、关元、足三里、下脘、中脘、上脘、丰隆等穴,隔天 1 次,每次选用 2～4 穴,每穴每次灸 2～4 分钟,足三里穴必选。

（3）按摩疗法:点按、点揉法按摩水道、足三里、三阴交、阳陵泉、足五里等穴,每天 1 次;每次每穴 3～5 分钟。刺激强度中等偏下,以微觉穴位处有酸胀且有轻度疼痛感为度。对心烦易怒的患者,加点揉双侧太冲穴 3～5 分钟,宜强刺激,有明显痛感为度;恶心患者,加点揉双侧内关穴各 3～5 分钟,宜轻刺激;头晕者,加点揉丰隆、涌泉、百会等穴各 3～5 分钟,中等刺激强度。

（4）药物敷贴法:取肉桂、黄连各 15 克,黄芪 50 克,焦栀子 10 克,人工麝香 1 克,生大黄、泽兰叶各 20 克,当归尾 30 克。上药加生姜 500 克,加水 2000 毫升,煎取药汁 500 毫升,过滤去渣,再浓缩成药膏。将药膏摊于牛皮纸上,贴足三里、丰隆、期门、神阙等穴位上,外用胶布固定,3～5 天换药一次。

（5）坐罐法:患者俯卧位,家属将拔罐部位消毒后,用闪火法把形成负压的罐体吸拔在腰眼穴、肾俞穴及背部夹脊穴处,强度以单手上提罐体能带动肌肉且患者能忍受为度,留罐时间 10～15 分钟。起罐后慢慢活动腰部 2～3 分钟。每周 1 次。

(6)其他:太极拳治疗。慢性乙型肝炎经络治疗适合于所有的慢性肝炎,包括丙型肝炎、脂肪性肝炎、酒精性肝炎及免疫性肝炎等,临床中或生活中应结合患者的具体情况选择合适的经络治疗方法。患者经过一段时间的经络治疗法治疗后,往往能出现食欲好转,食量增加,腹胀、腹泻减轻,大便通畅,嗳气减少,肝区疼痛减轻或消失,乏力好转,头脑清醒,精神愉快。对经络治疗慢性肝炎的实验研究发现,患者在治疗过程中胆汁分泌活动明显增加,对蛋白质代谢、胆色素排泄及代谢功能等均有调节作用。采用同位素肝血流量测定表明,经络治疗对肝血液循环有促进作用,从而调整肝内外侧支循环的异常,改善了肝血流动力学状态。此外,在经络治疗的同时,患者应重视调整精神活动,保持愉快的心情和良好的心境。由于慢性肝炎病程长,治疗时间也较长,切勿求速效而操之过急,只要循序渐进,坚持治疗,一定会收到良好的效果。

第3章　中医火候学与中药

中医认为,任何疾病的发生发展过程都是致病因素作用于人体,引起机体正邪斗争,从而导致阴阳气血偏盛偏衰或脏腑经络功能活动失常的结果。因此,中药治病的基本作用就是扶正祛邪,消除病因,恢复脏腑的正常生理功能,纠正阴阳气血偏盛偏衰的病理现象,使其最大限度上恢复到正常状态达到治愈疾病,恢复健康的目的。中药之所以能够针对疾病具体情况发挥作用,是由于中药本身各自具有的特性和作用,也称之为药物的偏性,即以药物的偏性来纠正疾病所表现出来的阴阳偏盛偏衰。中医火候学理论中关于中药的认识主要包括中药的正向作用与反向作用、剂量与火候、配伍与火候、季节用药与火候、煎煮法与火候、服药时间与火候、现代药理研究与火候等方面的内容。在临床实践过程中,把握中药药性和治疗作用的火候,掌握其运用规律就是中医火候学理论指导中药运用的本质。

一、中药的正向作用与反向作用

(一)正向作用

中药的正向作用就是通过中药的四气五味、升降沉浮、补泻润燥等方面而发挥中药性能达到治疗目的。自《神农本草经》序录言"药有酸苦甘辛咸五味,又有寒热温凉四气"而奠定中药药性理论以来,通过研究药性形成的机制及其运用规律指导用药。如解表药多属辛散之品，辛能发散，疏肌解表、促使发汗，可使外邪从汗而解，故适用于邪在肌表的病症。清热药都是药性寒凉，以清解里热为主要作用，主要用于热病高热、痢疾、痈肿疮毒，以及目赤肿痛、咽喉肿痛等呈现各种里热证候。补益药具有补虚扶弱作用，治疗人体虚损不足的药物，在临床应用上，主要用于两个方面，一个方面是增强机体的抗病能力，可配合祛邪的药物，用于邪盛正虚的患者，以达到扶正祛邪的目的；另一个方面是用于久病体虚的患者，能增强体质，消除衰弱的症状，提高机体康复能力，但对于在机体活动能力正常的情况之下，则无须服用这类药物。在慢性肝病的临床诊疗中，常用黄芪补中益气，茵陈清热利湿退黄，厚朴理气宽中除满等。

（二）反向作用

中药的反向作用是指通过利用药物的不良反应、毒性等达到治疗目的。合理正确使用中药，甚至还能"以毒攻毒、化毒为药"，如现代广泛用于治疗白血病的三氧化二砷，便是源于剧毒中药砒霜。"药者，毒也""药以治病，因毒为能"，中药毒性是中药药性的一个基本属性。

凡能治病之药皆统称为毒药。《周礼·天官·冢宰》云："医师掌医之政令，聚毒药以供医事。"张景岳云："毒药者，总括药饵而言，凡能除病者，皆可称为毒药。"张子和云："凡药皆有毒也，非止大毒、小毒谓之毒。"中医药基本理论认为，基本原理在于其药物都具有各自的偏性，药物之所以能够治病，就是利用其偏性来祛除病邪，消除病因，协调脏腑功能，纠正机体阴阳偏盛偏衰，使机体恢复正常。因此，中药的毒就是药物的偏性，以偏纠偏就是药物治疗疾病的基本原理,并且以这种偏性的强弱来解释有毒、无毒及毒性的大小。《景岳全书·类经》里对中药毒的含义做如下概括:"药以治病,因毒为能,所谓毒者,因气味之有偏也。盖气味之正者,谷食之属是也,所以养人之正气;气味之偏者,药饵之属是也,所以去人之邪气。其为故也,正以人之为病,病在阴阳偏胜耳。欲救其偏,则唯气味之偏者能之,正者不及也……是凡可避邪安正者,均可称为毒药。"张氏的论述进一步解释了毒药的广义含义,并阐明了毒性作为药物性能之一,是一种"偏性""以偏纠偏"也就是中药治病的基本原理。正如石寿棠在《医原·用药大象论》中所说"药未有不偏者也,以偏救偏,故名曰药"。《神农本草经》中所记载的 365 种药物,以药物毒性的大小、有毒无毒分为上、中、下三品,除了上品 120 种为补益无毒,可长服久服,其余多为"有毒或小毒",告诫"不可多服久服"。2010 版的中国药典中,也记载 83 味有毒中药。中药的"毒"是一种能治病的偏性。如芒硝导泻,增加大便次数以使氨从肠道排出。

中药有其独特的理论体系和使用方法,中药的作用是包括毒性成分在内的多成分的协同作用,中药具有效毒二重性的特点,需要在中医药理论的指导下,既正视、重视不良反应,又不能因毒性而全面否定中药及其相关制剂,应辩证地去认识和应用。对于含毒性成分的中药,通过炮制和配伍等方法可以起到减毒增效的作用,中药制剂工艺也可以提取分离中药有效部位除去毒性成分,对于含有有毒成分的中药制剂,如果可以真正做到"辨证论治",就可以趋利避害,"以毒攻毒",达到治疗作用。如附子的化学成分含有多种有效成分和有毒成分,有些成分既是其有效成分又是有毒成分,而表现出既有药理作用的一面又有毒性反应的一面。如附子毒性成分是剧毒的双酯型二萜类生物碱,此毒性生物碱不但是附子镇痛作用的重要成分,也是附子耐缺氧作用的有效成分。附子经久煎后可以降低其毒性,但是其药效也有所降低,其经过一定的炮制、配伍之后,则可以增加疗效,降低毒性,如张景岳在《本草正》中指出:"附子之性急,得甘草而后缓;附子之性毒,得甘草而后解;附子之性走,得甘草而后益心脾;附子之性散,得甘草而后调营卫。"

众所周知,何首乌是临床常用药,关于何首乌肝毒性的讨论,2014 年 7 月 15 日根据国家食品药品监督管理总局发布的最新规定,2014 年 9 月 1 日后生产的含何首乌保健食品,标签标识中不适宜人群增加"肝功能不全者、肝病家族史者",注意事项增加"本品含何首乌,不宜长期超量服用,避免与肝毒性药物同时使用,注意监测肝功能"。临床上,亦有许多关于服用何首乌而导致药物性肝损伤的病例报道。但在《本草纲目》卷十八引《积善堂方》描述七宝美髯丹的制作过程中,详细记录了何首乌的炮制方法:"米泔水浸三四日,瓷片刮去皮,用淘净黑豆二升,以砂锅木甑铺豆及首乌,重重铺盖,蒸至豆熟取出,去豆、曝干,换豆再蒸,如此九次,曝干为末。"此处可见,何首乌的制法,非简单蒸熟,除了次数,另需用黑豆同蒸。七宝美髯丹为补虚之药,书中记载建议长期服用,说明这之中的何首乌是非常安全的。因此可知,经过严格的炮制过程,何首乌的毒性是可以中和掉的。另外,在对何首乌的描述中,"忌铁器"亦被反复提及。这些均应详细了解后,方可给何首乌的"肝毒性"进行定义,而非直接给何首乌扣上"导致肝毒性"的帽子。

二、剂量与火候

从不同角度出发,中药的剂量有多个层次:从药材角度,包括中药有效成分的含量等;从处方角度,包括整方剂量、单味药剂量、药物之间的配伍量、服量等;从调剂角度,包括处方的调剂量等;从煎煮角度,包括有效成分煎出量等;从药代动力学角度,包括生物利用度、血药浓度等。

中药剂量的正确把握是中医临床提高疗效的重要保证,也是中医用药的精髓所在,一直被视为方家的"不传之秘"。临证过程中,即使辨证准确、选方独到,但若剂量不准,疗效往往难尽如人意。因此,把握好剂量与火候尤为重要。

(一)根据不同治疗目的选择药物的不同剂量

一些中药剂量大小不同其临床功效亦不相同,因此根据临床上的治疗目的,通过调整剂量来发挥药物的不同功效。正如《药品化义》论柴胡"若多用二三钱,能祛散肌表。属足少阳胆经药,治寒热往来,疗疟疾,除潮热。若少用三四分,能升提下陷,佐补中益气汤,提元气而左旋,升达参芪以补中气"。临床上通过把握剂量与火候而实现中药功效转化,如柴胡小剂量引经升阳,中量疏肝解郁,大剂量解表散热;甘草小剂量调和,中量补中,大剂量解毒;白术常规剂量健脾燥湿止泻,大剂量则通滞逐水;大黄常规剂量为泻下通便,小剂量有健胃收敛止泻之功。

(二)根据药物的成分特性,有的药物不达到一定剂量档次,则不能表现出一定功效

由于不同的剂量,药物所含的各种活性成分比例不同,

或某一剂量下,不可能表现出全部成分之生物活性,有的药物必须达到一定剂量才能充分发挥其相应的临床效应。如半夏60g以上方显其止痛镇静之功;当归60～90g以上有通窍之力;砂仁30g以上有敛气纳肾之效。

(三)有的药物作用效果随剂量增加而增强,药效与剂量呈正相关

一般来说,随着药物剂量的增加其功效在处方中的作用也会随之增强。如金银花常用量10～15g,临床上诸多医家用至100～250g,其清热解毒之功大大增强;茵陈常用量15～30g,关老临床用120g以上,增强清热利湿退黄之效;麦冬常用量10～20g,临床上用至60～120g,养阴清热之效增强。

(四)中药重剂应用

重剂是相对于轻剂而言的,可追溯到中医的"七方十剂"理论,轻剂包含以下几种含义:一是指药物的药性轻;二是指药物的味数少;三是指药物的用量小;四是指药物的药力弱。相应地,重剂则与之相反,可用于指代药性重、药味多、药量大或药力强的一类方剂。我们这里所说的重剂指的是超大用量,一般以超过《中华人民共和国药典》规定剂量的3倍为度。中药重剂应用作为一种临床现象长期存在。《内经》言:"气有多少,病有盛衰,治有缓急,方有大小。"就是说,在临证时结合体虚实强弱和疾病的轻重缓急而考虑重剂用药。

1. 急危重症　所患疾病为某种紧急、濒危的病症,出现气虚阳微、气虚血脱、阴竭阳脱等正气大虚的危重症候。重剂量大势猛,力锐功专,祛邪于正气未败之先,救元气于危亡之时,目的是要在有限时间内使药物快速并最大限度产生药效,以控制病情进展或使病人尽快脱离危险。如大剂量人参、附子等,"火神派"推附子为"百药之长"用附子100g,乃至300g治疗心肾阳虚的各类心功能衰竭重症,常建起死回生之功;再如独参汤补气固脱,主治气血俱虚,面色苍白,恶寒发热,手足清冷,自汗或出冷汗,脉微细欲绝者。重剂用药要以辨证准确是用药的前提,一旦病势得以控制,即改为常剂。

2. **慢病顽疾**　这类疾病多病机复杂,病程缠绵,反复发作,经中西医反复治疗难愈。考虑其原因有二:一是机体抗药能力增强,对药物干预不敏感;二是疾病迁延,常规用药剂量常难以奏效。临证中应灵活辨证,有是证则用是药,当大则大,如三棱用于癥瘕痞块,瘀血经闭的治疗中常用10g以上才能见效。

3. **单方或小方**　指药味单一或药味过少的处方,欲达某种特定的治疗作用,或欲最大限度提高某种功用,通过增加剂量来实现,如独参汤、大承气汤、十枣汤、小半夏汤等。

4. **药性缓和之药**　有些中药药性平和,量小则效弱,故临证要达到某种治疗目的往往需重剂应用,如桑叶、酸枣仁等。再者如《素问·五常政大论》言:"谷肉果菜,食养尽之。"这类药物常用剂量时一般所发挥的是食疗保健,而欲使其达到治疗作用,则必然须重剂应用,如薏苡仁、山药、芡实、山楂等。

(五)三因制宜

中医用药讲究天人合一。用药剂量的大小除了与发病缓急、病情轻重、病程长短有关外,还要考虑因时、因地、因人制宜和药物的质地与剂型。

1. 平素体弱者用量宜轻,平素强壮者用量宜重;老年人与儿童耐药力差,用量应少于青壮年;女子的用量应轻于男子,且在经期、产后等特殊时期,若用发散攻破的药物,更应轻于平时。

2. 西北地区气候寒冷干燥,人们肌腠致密,患热证用寒凉药宜轻,患寒证用温热药宜重;东南地区气候炎热潮湿,人们肌腠疏松,患热证用寒凉药宜重,患寒证用温热发散药宜轻。

3. 春季阳气生发,辛温发散之品用量宜轻;夏季暑湿盛行,化湿清暑之品宜重;秋季燥邪较重,滋润药物宜重;冬季气候寒冷,可适当加大温补药物的用量。

4. 药材质地轻薄,结构疏松者用量宜轻,如花、叶、茎髓类药;质地沉重,结构致密者用量宜重,如矿物、贝壳、子实及部分根茎类药。丸剂、散剂用量常少于汤剂用量。

(六)中病即止(减)

针对外感病用药及一些剧毒药的应用,病邪祛之七八即减药或停药,防止过剂伤正,保证安全。

1. **中病即止**　以祛邪为主治疗某些外感病或急性病时,若已达到预期疗效,如热退汗出、小便得利、大便得通等,应及时停药。

2. **中病即减**　待病情缓解后,可逐渐减量。有三种方法:一是在原处方中按照配比直接减少药物剂量;二是改变剂型,由作用较强的汤剂改为作用较缓的丸剂;三是减少服量,将一剂药分两日或三日服用。

三、配伍与火候

(一)"八法"的配伍原则

由清初程钟龄在归纳总结前人治疗经验的基础上,结合自己的临床体会而提出了方剂配伍的"八法"。《医学心悟》曰："论病之源,以内伤、外感四字括之。论病之情,则以寒、热、虚、实、表、里、阴、阳八字统之。而论治病之方,则又以汗、和、下、消、吐、清、温、补八法尽之。"八法具有很好的含括性,为临床上常用,在治法理论中具有重要地位。现对八法内容简要介绍如下。

1. **汗法**　即通过开泄腠理、调畅营卫、宣发肺气,以促进发汗,使在表的邪气随汗而解的一种治疗方法。汗法主要是解除表证的治疗方法。表证一般有表寒、表热两大类型,汗法有辛温、辛凉之别。其中,辛温发汗用于风寒等表证,以麻黄汤、桂枝汤为代表方;辛凉发汗用于风热等表证,以桑菊饮、银翘散为代表方。此外,汗法尚有透邪、散湿、消肿等功用,某些虽非表邪所致,但邪有外出趋向的病证,也可用汗法因势利导以治之。如麻疹初起,疹未透发,应用汗法可使疹毒随汗透而发于外,诸证得解,代表方如升麻葛根汤、竹叶柳蒡汤。又如疮疡、痢疾、疟疾初起,多见有表证,此时可通过发汗,以透达邪毒,如败毒散的应用。汗法的发散透邪达毒作用,还可用于如风疹、湿疹、癣类的一些皮肤疾患。汗法具有祛风散湿和宣肺利水等作用,还可用于风湿在表和水肿实证兼有表证者,祛除风湿的代表方有羌活胜湿汤、九味羌活汤、麻杏苡甘汤,宣肺利水消肿的代表方有越婢汤等。

2. **吐法**　即通过宣壅开郁和涌吐的作用,以祛除停留在咽喉、胸膈、胃脘等部位的痰涎、宿食、毒物的一种治疗方法。《素问·阴阳应象大论》中"其高者,因而越之"是本法最早的理论根据。吐法最适用于有形病邪停滞、发病部位较高,邪气有上越趋势的病证。本法因势利导,具有引导、促使呕吐,以使有形实邪从口迅速排出,以达愈病之目的,代表方有瓜蒂散、盐汤探吐方等。由于吐法能宣壅塞,开郁结,引邪上越,调畅气机,所以在施用吐法中,随着有形之邪的吐出,阳气随之外达,往往并见汗出,且使肌表的外感病邪得解,所谓"吐法之中,汗法存焉"。本法适用于实邪壅塞,病势急剧而体质壮实的患者。吐法虽为祛邪捷径,但毕竟属劫邪外出之法,易损胃气,禁忌较多,且涌吐中多有不适反应,患者不易接受,现今临床已较少使用。如确需使用,应严格掌握适应证,谨慎从事。必要时,还应做好相应的防护救急措施,以防意外之变。

3. 下法　即通过泻下通便,使积聚体内的宿食、燥屎、冷积、瘀血、水饮等有形实邪排出体外的一种治疗方法。《素问·至真要大论》中"其下者,引而竭之""中满者,泻之于内"是本法最早的理论根据。下法主要是为里实证而设立的,因病邪有积滞、水饮、瘀血之不同,病性有寒、热之异,人体有强、弱之别,病势有急、缓之殊,所以下法有寒下、温下、润下、逐痰、逐水、逐瘀及攻补兼施的区别。其中,寒下用于热积便秘及肠腑积滞之证,代表方有大、小承气汤等;温下主治寒积便秘,代表方有大黄附子汤等;润下用于燥结便秘,代表方有麻子仁丸、济川煎等;逐痰用于久积的顽痰老痰证,代表方有礞石滚痰丸;逐水主治水饮壅盛的肿满证,代表方有十枣汤和舟车丸;逐瘀用于下焦蓄血证,代表方有桃核承气汤、下瘀血汤等。值得提出的是,下法在外感温热病和杂病(如中风)等危重急证的治疗中,具有特殊地位,并常与其他治法配合应用,以适应临床病证兼夹的治疗

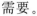

需要。

4. **和法**　是通过和解与调和作用，以和解表里、疏邪扶正、调整脏腑功能的一种治疗方法。该法的特点是作用缓和，照顾全面，应用较广泛，适应的证情比较复杂。和法源于主治少阳病证的和解少阳法，以小柴胡汤为代表方。因少阳病的发病部位在表里之间，治疗此证，既要透半表之邪，又要除半里之邪，使邪气从表里同时分消，故设和解法以治之。即《伤寒明理论》中提出的："伤寒邪在表者，必渍形以为汗；邪在里者，必荡涤以为利。其于不内不外，半表半里，既非发汗之所宜，又非吐下之所对，是当和解则可矣。小柴胡汤为和解表里之剂也。"由于少阳属胆经，肝胆、脾胃相表里，胆胃肝脾在发病中关系密切，而此类相关病证的病机又多涉及寒热气血、虚实等交杂，非纯攻、纯补、纯温、纯清所宜，故后世医家在和解少阳法的基础上，发展了针对胆胃不和、肝脾不和、肠胃不和等病证的调和胆胃、调和肝脾、调和肠胃等治法，从而丰富和法内容。调和胆胃的代表方有蒿芩清胆汤，调和肝脾的代表方有逍遥散、四逆散、痛泻要方。调和胃肠的代表方有半夏泻心汤等。和法不同于汗、吐、下三种治法以专事攻邪为目的，也不同于补法以专补正气为目的，而是通过以缓和的手段以解除病邪，通过调盈济虚，平亢扶卑，以恢复脏腑功能的协调和谐。

5. **温法**　即通过温里、祛寒、回阳、通脉等作用，以消除脏腑经络寒邪的一种治疗方法。《素问·至真要大论》中"寒者热之""治寒以热"是本法最早的理论依据。里证的发病原因不外乎素体阳虚，寒从中生，或寒邪直中于里，病变部位有脏腑经络之别，温法主要有温中散寒、回阳救逆、温经散寒三类。温中散寒法适用于中焦寒证,代表方有理中丸、吴茱萸汤等;回阳救逆法适用于阳衰阴盛的危重症,代表方有四逆汤、回阳救急汤等;温经散寒法主治寒凝经脉证,代表方有当归四逆汤、黄芪桂枝五物汤等。寒病发生与阳气的关系最为密切,故本法常与补法中的温补阳气法结合使用。临床寒邪太甚而见阴盛格阳或戴阳之变,还应根据"甚者从之"的原则,配伍相应的反佐法,以防拒药不纳,甚则残阳暴散的危险。

6. 清法　是指通过清泄气分,透营转气,凉血散血,泻火解毒等作用,以清除体内温热火毒之邪,治疗里热证的一种治疗方法。《素问·至真要大论》中"热者寒之""温者清之""治热以寒"是本法最早的理论依据。里热证多为外邪入里化热或五志过极化火所致。里热涉及温热病、火毒证、湿热病、暑热证、虚热证等多种病证,发病也有气分、营分、血分不同阶段,病位也涉及不同脏腑。因此,清法有清热泻火(清气分热)、清营凉血、清热解毒、清脏腑热、清热祛暑、清虚热等多种具体治法。清热泻火法,主要是清解气分热邪,主治气分热盛证,代表方有白虎汤、竹叶石膏汤等;清营凉血法用于热入营血证,代表方有清营汤;凉血散瘀代表方有犀角地黄汤等;清热解毒适用于火毒壅盛诸证,代表方有黄连解毒汤、普济消毒饮等;清热祛暑法主治暑热证,代表方有清络饮、清暑益气汤等;清脏腑热适用于各种脏腑火热证,因不同脏腑热证,又有清心、清肺、清肝、清胃、清肠等不同,代表方分别有导赤散、泻白散、龙胆泻肝汤、清胃散、白头翁汤等;清虚热法适用于阴分不足所致虚热证,代表方有青蒿鳖甲汤、清骨散等。

7. 补法　即指通过补益、滋养人体气血阴阳,或加强脏腑功能,主治因气、血、阴、阳不足或脏腑虚弱所引起的虚证的一种治疗方法。《素问·三部九候论》中"虚则补之""损者益之""劳者温之"及《素问·阴阳应象大论》中"形不足者,温之以气,精不足者,补之以味"是本法最早的理论依据。由于虚证有气、血、阴、阳不足的偏颇,补法则有补气、补血、补阴、补阳及气血双补、阴阳并补几类。补气法主要适用于脾肺气虚证,代表方有四君子汤、参苓白术散、补中益气汤等;补血法主治血虚证,代表方有四物汤、归脾汤、当归补血汤等;补阴法适用于阴虚证,代表方有六味地黄丸、大补阴丸、左归丸、一贯煎、百合固金汤等;补阳法主治阳虚证,代表方有肾气丸、右归丸等;气血双补与阴阳并补法分别适用于气血两虚证与阴阳俱虚证,代表方分别为八珍汤、十全大补汤与地黄饮子、龟鹿二仙胶等。由于"气血相依""阴阳互根",补法中又常有"补气生血"和"阳中求阴""阴中求阳"等法的运用。所谓"阴中求阳",即是大补肾水,须益火之源,扶阳配阴,以助回阳之力,填补精血,以充养元气。所谓"阳中求阴",以壮水填精,温阳佐润,以填补精血,滋阴涵阳,引火归原。正如明代医家张景岳所云"善补阳者,必于阴中求阳""善治精者,能使精中生气""善治气者,能使气中生精"。根据脏腑虚证类型,补法还有五脏分补法,其中有直接针对某一脏腑的直补(正补)法,如《难经·十四难》中的"损其肺者,益其气损其心者,调其营卫;损其脾者,调其饮食,适其寒温;损其肝者,缓其中;损其肾者,益其精";结合脏腑相生理论所采用"虚则补其母"的间补(隔补)法,如常用的"培土生金""滋水涵木""补火生土"等法。根据虚证的轻重缓急,补法又有平补法与峻补法,前者作用平和轻缓,适用于病势较缓,病程较长的虚弱证;后者则效强而速,适用于病势较急,病情危重之证。前贤尚有"药补不如食补"等经验,临床实施"药补"时,亦不能忽视"食补"。补法不仅能扶虚助弱,增强脏腑功能,而且可以通过恢复和加强正气,达到祛邪防病的效果,因而在临证治疗中占有重要位置。

8. 消法 即通过消食导滞和消坚散结等作用,消除体内因气、血、痰、水、虫、食等久积而成的有形之痞结癥块的一种治疗方法。《素问·至真要大论》中"坚者消之""结者散之""逸者行之"为本法最早的理论依据。本法以渐消缓散为特点,适用于逐渐形成的有形实邪。积滞痞块的形成主因有食积、气滞、血瘀、痰阻、湿聚、毒、虫积等不同侧重,该法则有消导食积、行气散滞、活血化瘀、消痰祛湿、消痞化癥、消疮散痈、消疳杀虫等区别。消导食积法有消食导滞的作用,适用于一切食积证,代表方有保和丸、枳实导滞丸等;行气散滞法有疏畅气机的作用,主要用于气滞证,代表方有枳实薤白桂枝汤、厚朴温中汤、柴胡疏肝散、天台乌药散等;活血化瘀法有促进血行、消散瘀血的作用,主治血瘀证,代表方有血府逐瘀汤、补阳还五汤、复元活血汤、温经汤、生化汤等;祛湿法主要是通过化湿、燥湿、利湿以消除体内水湿之邪,用于各种水湿证,代表方有平胃散、藿香正气散、五苓散、实脾散、真武汤等;祛痰法具有排出或消除痰涎的作用,适用于各种痰证,针对痰证中湿痰、寒痰、热痰、燥痰、风痰的不同类型,本法中又有燥湿化痰、温化寒痰、清热化痰、润燥化痰、治风化痰等治法,代表方分别有二陈汤、苓甘五味姜辛汤、清气化痰丸、贝母瓜蒌散、半夏白术天麻汤等；本法还用于痰留经络、肌腠引起的瘰疬、瘿瘤、结节、痰核等病证，代表方为消瘰丸、海藻玉壶汤、鳖甲煎丸等；消疳杀虫法适用于虫积证，代表方有布袋丸、肥儿丸等；消疮散痈法适用于疮痈肿毒证，代表方有仙方活命饮、五味消毒饮、犀黄丸、阳和汤等。随着消法内容的发展与分化，其中的行气、活血、消痰、祛湿、杀虫等已从消法中独立出去。

以上"八法"基本概括了临床常用治法，其中吐法现代较少使用。八法的内涵极为丰富，每一法中含有不同层次的治法，如和法之下有和解少阳、调和肝脾、调和肠胃数法，而调和肝脾法中又有疏肝理脾、抑肝扶脾等法。此外，吐法之中，兼存汗法；补法之中，兼行消法；以及诸如以下为补、以补为消之圆机活法等。"八法"在实际运用中彼此联系和相互配合，可谓是法中有法，正如程钟龄在《医学心悟》中所言："一法之中，八法备焉；八法之中，百法备焉。"随着临床治法的发展，"八法"已经很难概括目前的所有治法，如后世不断发展的开窍、固涩、安神、息风等法，均是从不同角度对"八法"的补充。

（二）君、臣、佐、使的配伍原则

"君、臣、佐、使"的概念最早由《黄帝内经》所提出，《素问·至真要大论》云："主病之谓君，佐君之谓臣，应臣之谓使""君一臣二，制之小也。君二臣三佐五，制之中也。君一臣三佐九，制之大也。"即通过借喻封建国家体制中君、臣、佐、使的等级设置，以说明药物在方中的主次地位与从属关系。明代何柏斋在《医学管见》中对君臣佐使的具体职能做了进一步的阐明："大抵药之治病，各有所主。主治者，君也;辅治者,臣也;与君相反而相助者,佐也;引经及引治病之药至于病所者,使也。"之后诸多医家对君臣佐使含义的不断发挥,使其完善并成为认识成方结构与临床遣药组方的圭臬。

1. **君药**　是针对主病或病证的主要方面起主要治疗作用的药物。正如清代吴仪洛在《成方切用》中所云:"主病者,对证之要药也,故谓之君,味数少而分量重,赖之为主也。"君药是为解决疾病主要矛盾或矛盾的主要方面,即针对病证的主要病因、主导病机或主症而设,是方剂组成中核心部分。君药通常具有药力较强、药味较少、用量相对较大的特点。

2. **臣药**　是辅助君药加强其治疗作用的药物。一般而论,其药味较君药为多,其药力与药量相对于君药较小,与君药多具有特定的增效配伍关系。在一些复杂病证的治疗方剂中,臣药还对兼病或兼证起主要治疗作用。

3. **佐药**　含义有三:一是佐助药,指配合君、臣药以加强治疗作用,或用以治疗次要病证的药物。二是佐制药,指消除或缓解君、臣药毒性及不良反应的药物。三是反佐药,指病重邪甚及拒药不受的情况下,与君药药性相反而在治疗中起相成作用的药物。现代反佐药的含义较广,通指存在寒热虚实升降等病机偏激的病证治方中选配与君药的部分性能相反但在全方中起到相成配伍效用的药物。佐药一般用药味数稍多,用量较小。判定一个方剂中的佐助、佐制或是反佐,应视病情治疗的需要和方中君、臣药的性能综合而定。

4. **使药**　含义有二:一是引经药,能引导方中药物的药

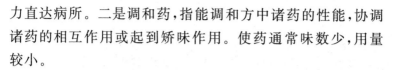

力直达病所。二是调和药,指能调和方中诸药的性能,协调诸药的相互作用或起到矫味作用。使药通常味数少,用量较小。

上述方剂结构中君、臣、佐、使的设定是依据病情和药物的性能特点为依据的。君药是方剂中的核心部分,臣、佐、使药则是围绕君药,在增效、制毒及全面兼顾病情等不同层次上的配伍部分。需要指出的是,不是所有方剂都需君、臣、佐、使四个部分俱备,如某些方剂中只有君、臣药而无佐、使药,或只有君、佐药而无臣、使药,但君药不可或缺。由于一药兼备多种性能,在方中可以同时兼有其他部分的作用,如方剂中某味药既是君药,同时又可兼有使药的职能;同一味臣药或佐药,也可同兼佐药或使药的职能。总之,方剂中君、臣、佐、使是否齐备,是由病情的复杂程度和治疗的需要所决定的。方剂的"君、臣、佐、使"结构理论作为整体的方剂内部各部分之间的关系,既要求组方时应根据病情的轻重缓急、标本虚实及治法的具体要求,又要求选药时须考虑到药物的性能专长及其配伍关系,以做到选药精当,配伍层次分明,结构严谨,方证对应。兹以麻黄汤为例进一步说明君、臣、佐、使的组成含义及其具体运用。麻黄汤主治外感风寒表实证,症见恶寒发热,无汗,头身疼痛,咳喘,苔薄白,脉浮紧等。本证之病因为外感风寒,病机为风寒束表,毛窍闭塞,肺气失宣,故治疗从发汗散寒解表,宣肺平喘止咳立法。方中以麻黄为君,既可发汗散寒以解表,又可宣肺平喘而止咳,针对主要病机。以桂枝为臣,取其辅助君药以加强发汗解表之力,又能温经止痛以兼顾寒滞经脉的头身关节疼痛。以杏仁为佐,取其降利肺气,更助君药麻黄以加强平喘止咳之功。以炙甘草为佐使,取其甘缓调和之性,缓和麻、桂发汗之峻,并调和于方中透营达卫、宣肃肺气之间。如此配伍,重点突出,主次分明,层次清楚,结构严谨,切合病情。

(三)中药七情与配伍

"七情"的提法首见于《神农本草经》。其序例云:"药……有单行者,有相须者,有相使者,有相畏者,有相恶者,有相反者,有相杀者。凡此七情,合而视之。"其中除单行外,其他六个方面都是谈配伍关系。药物之所以有六个方面的配伍关系,是为了提高疗效、降低药物的毒性或不良反应、全面兼顾病情及改变与影响药效。下面分别叙述七情配伍的概念及其在配伍中的应用。

1. 相须　即性能功效相类似的药物配合应用,可以增强原有疗效。李时珍说:"相须者,同类不可离也。"亦即同一类药物配合使用,可产生协同作用,互相增进疗效。如麻黄配杏仁,增强宣肺解表作用。《本草思辨录》曰:"伤寒发汗,以麻黄为主,杏仁为辅;治喘以杏仁为主,麻黄为辅,故二物并用,其效始捷。杏仁者,所以为麻黄之臂助也。"《本草正》谓杏仁:"佐麻黄发汗,逐伤寒表邪。"《药鉴》谓杏仁:"入麻黄,利胸中气逆而喘促。"《本草疏证》更谈到麻杏相须不可离,云:"麻黄之于杏仁,犹桂枝之于芍药,水母之于虾矣。"十枣汤更是将功效极为相似,均具逐水饮的芫花、甘遂、大戟三药参合于一方,使逐水饮、除积聚、消肿满的功效卓著,以攻逐经隧脏胸胁积水。黄芩、黄连、黄柏相配,以黄柏清泄下焦阴火且坚阴;黄连清泄心火;黄芩清泄肺火。三者合用,清泄阴火之力倍增。附子与干姜合用,使回阳救逆作用相须加强。《赤水玄珠》云："附子得干姜则热。"《喻选古方试验》云："若只用干姜，有僭上之害；只用附子，独防少阴之贼，并用则一守一走，实为回阳健将。"但临床应用，应适可而止，不可过剂。

补益剂中用相须配伍关系配成的方剂更多更明显，如四君子汤、四物汤、二至丸、五汁饮等。四君子汤是补脾益气的基本方，主治脾胃气虚、运化乏力的病证。本方把补中益气建筑在恢复脾胃功能的基础之上，故方中将同一类均有益气补脾作用的人参、白术、炙甘草合于一方，使益气健脾作用相须加强。四物汤是补血调血主方，为满足冲任虚损，妇科经产诸证之需要，从血虚、血滞、血寒、腹痛等标本兼顾来考虑，将当归、白芍、熟地黄 3 味补血药组合在一起，发挥补血调血作用，使补而不滞，行而不伤，使本方的适应范围扩大到血虚、血滞、血寒等诸方面，故有"血家百病此方通"的说法，说明相须配方，不仅可增强疗效，而且可以扩大治疗范围。二至丸由女贞子、墨旱莲相须配合而成。女贞子、墨旱莲同为甘凉补肝肾阴之品，合用滋补肝肾作用更强，且女贞子冬至采，墨旱莲夏至采，性味完壮，药力雄厚，故名二至丸。五汁饮原出《温病条辨·上焦篇》，原治太阴温病，阴伤液劫之吐白沫而黏滞不快者。方中运用相须合用之法，将 5 味甘寒多汁的梨汁、荸荠汁、鲜苇根汁、麦冬汁、藕汁合为一方，使增阴救液之功效强而有力。该方现在还应用于癌症患者，放疗、化疗出现的口干口渴、食欲缺乏、大便不畅者。

总之，相须的方法在配方学中占有重要的地位，在配方学中得到了充分的利用。其目的一是为了增强疗效，二是扩大了方剂的适用范围。用相须关系所配的药物在复方中一般都作为君药或臣药。

2. 相使　以一种药物为主,另一种药物为辅,两药相配,能提高主药的功效。一是功效相近药物相使配伍,如黄芪与柴胡相配,均有升阳作用,柴胡可提高黄芪的升阳作用;黄芪配茯苓治脾虚水肿,黄芪为健脾益气,利尿消肿的主药,茯苓淡渗利湿,可增强黄芪益气利尿的作用;枸杞子配菊花治目暗昏花,枸杞子为补肾益精,养肝明目的主药,菊花清肝泻火,兼能益阴明目,可以增强枸杞子的补虚明目的作用。二是功效不同相使配伍,石膏配牛膝治胃火牙痛,石膏为清胃降火,消肿止痛的主药,牛膝引火下行,可增强石膏清火止痛的作用;白芍配甘草治血虚失养,筋挛作痛,白芍为滋阴养血,柔筋止痛的主药,甘草缓急止痛,可增强白芍荣筋止痛的作用;黄连配木香治湿热泻痢,腹痛里急,黄连为清热燥湿,解毒止痢的主药,木香调中宣滞,行气止痛,可增强黄连清热燥湿,行气化滞的功效。可见相使配伍药不必同类,是在性能功效方面有某些共性的药物,一主一辅,相辅相成。

3. 相畏相杀　相畏者,即一种药物的毒性反应或不良反应能被另一种药物减轻或消除;相杀者,即一种药物能减轻或消除另一种药物的毒性反应或不良反应。由此可知,相畏、相杀实际上是同一配伍关系的两种提法,是药物间相对而言的,即相畏是从被动角度来谈的,而相杀是从主动角度来谈的。按相畏、相杀关系配方,其目的主要是为了降低不良反应,以保证临床用药的安全。如地黄与萝卜,地黄味厚黏,久服多服能泥膈;萝卜消食除胀。两者合用,萝卜能消除地黄的黏腻泥膈,引起厌食和腹胀的不良反应。尤其是对于阴血亏虚,脾胃运化力弱者,两者配合使用更为适合。《本草纲目·序例第二卷》所云地黄"畏萝卜"即此意。大戟与菖蒲,大戟功能泻水逐饮,但作用峻猛,且有毒,对体虚者宜忌。菖蒲和胃,能解除大戟的毒性,且能减轻或消除大戟伤害脾胃的不良反应。《药性论》所谓大戟"毒,用菖蒲解之"即此意。临证对体质虚弱或脾胃功能衰败的水肿、腹水、悬饮等可将两者配合使用,或服用大戟后泻下呕吐不止,可用菖蒲煎汤服之以解。附子与甘草、附子功能回阳救逆,补火助阳,散寒止痛,为回阳救逆第一要药,但其有毒(含乌头碱);甘草功能调和药性,其所含甘草酸对某些毒物有类似葡萄糖醛酸的解毒作用,且有吸附毒物的作用。为减轻或消除附子的毒性,自古以来,附子多与甘草配用,以降低附子毒性。故《本草正》云:"附子之性急,得甘草而后缓;附子之性毒,得甘草而后解。"《本草经集注》谓附子"畏甘草"。张仲景所制四逆类方用生附子时,均多配甘草以制其毒。巴豆与大黄或黄连或大豆,巴豆辛热大毒,阳刚雄猛,峻下冷积,逐水,有"斩关夺门"之功。故复方中用巴豆,有与大黄相配而用者,如张仲景三物备急丸,以巴豆配合大黄、干姜为丸服,以治寒邪食积阻结肠道之证。配大黄者,以大黄之苦寒以对抗巴豆之辛热,使其峻下之药性减缓;黄连性味苦寒,亦能对抗巴豆之辛热,故服用巴豆后腹痛腹泻不止,可用黄连煎汤服之以解。大豆汁灌之也能解巴豆毒,故《本草经集注》云:"畏大黄、黄连。"《药对》谓巴豆"中其毒,以黄连水、大豆汁解之"。值得注意的是,用绿豆120g煎汤服之解巴豆中毒效更佳,这在临床上常用,因为绿豆甘寒,为解热毒的良药。天南星或半夏与生姜或干姜《本草纲目·序例》云"(天南星)畏干姜、生姜";"(半夏)畏生姜、干姜",又云"(生姜)杀半夏、南星毒";"(干姜)同"。很明显,这里说的是天南星、半夏与生姜、干姜的相畏、相杀关系,亦即天南星或半夏与生姜或干姜同用可使南星、半夏的毒性降低。故张仲景小柴胡汤半夏与生姜同用,半夏泻心汤、甘草泻心汤半夏与干姜同用,生姜泻心汤半夏与生姜、干姜同用,这些方中的生姜或干姜除了散寒消痞、降逆止呕作用外,一种很重要的作用就是制约半夏之毒性。南星与生姜同用的例子也不少,如三生饮生南星与生姜同用;导痰汤制南星与生姜同用;姜桂丸、青州白子丸和三仙丹三方均用南星,且用姜汤送下等,用生姜除了取其开痰和胃作用外,还取生姜杀南星之毒。

　　总之,相畏相杀是利用药物间的相制关系来降低药物的不良反应,它是一种积极因素,能保证临床的用药安全,在配方中要充分利用这一积极因素。药物间的相畏相杀关系来自实践经验的总结,除古人总结的相畏相杀药之外,今后在临床上肯定还有新的发现,且古人总结的相畏相杀药中有些还得进一步由临床来验证。再者,药物间是否属于相畏相杀关系,不能用一般中医药理论来认定,因为药物间的相杀关系有其特异性,只有从实践中才能得知。同时药物间的相畏相杀关系也具相对性,与其所治具体病证、具体功效、用量比例,甚至剂型均有关。现在有一种新的研究发现,半夏与生姜在汤剂中半夏毒性未能被生姜降低,因为半夏的毒性物质在水煎时不溶解,故生姜不能解其毒。所以临证应注意这些具体问题。

4. 相恶　即两药合用，一种药物能使另一种药物原有功效降低，甚至丧失。李时珍说："相恶者，夺我之能也。"既然相恶是两种药物合用可使另一种药物的原有疗效降低甚至丧失，那么，它就是一种消极因素，临床一般不将这样的药配在一起使用。但也不是绝对的，在配方中也有可利用的一面。人参与莱菔子相恶，但在涌吐痰食，或脾胃虚不受补而出现嘴肿时，或脾胃虚弱兼积滞时，也常将人参与莱菔子合用。如陈士铎《辨证录》中有瓜蒂散、奠土汤、加味四君子汤、温土汤、生胃进食汤、抒胀汤、逐秽消胀汤、快膈汤、救儿回生汤、安儿至宝汤、补中益气汤加莱菔子 11 首方中皆配入了人参和莱菔子。如此应用，主要是取莱菔子防止人参甘味壅气的不良反应，使脾胃健运。《本草新编》言："人参得萝卜子，其功更神，盖人参补气，骤服气必难受，非止喘胀之症为然，得萝卜子以行其补中之利气，则气平而易受，是萝卜子平气之有余，非损气之不足，实制人参以平其气，非制人参以伤其气。"《得配本草》则认为："（人参）入消导药，运行益。"

5. 相反　即两种药物合用能产生毒性反应或不良反应。如贝母反乌头，甘草反甘遂，见于"十八反""十九畏"中的若干药物，但临床运用亦非绝对，须谨慎从之。

除七情所总结的配伍用药规律外，两药合用，能产生与原有药物均不相同的功效，如柴胡配黄芩以和解少阳，消退寒热；枳实配白术以寓消于补，消补兼施；干姜配五味子以开合并用，宣降肺气；肉桂配黄连以交通心肾，水火互济；黄芪配当归以阳生阴长，补气生血；熟地黄配附子以阴中求阳，阴阳并调等，都是前人用药经验的总结，是对七情配伍用药的发展。临床上将这种两药或三药合用能增强疗效或消除不良反应，或产生与原药各不相同的新作用配伍称之为"对药"或"药对"。深入研究药物配伍，不仅能提高疗效，扩大药物作用范围，减低不良反应，适应复杂病情，而且有利于掌握遣方用药规律，更好地提高临床疗效。

四、季节用药与火候

中医理论秉承天人相应的观点，重视人与自然的辩证统一及自然界对人体的影响。顺应四时用药是中医诊疗的重要特色，临床中应根据季节更迭，配伍相应药物，做到药合时宜。

早在《素问·宝命全形论》就有言："人以天地之气生，四时之法成。"人禀受天地之气而生，与自然界是一个整体，人体内环境无时不受天地之气的影响，四季寒暑往来对人体的影响尤为突出。正如《灵枢·顺气一日分为四时》所言："春生，夏长，秋收，冬藏，是气之常也，人亦应之。"《论衡·变动》云："天气变于上，人物应于下。"人顺应四时之气，人的生理活动、病理变化与四时变化密切相关，故在诊病时应把握四季用药的规律。

不同季节、节气对药物的使用有影响。李时珍曰："《经》云必先岁气，毋伐天和。"又曰："升降浮沉则顺之，寒热温凉则逆之。故春月宜加辛温之药，薄荷、荆芥之类，以顺春升之气；夏月宜加辛热之药，香薷、生姜之类，以顺夏浮之气；长夏宜加甘苦辛温之药，人参、白术、苍术、黄柏之类，以顺化成之气；秋月宜加酸温之药，芍药、乌梅之类，以顺秋降之气；冬月宜加苦寒之药，黄芩、知母之类，以顺冬沉之气,所谓顺时气而养天和也。"张仲景《金匮要略·杂疗方第二十三》所载柴胡饮子方,并根据四时变化加减用药:"冬三月加柴胡八分……春三月加枳实,减白术共六味;夏三月加生姜三分、枳实五分、甘草三分,共八味;秋三月加陈皮三分,共六味。"《脾胃论》中关于脾胃病的调理,也有对季节性用药的见解,"夏月宜少加酒洗黄柏大苦寒之味,冬月宜加吴茱萸大辛苦热之药以从权,乃随时用药,以泄浊气之不降也""如秋月,气涩滞,食不下,更加槟榔、草豆蔻仁、缩砂仁,或少加白豆蔻仁;如三春之月,食不下,亦用青皮少,陈皮多,更加风药,以退其寒覆其上;如初春犹寒,更少加辛热,以补春气之不足,以为风药之佐,益智、草豆蔻皆可也"。国医大师路志正教授认为,临床用药要考虑四时的气候变化,如治疗外感,在春暖多风之际,在疏风清热解表同时,酌加炒白术、白茅根、芦根、生黄芪等以益气固卫;如遇阴雨天气,应考虑湿邪作祟,酌加藿香梗、荷叶梗、紫苏梗、佩兰、厚朴花等以芳香化湿、宣畅气机;在气候当寒反温之时,应在温阳散寒药中伍清热之品;当暖反凉之时应在清热药中伍温补之剂;当雨而旱应酌加养阴益气之品;当晴而阴雨连绵之际应加重祛湿药物。对于慢性病患者,由于久病体虚,极易受外邪所扰,故在临床调理过程中,除需依其疾病状况进行辨证论治外,根据四时不同节气对患者身体及疾病的影响,在治疗时应灵活运用"因时制宜"原则,注意外在环境与内在整体的有机联系,在辨证论治的基础上对基础方进行加减用药,既可预防患者因气候变化产生不适,又可避免四时戾气疫毒对人体产生侵害,做到未病先防。

1. 春季用药 《素问·四气调神大论》云:"春三月,此谓发陈,天地俱生,万物以荣。"春季阳气升发,万物复苏,欣欣向荣,在人体合肝,肝气宜条达舒畅,不可郁遏。春季要顺应阳气升发之性,舒展身体与情绪,而养生生之气。

患病之人,情绪多抑郁或烦躁,肝气不舒,肝火偏旺,外有阳气升发牵引,而内有肝气不畅,人体与时令之气相矛盾,则易致疾病加重或反复。春季治疗应在辨病辨证的基础上,适当配伍养肝、疏肝、清肝之品,如白芍、郁金、柴胡、玫瑰花、栀子等,以柔肝养肝、清解肝热等。同时,春季阳气升发而气候温和,结合患者病情,有时宜配伍清凉润降、辛凉发散之品,如黄芩、薄荷、菊花等;若发散不足,宜加重辛散之品,如柴胡、荆芥、葛根等。

2. 夏季用药　"夏三月,此谓蕃秀,天地气交,万物华实"。夏季炎热,阳气渐长,水热充分,万物禀受天地之气而生长繁茂,在人体则腠理开泄,阳气宣泄,长夏水湿较多,天地水湿交蒸,人体易为湿所困。夏季要宣泄阳气,防暑热伤阴,暑湿困脾。

患病之人,易困于夏季暑热、暑湿,甚则邪热伤人,气阴津伤,出现困乏、纳呆、恶心等症。夏季治疗用药应结合患者的病情,适当配伍清热解暑、化湿醒脾之品,如藿香、荷叶、佩兰、扁豆等,以助脾运、散暑热;夏季炎热,腠理开泄,易伤气耗阴,可适当配伍益气养阴敛阴之品,如太子参、沙参、麦冬、五味子等。

3. 秋季用药　"秋三月,此谓容平,天气以急,地气以明"。秋季天气下降,金气主令,万物肃杀,正是阳杀阴藏之时。天地一派干燥,燥胜则干,秋在人体应肺,肺为娇脏,津液易伤。秋季要注意养护阴液,防干燥伤津。

秋季主金,在体为肺,其华在毛,其充在皮,患病之人,易感受燥邪而伤阴耗液,出现干咳、皮肤孔窍干燥、咽干咽痛、便秘等症状。秋季用药应少选燥性之物,同时配伍疏散风热、养阴生津之品,如金银花、桑叶、沙参、麦冬、百合、桑叶、青果、乌梅等。

4.冬季用药 "冬三月,此谓闭藏,水冰地坼,无扰乎阳"。冬季天寒地冻,万物潜藏,在人体合肾,宜藏而不宜泻,肾气肾阳充盛则肾得封藏,冬季严寒,寒邪易伤阳气。冬季应注意潜阳护阴。

冬季气候严寒,寒为阴邪,其性收引凝滞,对于患者要注重扶阳、通络之法的运用,方药中可配伍桂枝、细辛、生姜等品以温阳散寒、活血通络。冬季也是一些心脑血管疾病的高发季节,如高血压、心绞痛等,在用药剂量方面要酌情加减。冬季阳气内藏,藏泻有度,则来年春季升发得旺。因此,选择冬季进补符合自然规律,临床中根据患者自身体质,常以当归、川芎、肉苁蓉、肉桂、高良姜等温性之品为膏方或药膳进行滋补。

不仅常人,疾病亦符合"春生、夏长、秋收、冬藏"的自然规律。当春天万物生发时,不宜于春季过于养肝,避免肝气过亢,使得肝硬化不易控制,相反应多注意平肝、疏肝以调理身心;夏季应防止暑湿困脾,加之肝木克伐脾土,治应偏重健脾祛湿;秋季燥邪为盛,或有燥邪耗伤津液、阴血之嫌,应偏重于滋阴养血;冬季万物收藏,乃滋阴潜阳之季,此时可适时针对患者的阴阳平衡情况继予补阴养阳之药物。

五、煎煮法与火候

中医学对方药的煎服方法十分重视,认为煎药方法直接关系药物的疗效。正如徐大椿在《医学源流》中所云："煎药之法,最宜深讲,药之效不效,全在乎此。"通常方药的煎服,对煎药用具、用水、火候和方法等均有专门的要求。

1. 煎药用具　煎药用具,以砂锅、搪瓷器皿为好,现代通用有盖的陶瓷瓦罐。其优点很多,不仅价格便宜,生产简单,而且其性质稳定,可以避免在煎煮过程中与药物发生化学反应产生不良反应。有盖煮可以防止药物煮中有效成分之挥发散失,汤液溢出。可谓是价廉物美,便于推广之煎药用具,所以目前已被普遍采用。应用这类煎药用具是经历代医家在实践中选择的。古时有用金、银、铜、铁,甚至铝等,如《千金翼方》有："……白石英、金、银、人参,上四味,取一铁釜净洗即下前药于釜中。"《千金方》用铜器煎药者也不少。如羊脂煎,羊脂、白蜡、血余炭、黄连、乌梅肉、酢、蜜共置铜器汤上煎之……治久痢不愈。正如《增补内经拾遗方论》之龟鹿二仙胶用铅坛之煎服即是其例。说明当时人们对于性质比较活泼的金属可与药物起化学反应,对人的危害性认识不足。宋代对于配方制剂较为重视,并总结了古之制剂的经验,颁布了我国第一部成药规范的《太平惠民和剂局方》,其中煎药物多用银器或石器、瓷器。例如,龙脑天麻煎,方用甜瓜子、浮萍、川乌、地榆、天麻……银、石器内慢火熬成稠膏。至明代李时珍则明确指出,煎煮药物应忌铁器、铜器,以银器或瓦罐为主。

作为以金属煎药究竟以何者为宜,何者不宜,现在以其化学性质而论,其性质稳定,不容易与其他金属或有机物质起反应者,如金、银作为器皿煎药是可以的,但系贵重金属,价格昂贵,不便推广应用,而性质比较活泼的铜、铁、铝、锡等都不太适宜。配方中有多味中药者,其化学成分极其复杂,即便是单味药,有的也含有各种复杂的物质。在目前不完全了解的情况下,而随意采用性质活泼的金属作为器皿盛药、煎药都是不妥当的。现代使用瓦罐作为专用药罐,是十分安全适用的。

2. **煎药用水** 煎药用水以水质纯净、无异味,含矿物质及杂质少为基本要求。一般来说,凡人们在生活上可作饮用之水都可用来煎煮药,对于不同的配方用水多少当视药量大小而定,一般以漫过药物1寸左右为准。煎制汤剂之用水很有讲究,据文献记载及医家经验,常用下列不同水液作为煎药用水,以兹了解。

(1)雨水:立春雨水,咸平,性禀春升发之气,故宜作发散药或补中药的煎煮用水;液雨水,甘平,立冬后十天至小雪之间之雨水被称之为液雨或药雨。因百虫饮此水皆伏蛰,故宜作杀虫消积药的煎煮用水。

(2)潦水:甘平。暴雨时地面流动之雨水为潦水。其味薄而不助湿气,故宜作调脾胃、祛湿热药的煎煮用水。

(3)露水:甘平。露水多见于秋季,故其禀肃杀之气,宜作润肺杀祟之药和调疥癣虫癞法散之用水。

(4)腊雪水:甘寒。药用宜腊前雪水。宜作伤寒火暍之药的煎煮用水。亦煮酿药酒。

(5)井华水:甘平。早晨第一次汲取的井泉水被称为井华水。宜作补阴药之煎煮用水。

(6)节气水:立春、清明两节所贮之水,称为"神水",宜浸造诸风脾胃虚损诸丹丸散及药酒,久留不坏;大雪、冬至、小寒、大寒四节及腊日水,宜浸造滋补五脏及痰火积聚虫毒诸丹丸。煮酿药酒,与雪水同功。

(7)甘澜水:甘平。又称千扬水、劳水、扬泛水。张仲景曰:"用流水二斗,置大盆中,以构高扬之千万遍,有沸珠相逐乃取煎药。"其甘而轻,有益脾胃之功,宜作伤寒阴证等药的煎煮用水。

(8)酸浆水:甘、酸、凉。又名酸浆、米浆水。其制作是以粟米炊熟投冷水中发酵为白色浆液即成。因其具有调中和胃、化滞止渴之功效,故宜作为治疗呕哕、伤食、泻痢、烦渴的药物之煎煮用水。

除以上煎煮用水外,煎煮配方用水还有长流水、井泉水、山谷泉水、地浆水、阴阳水、米泔水等。此外,有些活血通经等方常以酒水合煎。例如,张仲景煎煮炙甘草汤,"以清酒七升,水八升"合煎之。

3.煎药火候　对于煎药火候,前人有很丰富的实践经验。李时珍曰:"须识火候,不可太过、不及;火用木炭节第为佳""先武后文,如法服之,未有不效者。"(《本草纲目·序例上》)其中提出了"先武后文"的煎法。所谓"武"是"武火""文"是指"文火"。"武火"又称"急火",即火力较大较急之火;"文火"又称"慢火",即火力较小较缓之火。前人认为,"急火"急煎不多煎,取药"生而疏荡""慢火慢煎而多煎,取药熟而停留"。一般配方,先武煎后文煎,即开始时用"武火"煎,煎沸后再用"文火"煎。同时,要根据药物性味及所需时间,酌定文武火候。解表剂、泻下剂、行气剂等,煎煮时间宜短,其火宜急,水量宜少;补益剂、收湿剂等,煎煮时间宜长,其火宜慢,水量宜多。如将药煮焦枯,则应弃之不用,以防发生不良反应。

4. 煎药方法　煎药前,应先将药物放入容器内,加冷水或温水漫过药面。如有些药物随水浮起则稍加搅拌,待浸泡 20～30 分钟后再行煎煮,这样可使中药浸透湿润变软,细胞膨胀,有效成分容易溶解煎出。煎药煮沸后改用"文火",以免药液溢出及过快熬干。煎药时,不宜频频打开罐盖,以尽量防止气味散失,减少挥发成分外溢挥耗。对于解表、清热、芳香、攻下、泄泻等配方药物,宜"武火"急煎,取其轻扬发散或泻下作用;宜少加水、时间宜短,一般煮沸 10～15 分钟即可。如此以免药性挥发,药效降低,甚至致变,从而保证药味气足势猛、药力迅速快捷。对于厚味滋补配方药,宜"文火"久煎,时间通常为沸后 40～60 分钟,使其药效尽出。在煎煮中要经常由上而下翻动,且多加水,以防煮焦,致药性改变。又如乌头、附子、狼毒等毒性配方药物,亦宜慢火久煎,时间可达 2 小时以上,以减低或消除毒性。

一剂配方,一般煎煮 2 次,然后混合一起,分 2～3 次服。因为药物有效成分有易溶出者,有不易溶出者,第一煎与第二煎有效成分不会完全一样,第一煎易溶的成分较多,待第二煎大部分药力已无,第二煎成分不易溶的较多,所以煎煮 2 次,混合一起分服,可使每次分服的药力相当,有利于治疗。

汤剂煎后应榨渣取汁,因为一般药物加水煎煮后都会吸附一定药液。已溶入药液中的有效成分可能被药渣吸附,如药渣不经压榨取汁就抛弃,会造成有效成分损失,尤其是遇高热有效成分容易损失或破坏,而不宜久煎,或煎 2 次的药物药渣中所含有效成分所占比例更大,榨渣取汁意义就更大。

此外,配方中某些药物因其性味质地的关系,煎煮法较为特殊,介绍如下。

(1)先煎:介壳类、矿石类配方药物,因质坚而难煎出来,应打碎先煎,煮沸后 10～20 分钟,再下其他药味,如龟甲、鳖甲、代赭石、石决明、生牡蛎、生龙骨、磁石、生石膏等。泥沙多的药物(如灶心土、糯稻根等),以及质轻量大的植物(如芦根、茅根、夏枯草、竹茹等)亦宜先煎取汁澄清,然后以其药汁代水煎煮其他药物。

(2)后下:配方中气味芳香的药物,若借其挥发油取效的,宜在一般药物即将煎好时入煎,煎 15 分钟即可,以防其有效成分散失,如薄荷、砂仁、豆蔻等。又如入攻下配方的大黄也须后下,以重其气,发挥直降下行、荡涤肠胃、推陈致新之力。此外,如钩藤,有效成分煎至 15 分钟就有可能破坏而失效,因而也要后下。

(3)包煎:配方中凡药材籽小质轻、粉末状,或有毛等,为防止煎后配方药液混浊及减少对消化道、咽喉的不良刺激,如葶苈子、车前子、紫苏子、海金沙、马勃、旋覆花、赤石脂、蒲黄、滑石等要用薄布将其包好,再放入药罐中煎煮。

(4)另煎或另炖:配方中某些贵重药,为了尽量保存其有效成分,减少同煎时被其他药物吸收,可另煎或另炖,如人参,应切成小片,放入加盖盅内,隔水炖 2～3 小时。又如贵重而难于煎出气味的水牛角、羚羊角等,应切成小薄片另煎 2 个小时取汁服,亦可用水磨汁或锉成细粉调服。

(5)溶化(烊化):配方中胶质、黏性大而且易溶的药物,如二仙胶、龟甲胶、阿胶、虎骨胶、鹿角胶、鸡血藤胶、蜂蜜、饴糖等,用时应先单独加温溶化,再加入去渣的药液中微煮或趁热搅拌,使之溶解,以免同煎则易粘锅煮焦,且黏附他药,影响药物有效成分溶出。

(6)冲服:配方中某些芳香或贵重药物,需要冲服,如朱砂、牛黄、麝香、沉香末、肉桂末、田七粉、竹沥、生姜汁、生藕汁等。

(7)泡服:配方中某些药物有效成分容易浸出或仅取药味轻扬之气时,可以沸水浸泡取汁服用,如藏红花、番泻叶、胖大海等。

六、服药时间与火候

中医方剂的服用时间从古至今很有讲究。早在《神农本草经》就指出,应根据不同部位的疾病,采用不同的服用时间。其曰:"病在胸膈以上者,先食后服药;病在心腹以下者,先服药而后食;病在四肢血脉者,宜空腹而在旦;病在骨髓者,宜饱满而在夜。"晋代葛洪则从中医理论上总结,认为不同作用的方药服用时间不一,其在《肘后方》载:"服治病的药以食前服之;服养身之药以食后服之。"宋代《太平惠民和剂局方》中提出了服药与饮食必须分开的基本原则,其在《指南总论·卷上·论服食耳法》中曰:"凡药势与食气不欲相逢,食气消即进药,药气散而进食,如此消息,即得五脏安和。"由此可见,中医配方的服用时间,不可千篇一律,应根据不同的疾病,不同方剂之性能,以及肠胃道进食状态等而决定其服用时间。服药时间应遵循两个原则,一是避免药物对患者作息产生影响,二是尽最大可能发挥药物疗效。

(一)空腹服

空腹服是指五更或清晨未进食之前服药。因胃及十二指肠内均无食物,所服药物可避免与食物混合,充分发挥药效。峻下逐水药,如十枣汤等宜晨起空腹时服药,不仅有利于药物迅速入肠发挥作用,且可避免晚间起床频频而影响睡眠。滋补方药常宜于空腹时服用。

(二)饭前服

饭前服指饭前 1 小时左右服。此时胃已空虚,有利于药物消化吸收。如驱虫药、攻下药,以及其他治疗胃肠道疾病的药物,宜于饭前服用。凡治下焦之病,即病在心腹以下者,亦宜饭前服。

(三)饭后服

饭后服指饭后 1 小时左右服用。此时胃中尚存有食物,药物与食物可混合,以减轻胃肠的刺激,故对胃肠道有刺激性药宜饭后服。如甘遂、鸦胆子等药方宜食后服。消食剂应在饭后及时服用,才能发挥其消食之功效。

(四)睡前服

用安神剂治失眠,宜于睡前 30 分钟至 1 小时服药,如服天王补心丹、酸枣仁汤等。服用缓下剂亦宜于睡前服用,以便翌日清晨排便,如麻子仁丸。此外,涩精止遗之方也应在晚间睡前服用,如桑螵蛸散等。

(五)定时服与不定时服

1. **定时服**　慢性病服用丸、散、膏、片或胶囊、冲服剂等中成药,服药应有定时,以维持药力,持续不断地发挥药效。

2. **不定时服**　①急性病不拘时服;②治疗小儿抽搐,用方也常不定时服,多连续频服以达到止搐之作用;③治疗音哑、咽干,可用汤剂或茶剂以频频慢饮,不拘时服;④治疗呕吐用方可以一天数剂因其服药后每每把药吐出,故采用不定时频服,即便多次皆吐,但坚持服用,到一定时间,往往即可生效。

此外,肝病患者一要避免睡前服药,要早、午餐后 1.5～2 小时服药,胃气充盈,利于药物吸收,避免对脾胃有损害。

七、现代药理研究与火候

(一)中药四气(性)的现代研究

中药的四气(亦称四性)是指中药寒、热、温、凉四种不同的药性,它反映药物在影响人体阴阳盛衰、寒热变化方面的作用趋向,是说明中药作用性质的概念之一。其中温热与寒凉是属于二类性质不同的属性,而温与热、寒与凉则分别为同一属性,只是程度上有差异,温次于热,凉次于寒。此外,还有一些平性药,是指药性不甚明显,作用较缓和,不产生明显偏热、偏寒反应的药物。药性的寒、热、温、凉是从药物作用于机体所发生的反应概括出来的,是与所治疾病的寒热性质相对而言。一般认为,凡能够减轻或消除热证的药物,属于寒性或凉性,寒凉性质的药物多具有清热、解毒、凉血、滋阴、泻火等功能;反之,凡能够减轻或消除寒证的药物,属于温性或热性,温热性质的药物多具有祛寒、温里、助阳、补气等功能。故热证用寒凉药,寒证用温热药,是中医临床辨证用药的一条重要原则。寒凉药与温热药对心血管、性腺、甲状腺、代谢、神经系统也往往表现出不同的影响。一般来说,温热药多偏于兴奋,寒凉药多偏于抑制。如寒凉药钩藤、羚羊角、牛黄、冰片等多有镇静、抗惊厥等中枢抑制作用,而温热药麻黄、天仙藤、独活、五加皮等大多有兴奋中枢作用。有人分别给动物灌服龙胆草、黄连、黄柏、金银花、连翘、生石膏等寒凉药（寒证造型）和附子、干姜、肉桂等温热药（热证造型），再给以电刺激，发现寒证大鼠痛和惊厥值升高，热证大鼠痛和惊厥值均降低，表明寒凉药能使动物中枢处于抑制增强状态，而温热药则能使动物中枢兴奋功能增强。

（二）中药五味的现代研究

五味，就是指药物的酸、苦、甘、辛、咸五种味道，有些药物具有淡味或涩味，所以实际上不止五种，但淡、涩味多附于甘、酸味之中，故习惯上还是称为五味。事实上中药的五味不完全是味觉反应，有些药物的味是根据临床功效的归类而确定的，故药味的含义包括两个方面：第一是指药物本身的真实滋味，即通过味觉器官而能感受到的真实味道；第二是代表药物作用的标志。中药的"药味"是用以总结、归纳中药功效，并推演出临床应用的一种标志，并不一定反映其真实滋味。

现代认为，药味与所含化学成分有一定的规律性，所以也可以说药味是中药功效的物质基础，是产生功效的基本物质。有研究表明，中药之味与其化学成分的分布，不仅表现出一定的平行性，而且也显示出一定的规律性。中药通过五味——五类基本物质作用于疾病部位，产生固有的药理作用，从而调节人体阴阳，固本祛邪，清除疾病。因此，古人用五味药作为药物功效的重要依据是有一定科学性的。

1. 辛味药

（1）发汗、解热作用：大多数辛味药如麻黄、桂枝、生姜、薄荷等所含的挥发性成分能兴奋中枢系统，扩张皮肤毛细血管，促进微循环，兴奋汗腺使汗液分泌增加，从而起到发汗、解热作用。

（2）抗菌、抗病毒、抗炎作用：辛味药麻黄、桂枝、防风、细辛、金银花、连翘、柴胡等有较好的抗菌、抗病毒、抗炎作用，对多种细菌、病毒等微生物有显著的抑制作用，对多种实验性炎症也有很好的抗炎作用。

（3）调节胃肠平滑肌运动：大多数具有辛味的理气药能显著调节胃肠平滑肌运动，理气药的行气消胀功效与其对胃肠平滑肌的调节作用是有密切关系的。青皮、厚朴、木香、砂仁等能抑制胃肠道平滑肌降低肠管紧张性、缓解痉挛而止痛；枳实、大腹皮、乌药、佛手等则能兴奋胃肠道平滑肌，使紧张性高，胃肠蠕动增强而排出肠胃积气。这些药物对于胃肠平滑肌运动有兴奋或抑制作用，利于缓解呕吐、腹泻、腹胀、便秘等脾胃气滞症状。

（4）改善血流动力学和血液流变学、抗血栓形成：丹参、川芎、桃仁、水蛭、穿山甲、莪术、益母草等辛味药具有较好的扩张血管作用，能扩张冠状动脉、脑动脉或外周血管，缓解组织的缺血、缺氧；而丹参、赤芍、川芎、益母草、蒲黄等能显著改善血液的浓、黏、凝、聚状态，纠正微循环障碍，通过多种途径减少血栓形成。

（5）平喘作用：麻黄、杏仁、紫苏子、陈皮、厚朴等辛味药有显著的平喘作用，通过抑制支气管平滑肌痉挛、缓解哮喘症状起作用。

2. 甘（淡）味药

（1）增强肾上腺皮质功能：补气药人参、黄芪、白术、刺五加、甘草，补血药当归、何首乌、熟地黄，补阴药生地黄、玄参、知母，补阳药鹿茸、杜仲、淫羊藿、肉苁蓉、仙茅等甘味药均有增强下丘脑-垂体-肾上腺皮质功能的作用。这些药物通过增强肾上腺皮质功能达到调节内分泌系统功能,从而实现其补气、补阴、补血与补阳的临床功效。

(2)促进和调节免疫功能:黄芪、人参、党参、当归、灵芝、黄精、枸杞子、刺五加、茯苓等甘味药对机体的免疫功能有较好的促进或调节作用,能不同程度地增强非特异性免疫或特异性免疫,提高人体的抗病能力。其增强非特异性免疫功能是通过增加白细胞总数和中性粒细胞数,增强巨噬细胞吞噬功能;诱生 γ-干扰素,使 NK 细胞活性增加;脾脏 IL-2 生成增加;外周血淋巴细胞对 IL-2 的反应增加,使其加速增殖而达到的。增强特异性免疫功能是通过细胞免疫、体液免疫功能增强,促进淋巴细胞转化,提高^{60}Co 照射后小鼠脾抗体生成细胞释放溶血素、血清溶菌酶量等而达到的。

(3)影响物质代谢:大部分甘味的补虚药本身含有丰富的营养物质,有直接的补充营养、纠正缺失作用。人参、鹿茸、刺五加、黄芪、淫羊藿等能显著促进核酸代谢和蛋白质合成;黄芪、党参、甘草等可以提高组织中 cAMP 的含量,从而影响细胞代谢和功能,增强细胞活力;黄芪、枸杞子、人参、灵芝等微元素锌的含量较高,能纠正虚证患者共同表现锌/铜比值的降低。这些药理作用与上述甘味药所具有补益功效,尤其是补阴或补阳功效有密切关系。

(4)增强造血功能:人参、黄芪、当归、党参、熟地黄、灵芝、茯苓、刺五加、淫羊藿、冬虫夏草、何首乌等甘味药能显著刺激骨髓造血功能,促进红系祖细胞和粒系祖细胞的增殖,增加外周血细胞数量。实验表明,人参对骨髓造血功能有保护和刺激作用,能使正常和贫血动物红细胞、白细胞和血红蛋白量增加。当骨髓受到抑制时,其增加外周血细胞数的作用更为明显。人参是通过促进骨髓 DNA、RNA、蛋白质及脂质的合成,促进骨髓细胞的有丝分裂、刺激骨髓的造血功能而增强造血功能的。

(5)改善性功能:鹿茸、淫羊藿、肉苁蓉、紫河车、黄狗肾、冬虫夏草、刺五加等甘味药具有雄性激素或雌性激素样作用,能促进前列腺、精囊、睾丸的生长,增加血浆睾酮含量,兴奋性腺轴功能,改善性功能,提高生殖能力。

(6)解毒作用:甘草可以通过物理、化学方式沉淀、吸附、加强肝解毒功能等途径来实现其解毒作用。甘草可沉淀毒性生物碱;甘草酸在肝分解为甘草次酸和葡萄糖醛酸,后者与毒物结合而解毒。

(7)解痉、镇痛、镇静作用:代表药物有甘草、白芍、当归等。甘草所含^{100}镁和异甘草素等黄酮类化合物对乙酰胆碱、氯化钡、组胺等引起的肠管痉挛性收缩有解痉作用。白芍所含的芍药苷也有解痉作用,并与甘草中^{100}镁有协同作用。白芍还有明显的镇痛、镇静作用。当归中所含的挥发油及阿魏酸具有抑制子宫平滑肌收缩作用,对痛经患者有止痛作用,当归水提物对腹腔注射醋酸引起的小鼠扭体反应也有明显抑制作用,表明其有镇痛作用。

(8)利尿作用:主要是淡味药,如茯苓、猪苓、泽泻、萹蓄、金钱草等均具有显著的利尿作用,其利尿作用与所含的钾盐有关。

3. 酸(涩)味药

(1)止泻、止血和消炎作用:酸涩药诃子、石榴皮、五倍子、儿茶、金樱子等含有较多的鞣质,鞣质能与黏膜的组织蛋白结合,生成不溶于水的鞣酸蛋白,沉淀或凝固于黏膜表面形成保护层,从而减少有害物质对肠黏膜的刺激,起到收敛止泻作用;若鞣质与出血创面接触,鞣质与血液中的蛋白结合形成鞣质蛋白而使血液凝固,堵塞创面小血管,或使局部血管收缩,起到止血、减少渗出的作用。

(2)抑制细菌生长:五味子、石榴皮、乌梅、五倍子、马齿苋、白矾、儿茶、金樱子等中药所含的有机酸和鞣质有一定的抗菌活性,对于金黄色葡萄球菌、链球菌、伤寒杆菌、痢疾杆菌及一些致病性真菌具有抑制作用,利于控制感染,减轻消化道、呼吸道、阴道、皮肤慢性炎症反应。它们的抑菌作用一般与它们的酸性有一定关系,如乌梅的抑菌作用与其制剂呈酸性有密切关系,如将其制剂调至中性,则对金黄色葡萄球菌的抑制作用强度减弱一半。

(3)镇咳、镇静、安神作用:五味子、乌梅、诃子、罂粟壳等酸涩药有显著的镇咳作用,用于久咳不止有较好效果;五味子、酸枣仁、诃子、罂粟壳等对于神经系统有明显的镇静、催眠作用,能减少动物的自主活动,抗惊厥,促进动物睡眠并延长睡眠时间。

(4)减少肠蠕动:诃子、罂粟壳、乌梅等酸味药能减轻肠内容物对于神经丛的刺激作用,降低小肠、结肠蠕动,缓解腹泻、腹痛等临床症状,是收敛止泻、安蛔止痛功效的药理学基础。

4. 苦味药

(1)抗菌、抗病毒作用:黄连、黄芩、黄柏、连翘、板蓝根、贯众、穿心莲、蒲公英等为数众多的苦味药具有广泛的抗致病性细菌、真菌、病毒作用,对于病原微生物的抑制作用,体现了苦味药的清热泻火解毒的功效。

（2）抗炎作用:大黄、黄连、黄芩、龙胆草、苦参、白鲜皮、柴胡等苦味药都有抗炎作用,能抑制多种原因引起的小鼠耳郭及大鼠足肿胀,抑制醋酸诱导的小鼠腹腔毛细血管通透性。

（3）通便作用:大黄、虎杖、芦荟、番泻叶、生何首乌等苦味中药所含的结合型蒽醌苷,以及其他苦味中药中所含的牵牛子苷、芫花酯等,能刺激大肠黏膜下神经丛,使肠管蠕动增强而促进粪便排出,体现了苦味药的泻下通便作用。

（4）止咳平喘作用:苦杏仁、桃仁、半夏、桔梗、柴胡、川贝母、百部等苦味药能抑制咳嗽中枢,有镇咳作用。麻黄、苦杏仁、款冬花、浙贝母等能扩张支气管平滑肌,具有平喘作用。

5. 咸味药

（1）抗增生作用:水蛭、虻虫、穿山甲、土鳖虫、鳖甲、白花蛇舌草、夏枯草、玄参等咸味中药具有抗癌细胞增殖或抗结缔组织增生的作用,是软坚散结功效的药理作用基础。

（2）抗甲状腺肿大作用:海产类咸味中药昆布、海藻、海蛤壳、海浮石等富含碘,对缺碘造成的单纯性甲状腺肿大具有防治作用,这也是咸味中药软坚散结功效的药理学基础之一。

（3）镇静、抗惊厥作用:牛黄、全蝎、地龙、琥珀、僵蚕、水牛角、蜈蚣、玄参、磁石等具有咸味的中药,尤其是动物类药材,具有良好的镇静、抗惊厥作用,是息风止痉的药理学基础。

（4）改善性功能：鹿茸、紫河车、蛤蚧、海马、黄狗肾等咸味动物药具有显著的性激素样作用，能改善性功能，是补肾壮阳功效的药理学基础。

在辨证论治的前提下，针对证型改善症状，参考现代药理研究成果组方选药，对于临床改善实验室指标有更好疗效。

八、瞑眩反应

瞑眩反应，系指在药物等治疗的干预下，人的体质或身体功能好转，使紊乱的各个系统经过调节而达到平衡状态，是邪有出路的反应，故又称为好转反应或者调整反应。瞑眩一词，最早见于《尚书·说命》："药不瞑眩，厥疾弗瘳。"孟子释曰："若药之攻人，人服之不以瞑眩愦乱，则其疾以不愈也。"西晋郭璞注："瞑眩亦通语也。然则药之攻病，先使瞑眩愦乱，病乃得瘳。传言瞑眩极者，言闷极药乃行也。"宋代孔传注："服药必瞑眩极，其病乃除。"现代名老中医岳美中曰："深痼之疾，服药中病则瞑眩，瞑眩越剧，奏效愈宏。"可见药后瞑眩为机体好转的一种反应。"药不瞑眩，厥疾弗瘳"，可释译为服药后未出现"瞑眩"的患者，疾病不会治愈。其发生机制可概括为：一种是通过总结分析《伤寒论》《金匮要略》等经典原文，认为瞑眩反应是久病宿疾之人，经络气血瘀滞不通，在正虚邪实的情况下，机体正气骤得药力襄助，奋起抗邪，正邪剧争，盘邪顿溃而出所致。一种是瞑眩反应的发生则是机体阴阳失调，生理平衡被破坏后逆其疾病而应之奏效所致，阴阳自和是人体向愈的本能，也是瞑眩反应发生的重要环节。另外，毒药治病，达到治疗量则出现

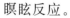

瞑眩反应。

瞑眩反应具体表现繁多,但临床大部分患者仍以头目昏重、目瞑嗜睡为主,其受个体差异及部分特殊用药等因素影响,总的机制在于人体正气借助药力,致正气振奋、邪气速溃,达阳进阴退、阴阳自和之效。在此基础上提出中医用药的火候——"药不瞑眠,病不休",久病之人宿邪内伏,湿热痰瘀交阻而脏腑经络不通,故卫阳独行于外而不得入于阴,阴阳失交,病邪难去。在精准辨证、合理用药的前提下,药后瞑眩欲眠,即是邪气去,阳复入阴,机体阴阳和合,疾病自愈的一种佳兆。但临床需注意,不可盲目追求该种特殊反应,忽视病愈之根本在于辨证用药之精准。另瞑眩反应确与药物不良反应相似,应以鉴别,鉴别要点主要有三:其一,因该反应而出现的种种异常,患者往往可以耐受,甚至觉得症出愈爽;其二,体温、脉搏、血压等生命体征常平稳,不受影响;其三,若应用了乌头、附子等本身不良反应较强的药物,尤须注意是否遵循从小剂量开始、逐量增加的原则。另外,除与药物不良反应鉴别外,临床还需注意,瞑眩反应需与患者心理作用相鉴别。

对于中药的正确认识和精准用药,不仅关系中医药的传承与创新,也关系中医药的经验与科学问题。把握中药的运用火候,关键在于识药、对证、适人、应境,遵循"逐渐递增或递减""以知为度""中病即止"等原则,达到安全性和有效性的统一。此外,临床中要注重煎服方法和适当配伍、熟悉不良反应的解救措施,注意人文关怀,建立医患双方适度心理预期,取得患者最大依从度,达到临床最佳治疗效果意义重大。

第4章 乙型肝炎的中医治疗策略

一、概　述

肝,五脏之一,位于腹腔,横膈之下,右胁之内。肝的主要生理功能是主疏泄和主藏血。《黄帝内经·素问·阴阳应象大论篇》云:"东方生风,风生木,木生酸,酸生肝。"《临证指南医案·肝风》载:"故肝为风木之脏,因有相火内寄,体阴用阳,其性刚、主动、主升。"肝的生理特性主要有肝气升发、肝为刚脏。

《黄帝内经·素问》曰:"肝者,罢极之本,魂之居也;其华在爪,其充在筋……此为阳中之少阳,通于春气""在地为木,在体为筋,在脏为肝,在色为苍,在音为角,在声为呼,在变动为握,在窍为目,在味为酸,在志为怒。"肝在体合筋,其华在爪,在窍为目,在志为怒,在液为泪。胆附于肝,肝胆由足厥阴肝经与足少阳胆经的相互络属而成表里关系。肝五行属木,为阴中之阳,与自然界春气相通应。

(一)生理特性

1. 肝为刚脏　叶天士《临证指南医案》载"肝为刚脏,非柔润不能调和也"。肝为刚脏,指肝气主升主动,刚强躁急的生理特性;亦指肝不易见阳虚病机而易见阴虚病机的易趋性和病证表现。肝在五行属木,木性曲直,肝气具有木的冲和条达、伸展舒畅之能;肝有主疏泄的生理功能,肝气性喜条达而恶抑郁;肝内寄相火,主升主动,皆反映了肝为刚脏的生理特性。肝病常表现为肝气升动太过的病理变化,如肝气上逆、肝火上炎、肝阳上亢和肝风内动等,临床多出现眩晕、面赤、烦躁易怒、筋脉拘急,甚则抽搐、角弓反张等症状。另外,肝为刚脏与肺为娇脏相对而言,肝气主左升,肺气主右降,刚脏与娇脏刚柔相济。若肝气升发太过,肺气肃降不及,则可出现"左升太过,右降不及"的肝火犯肺的病理变化。

2. **肝主升发**　是指肝气具有向上升动和向外发散的生理特性。《类证治裁》曰:"凡上升之气,皆从肝出。"肝气向上升动和向外发散以调畅全身气机,气机正常运行,脏腑功能才得以协调。肝气升发有度,还赖于肝阴与肝阳的协调,肝藏血,血属阴,故其体属阴;肝气主升主要是阳气的推动作用,故其用属阳。肝以血为体,以气为用,正所谓"肝体阴而用阳"。肝血肝阴能够化生涵养肝气,使之冲和条达,发挥其正常的疏泄功能,防止疏泄太过而亢逆。若肝血肝阴亏虚,则肝气化生无源,血不载气,使肝失疏泄,表现为太过与不及,导致肝气逆或肝气郁,从而出现肝火上炎,肝阳上亢,肝风内动,肝郁气滞等一系列病理变化。

(二)生理功能

1. **肝主疏泄**　"疏泄"一词首见于《黄帝内经》,虽未明确提出"肝主疏泄",但在其篇章中多处论述了肝气具有升发、条达、舒畅的特性。如《素问·五常政大论》云:"木曰敷和""敷和之纪,木德周行,阳舒阴布……其性随,其用曲直……其政发散……其藏肝。"朱丹溪在《格致余论·阳有余而阴不足论》中云"司疏泄者,肝也"。明确提出"肝主疏泄"。疏，即疏通；泄，即发泄、升发。肝主疏泄主要是指肝气具有疏通、畅通全身气机，进而促进、脾胃之气的升降、胆汁的分泌排泄以及情志的舒畅等作用。

肝气的疏泄功能与肝为刚脏及肝气主动、升发的特性密切相关。肝主疏泄的中心环节是调畅气机。机体脏腑、经络、形体、官窍等的正常生理活动和新陈代谢赖于气的升降出入活动，这种气的升降出入运动称为气机。肝气的疏泄功能正常发挥则气机调畅，气血和调，经络通利，脏腑、形体、官窍等的功能活动也稳定有序。肝气的疏泄功能失常，称为肝失疏泄。肝失疏泄主要包括太过与不及两种病理状态。疏泄不及是肝功能低下的一种病理状态，表现为失去条达、升发之性，而呈现为抑滞、委顿。其形成的主要原因有：情志抑郁、湿热阻滞、中气壅滞等。疏泄不及的病理变化特点可概括为"郁"。《丹溪心法》曰："郁者，结聚而不得发越也。当升者不得升，当降者不得降，当变化者不得变化也。"郁是一种气机阻滞、功能受抑的病理状态。临床部分患者功能（活力）降低、适应能力下降、感觉异常而体检指标基本正常或部分异常但尚未达到疾病诊断标准可参照诊疗。临床表现为肝气郁结，轻者可见精神抑郁，善叹息，胸胁、脘腹胀满或疼痛，嗳气，纳食不佳，或咽中有异物感，咯之不出、咽之不下，或妇女乳房胀痛、月事不调等；重者则可气病及血甚或演变为其他心身疾病。《素问·调经论》载："血之与气，并走于上，则为大厥，厥则暴死，气复反（返）则生，不反则死。"朱丹溪言："气血冲和，万病不生。一有怫郁，诸病生焉。故人身诸病多生于郁。"疏泄太过是肝功能亢进的一种病理状态，其成因主要有：强烈的情志刺激，气郁日久化火,或久病伤肾而无以滋肝,血化无源而不能养肝,肝之阴血素禀不足等。一旦肝体失养,则极易出现肝用太过。疏泄太过的病理变化特点可概括为"逆"。逆者,乱也,悖理违序之意。肝气逆乱,常恃强凌弱,侵扰四邻,《医学求是》为此而称"肝为五脏之贼"。根据临床表现,疏泄太过又可进一步分为横逆与上逆两种病势。横逆者的表现有三:一为肝气犯胃,阻气戕络,可见胃痛、呕血;二为肝气乘脾,运化失职,水湿内停,下趋肠道,清浊不分,水谷杂下,出现泄泻;三为肝气横逆,脾胃升降失序,致痞满、呕吐、呃逆等。上逆者主要为肝阳暴涨,阳亢生风,扰动清窍,可见头痛、眩晕,蒙蔽清窍可见猝然昏仆、不省人事,风痰阻络可见肢体震颤,或口眼㖞斜,或言语不利。

肝气疏泄,调畅气机的生理作用主要表现在以下几个方面。

(1)调节精血津液的运行输布:血液的运行和津液的输布代谢,有赖于气机的调畅。肝气疏泄,畅达气机,气行则血行,血液得以藏泄适度。若气机郁结,则血行障碍,血液瘀滞停积而为瘀血,在女子可出现经行不畅、经迟、痛经、经闭等。若肝气上逆,迫血上涌,又可使血不循经,出现呕血、咯血等出血,或女子月经过多、崩漏不止等症。气能行津,气行则津布,津液的输布代谢正常,则无聚湿成水、生痰化饮之患。若肝气疏泄功能失常,气机郁结亦会导致津液的输布代谢障碍,形成水湿、痰饮等病理产物,出现水肿、痰核等病证。

(2)促进脾胃的运化功能和胆汁分泌排泄:肝主疏泄,调畅气机,有助于脾胃之气的升降,从而促进脾胃的运化功能。另一方面食物的消化吸收还借助于胆汁的分泌和排泄，肝胆相表里，胆汁为肝之余气所化。肝气的疏泄功能正常发挥，全身气机调畅，胆汁才能正常的分泌和排泄。肝的疏泄功能失常常影响脾胃及胆的功能，出现肝木乘土（脾胃）及胆汁淤滞不畅的病变。若肝病以影响脾土为主的，多称之为"肝脾不调"或"肝脾不和"，可出现胸胁胀满、腹胀、腹痛等症；若肝病以影响胃土为主，多称之为"肝气犯胃"或"肝胃不和"，可出现胸胁脘腹胀满或疼痛纳呆等症。若肝病影响胆腑，胆汁排泄失常而出现淤滞，则见腹痛、腹胀、饮食不化等症，重者可见高热、潮热、腹部绞痛；胆汁淤滞日久，则可变生结石。

（3）调节精神情志：情志泛指人的情绪、情感活动。五脏之中，以心与情志关系最密切，心主血脉，主藏神，精神情志主要是心神的生理功能，心神的物质基础是气血，故情志活动与气血关系亦非常密切。《明医杂著·医论》曰："肝为心之母，肝气通，则心气和，肝气滞，则心气乏。"人的情志活动以气血为物质基础，而肝主疏泄，调畅气机，促进气血的运行，故能调畅情志。只有肝主疏泄功能正常，气血调畅，人的精神情志才能正常。在正常生理情况下，肝的疏泄功能正常，肝气升发，既不亢奋，也不抑郁，舒畅条达，则人就能较好地协调自身的精神情志活动。表现为精神愉快，心情舒畅，理智清朗，思维灵敏，气和志达，血气和平。若肝气的疏泄功能不及，肝气郁结，可见心情抑郁不乐，悲忧善虑；若肝气郁而化火，或大怒伤肝，肝气上逆，常见烦躁易怒，亢奋激动。

（4）调节生殖功能：妇女经、带、胎、产等特殊的生理活

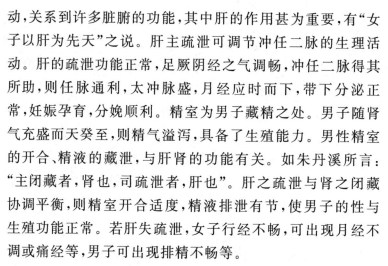

动,关系到许多脏腑的功能,其中肝的作用甚为重要,有"女子以肝为先天"之说。肝主疏泄可调节冲任二脉的生理活动。肝的疏泄功能正常,足厥阴经之气调畅,冲任二脉得其所助,则任脉通利,太冲脉盛,月经应时而下,带下分泌正常,妊娠孕育,分娩顺利。精室为男子藏精之处。男子随肾气充盛而天癸至,则精气溢泻,具备了生殖能力。男性精室的开合、精液的藏泄,与肝肾的功能有关。如朱丹溪所言:"主闭藏者,肾也,司疏泄者,肝也"。肝之疏泄与肾之闭藏协调平衡,则精室开合适度,精液排泄有节,使男子的性与生殖功能正常。若肝失疏泄,女子行经不畅,可出现月经不调或痛经等,男子可出现排精不畅等。

2. 肝藏血　"肝藏血"一词,最早见于《内经》。《素问·调经论》谓:"夫心藏神,肺藏气,肝藏血……"肝藏血是指肝具有贮藏血液、调节血量和防止出血的功能。主要表现在涵养肝气;调节血量;濡养肝及筋目;为经血之源;防止出血。

(1)贮藏血液:恽铁樵在《生理新语》中云:"惟肝含血管最富,故取生物之肝剖之,几乎全肝皆血……故肝为藏血之脏器。""贮藏血液"的作用是指肝具有储藏血液的生理功能,具体表现如下。

①涵养肝脏及筋、目:肝贮藏充足的血液,可涵养肝及其形体官窍,使其发挥正常的生理功能。如《素问·五脏生成》说:"肝受血而能视,足受血而能步,掌受血而能握,指受血而能摄。"若肝病,贮藏血液减少,可出现肝血虚亏、濡养功能减退的病变。如肝血不足,不能濡养眼目,则两目干涩昏花,或为夜盲;若不能濡养筋,则筋脉拘急,肢体麻木,屈伸不利。

②为经血之源：肝贮藏充足的血液，为女子月经来潮的重要保证。肝藏血称为血海，冲脉起于胞中而通于肝，与女子月经来潮有密切关系，也称"血海"。女子以血为本，肝藏血充足，冲脉血液充盛，是其月经按时来潮的重要保证。肝血不足时，可见月经量少，甚则闭经。

③涵养肝气：肝贮藏充足的血液，化生和涵养肝气使之冲和条达，发挥其正常的疏泄功能，防止疏泄太过而亢逆。

④维持正常神志及睡眠：《灵枢·本神》言"肝藏血，血舍魂"，肝血可化生和濡养魂。肝血充足，则魂有所舍而不妄离；若血不养魂，则可见失眠、多梦等症。

（2）调节血量：是指肝藏血正常时，能根据机体各部分组织器官活动量的变化而调节循环血量，保证正常生理活动的需要。肝调节血量主要是在肝之疏泄作用下完成的，肝气条达则血脉通畅。其调节途径有三：一是根据机体的需要，调节人体各部的血量；肝贮藏充足的血液，可根据生理需要调节人体各部分血量的分配。当机体活动剧烈或情绪激动时，肝就通过肝气的疏泄作用将所贮藏的血液向外周输布，以供机体的需要。当人体处于安静或情绪稳定时，机体外周对血液的需求量相对减少，部分血液便又归于肝。二是调节冲任二脉，控制女子月经来潮；三是将肝藏之血输送至肾化为精藏于肾，还可将肾精注入于肝化为血为肝所藏，此即"精血互化"。病理上，肝调节血量功能失调，不能将肝内所藏之血输布于外周血脉，或过量血液归藏于肝，仍可导致全身各组织器官供血不足，导致血虚诸症。长期藏血过多，不能输布于诸经，久郁不解，而形成瘀血或肿块，阻塞脉道，渐成胁肋积证、真心痛、中风等病证。

（3）防止出血：《卫生宝鉴》云："夫肝摄血者也"。肝"防止出血"的作用是指肝藏血有助于血液在脉中正常运行，防止其溢于脉外而发生出血。气有固摄血液之能，肝气充足，则能固摄肝血而不致出血；又因阴气主凝，肝阴充足，肝阳被涵，阴阳协调，则能发挥凝血功能而防止出血。在病理上，若出现肝气虚弱，收摄无力，或肝阴不足，肝阳偏亢，或肝火亢盛，灼伤脉络所致肝不藏血，则可出现吐血、衄血、便血或月经过多等多种出血证。

（三）与形、窍的关系

1. 在体合筋，其华在爪　筋，即筋膜，包括肌腱和韧带，附着于骨而聚于关节，是连接关节、肌肉，主司关节运动的组织。《素问·阴阳应象大论》称为"肝主筋"。肝精肝血充足则筋力强健，运动灵活，能耐受疲劳，并能较快地解除疲劳，故称肝为"罢极之本"。肝血不足，血不荣筋，则肢麻手颤，甚至屈伸不利：若热灼肝阴耗血，血不荣筋，则四肢抽搐、牙关紧闭，甚则角弓反张。

其华在爪，爪为筋之余，肝之精血的盛衰，可以影响到爪的荣枯，又可以测知肝功能正常与否。肝血充足则爪甲红润光泽；肝血不足则爪甲薄软枯槁。

"主宗筋"，三阳三阴的经筋会合于前阴部，又称宗筋。肝经湿热下注宗筋，则男子阳痿、睾丸肿痛，或阴部湿疹，女子带下色黄腥臭；寒滞肝脉，则睾丸坠痛、阴囊冷缩；肝气郁结宗筋，则为疝气。

2. 在窍为目　目属五官之一，司视觉，具有视万物、察秋毫、辨形状、别颜色之功。肝气通于目，肝经循行于目，肝主藏血，目受血而能视，肝和则目光有神，辨色分明，视物清楚;肝血不调则目病,肝气失和则生目疾。若肝血不足,则可生两目干涩、目眩、目眶疼痛等症;肝经风热则可见目赤痒痛;肝风内动则目睛上吊、两目斜视等。

(四)肝的病理特点

肝为风木之脏,主疏泄而藏血,其气升发,喜条达而恶抑郁,主筋,开窍于目,与胆相表里,肝以血为体,以气为用,体阴而用阳,集阴阳气血于一身,成为阴阳统一之体。故其病理变化复杂多端,每易形成肝气抑郁,郁久化火,肝阳上亢,肝风内动等肝气、肝火、肝阳、肝风之变,且肝之阴血又易于亏损。因此,肝气、肝阳常有余,肝血、肝阴常不足就成为肝的重要病理特点。肝为五脏之贼,故除本身病变外,且易牵涉和影响其他脏腑,形成比较复杂的病理变化。肝病的病理变化有虚实两类,而又以实为多。

1. 肝气、肝阳失调　以肝气、肝火、肝阳的亢盛有余为多见。肝阳上亢多为肝阴不足,阴虚阳亢所致,故放在肝阴、肝血失调之中阐述。因此,肝气、肝阳失调的病机,主要表现在肝气郁结和肝火上炎等方面。

(1)肝气郁结:肝气郁结简称肝郁、肝气郁,是肝病理中最常见的病理变化。精神刺激,情志抑郁不畅,或病久不愈而因病致郁,或他脏之病理影响于肝等,均可使肝失疏泄,气机不畅,形成肝气郁结之候,其轻者称为肝气不舒或肝气郁滞。肝气郁结之病理特点是肝之疏泄功能受到抑制,气机不得条达舒畅,其滞或在形躯,或在脏腑。因此,临床上以情绪抑郁、悒悒不乐,以及胁肋胀痛等气机郁滞之候为特征,且每当太息、嗳气之后略觉舒缓。

肝气郁结的病理发展趋势如下。

①气滞血瘀：气有一息之不行，则血有一息之不行。肝气郁结，气机阻滞，则血行不畅，必然导致血瘀，表现为胁肋刺痛、癥积肿块、舌青紫或瘀点瘀斑等。影响冲任二脉，则冲任失调，可见妇女月经不调、痛经、闭经或经血有块等。

②痰气郁结：气郁生痰，痰与气结，阻于咽喉，则为梅核气；积聚于颈部则为瘿瘤等。

③气郁化火：气有余便是火，肝气郁结，久而化火，形成气火逆于上的肝火上炎之候。

④犯脾克胃。肝气郁而不达，或气滞转化为横逆，均可影响脾胃之纳运，形成兼有呕吐、嗳气、脘胁胀痛等肝气犯胃和兼有腹胀肠鸣、腹痛泄泻、大便不爽等肝气犯脾之候。

肝气郁结与肝气横逆，虽同是肝气为病，且皆为实证，但二者的病理性质也并不完全相同。肝气郁结为肝之疏泄不及，肝气抑郁；而肝气横逆则为疏泄太过，肝气过旺。所以，精神情志失调，前者为情志抑郁、多疑喜愁、闷闷欲哭，后者为性急易怒。

总之，肝气郁结的基本病理变化，主要表现在精神抑郁和气机失调两个方面。

（2）肝火上炎：肝火上炎又名肝火、肝经实火，是肝阳热亢盛，气火上冲的一种病理变化。多因肝郁气滞，郁而化火，而致肝火上冲，或因暴怒伤肝，肝气暴张，引发肝火上升，或因情志所伤，五志过极化火，心火亢盛，引动肝火所致。

肝火上炎，为肝之阳气升发太过，具有气火上冲，头面部热象显著的特点。故可见头胀头痛、面红目赤、急躁易怒、耳暴鸣或突发性聋等病理表现。肝的阳气升动太过，郁火内灼，极易耗伤阴血而致阴虚火旺。肝火灼伤肺胃脉络，则易出现咯血、吐血、衄血。气血上逆之极，则血菀于上，发为昏厥。

2. 肝阴、肝血失调　肝阴、肝血失调的病机，均以肝之阴血不足为其特点。阴血虚则阳亢，则为肝阳上亢，阳亢无制而生风，为肝风内动。因此，肝阳上亢、肝风内动，亦多与肝之阴血不足有关。

(1)肝阴不足：又称肝阴虚。肝为刚脏，赖肾水以滋养。肾阴亏损，水不涵木，或肝郁化火，暗耗肝阴等，均可导致肝阴不足。肝阴不足，以头目眩晕、目睛干涩、两胁隐痛、面部烘热、口燥咽干、五心烦热等为主要临床表现。因乙癸同源，故肝阴不足往往易与肾阴不足合并出现。

(2)肝血亏虚：多因失血过多，或久病损耗，或脾胃虚弱，化生气血的功能减退所致。其病理变化除血虚征象外，主要表现在肝血不能荣筋养目等方面，临床上以肢麻不仁、关节屈伸不利、爪甲不荣等筋脉失养和眩晕眼花、两目干涩、视物模糊等血虚不能上荣头目之征为特点。此外，肝血不足常可导致冲任不足和血虚生风。冲任不足，血海空虚，可引起月经量少乃至闭经。血虚生风每致虚风内动，可见皮肤瘙痒、筋挛、肉困、瘛疭等病理表现。

(3)肝阳上亢：多由肝阴不足，阴不制阳，肝之阳气升浮亢逆所致，或因情志失调，郁怒伤肝，气郁化火，肝火炽盛，耗伤肝阴，发展为阴虚阳亢而成。因肝肾同源，故肾阴不足，水不涵木而致肝肾阴虚，最易引起肝阳上亢。肝阳上亢的病理特点为阴虚阳亢，本虚标实，上盛下虚。上盛则为阳气亢逆，属标病，表现为眩晕耳鸣、头重脚轻、面红目赤、烦躁易怒等；下虚为肝阴虚，属本病，表现为腰膝酸软、足痿无力等。

　　肝气郁结、肝火上炎、肝阳上亢三者,在病理上是相互影响的。肝气郁结、郁而化火,可致肝火上炎,久之肝火内耗肝阴,阴虚阳亢,又可形成肝阳上亢。但肝气郁结系肝失疏泄,气机郁滞,以情志异常和气机失调为主要临床特征;肝火上炎系气郁化火,气火上逆,以头面部热象显著或气火上冲为特征;肝阳上亢则是阴不制阳,肝阳升动太过,阴虚阳亢。

　　肝阳上亢之阳亢与肝火上炎之气火上逆相似,但属虚候,与阴虚并见,而肝火上炎是但实无虚。故中医学认为,郁而不舒为肝气,浮而亢逆为肝阳(肝阳上亢),气郁化火为肝火(肝火上炎)。

　　(4)肝风内动:属于内风范畴,多是肝阴阳气血失调,发展至极期的病理变化。临床上以眩晕、震颤、抽搐等动摇不定的症状为主要特征。有热极生风、肝阳化风、血虚生风、阴虚风动之分。

　　①热极生风:又称热盛动风,多因邪热炽盛所致。其病理特点为:发病急骤,多在里热、实火情况下出现。常见于温热病邪入营血阶段,或某些发热性疾病的极期,以高热、神昏、抽搐、痉厥为其临床特征。

　　②肝阳化风:系肝阴不足,肝阳失去制约,阳亢无制,妄自升动而致。其病理变化多有肝阴不足,肝阳上亢之候,继之出现眩晕欲仆、肢麻震颤、筋惕肉𥆧等,甚则昏仆、偏瘫,发为中风。

　　③血虚生风:系阴血不足,筋脉失养所致。一般是在血虚基础上发生的,阴血不足症状比较明显,风胜则动之表现

轻微,或仅见于肌表,如皮肤瘙痒、手足发麻等,少有抽搐现象。

④阴虚风动:多是在温热病末期;患者下焦肝肾阴血不足所致,以手足蠕动、心中儋儋大动为特征。

总之,肝风内动,以肝肾阴虚,不能制约阳气,肝的阳气升动太过者为多见。

综上所述,可知"气、火、风"为肝病理发展过程中的一大特点。肝气郁结是肝失疏泄,气机郁滞的表现。肝郁不舒,郁而化火,可形成肝火;久之肝火内耗肝阴,肝阴不能制约肝阳而致肝阳上亢;肝阳升动无制,风气内动,则为肝风(肝阳化风)。三者之间,常以肝气郁结为先导,亦即肝病的原发因素。再则,气病及血,气滞必血瘀,气郁不达,津液停聚,亦可酿痰。气、火、痰、瘀、风的病理变化过程,可产生各种复杂的病变,其病理根源,则均与肝气郁结有关。

(五)与其他脏腑的关系

肝为五脏之贼,欺强凌弱,故肝病往往不限于本脏,常能影响上下左右。乘土即所谓木旺克土,最为多见;刑金则是肝火犯肺,可致咳嗽阵作、干咳痰少、面红胁痛,甚则咯血,所谓"木火刑金""木叩金鸣";冲心,可致心肝火旺;及肾亦为多见,耗水伤阴,每致肝肾阴虚,肾失闭藏。六腑以疏通畅泄为顺,故肝气郁结,又可使六腑传化失常。在病理上,肝与心多表现为心肝火旺,心肝血虚。肝与肺,多表现为木火刑金,较少见金乘木之证。肝与脾,则以肝木乘脾、土壅木郁为常见。

1. **肝与心**　心主行血,肝主藏血;心藏神,肝主疏泄、调摄情志。生理状态下,肝、心相互滋生、相互协同,共主血脉,共调情志,心气充沛,心血充盈,神气内收,肝有所藏,疏泄正常,情志调畅,则血行有常,精神健旺。若心血不足,肝不藏血,疏泄失常,心与肝互相影响,则可见失眠多梦、心悸眩晕、神昏抽搐、情志不畅等症。

2. 肝与肺　肝主少阳春温、升发之气,肺主太阴秋燥、肃降之气。其在人体,肝主疏泄,其气升发条达;肺主肃降,其气清肃下降。肝自左而升,肺主右降。生理状态下,肝左升肺右降,气机协调,一起维持人体内外环境之间的阴阳平衡,促进脏腑、经络的功能活动及气血、营卫的正常运行。若肝气郁结,气火上升,肺失宣降,可致咳嗽、咯血等"木火刑金"诸症;若肺失清肃,损及肝木,可致胁肋胀痛等肝阳亢逆诸症。

3. 肝与脾　《黄帝内经·素问》论:"土得木而达",肝主疏泄,脾主运化,生理状态下,两者相互为用,共同促进饮食物消化及气血生成运行。肝疏泄有度,气机条畅,助脾胃升降,促进精气血液的运行输布;脾气健旺,运化正常,水谷精微充足,气血生化有源,肝体得以精血濡养而肝气冲和条达,更有利于疏泄功能的发挥。"凡属肝病,势必乘土",肝气郁结,郁而不舒;肝气横逆,以强凌弱,两者皆可导致脾胃运化失常而出现精神抑郁、纳呆腹胀等"木郁克土"之症;若脾失健运,影响肝的疏泄,脾病及肝,则可见"土壅才郁"诸症。

4. 肝与肾　肝肾同居下焦,水木相生,乙癸同源,相互滋养。生理状态下,肝藏血,肾藏精,精生血,血养精。肾精充足,肝血旺盛,肝功能才能正常;肝血充盛,使血化为精,肾精充满,肾功能亦能正常。肝主疏泄,肾主封藏,两者藏泄有度,则女子行经、男子排精正常。病理方面,肝肾之间常常表现为阴阳失调或肝血、肾精的亏损。如肾阴不足,不能涵养肝木,则引起肝阴不足,导致肝阳上亢,出现眩晕目赤、急躁易怒等症;肝阳妄动,又可下动肾阴,形成肾阴不足,出现头昏耳鸣、腰膝酸软、阳痿遗精等症。临床上肝阴虚和肾阴虚,肝阳上亢和肾火妄动,往往同时出现,故肝、肾两脏之阴阳常常盛则同盛,衰则同衰。

5. 肝与胆　肝位于右胁,胆附于肝叶之间。肝与胆在五行均属木,经脉又互相络属,构成脏腑表里肝与胆在生理上的关系,肝与胆在病变过程中主要表现在胆汁疏泄不利和精神情志异常两个方面。肝主疏泄,分泌胆汁;胆附于肝,贮藏、排泄胆汁。共同合作使胆汁疏泄到肠道,以帮助脾胃消化食物。所以,肝的疏泄功能正常,胆才能贮藏排泄胆汁,胆之疏泄正常,胆汁排泄无阻,肝才能发挥正常的疏泄作用。肝主疏泄,调节精神情志;胆主决断,与人之勇怯有关。肝胆两者相互配合,相互为用,人的精神意识思维活动才能正常进行。故曰:"胆附于肝,相为表里,肝气虽强,非胆不断,肝胆相济,勇敢乃成"(《类经·脏象类》)。

二、病因病机特点

慢性乙型病毒性肝炎是由感染乙型肝炎病毒(HBV)引起的,当疾病进一步发展可转变为肝纤维化、肝硬化,甚至肝癌。中医学中并无"慢性乙型肝炎"一名,根据其主要的症状、体征及临床发展过程,与"黄疸""胁痛""积聚""鼓胀""疫毒""郁证""肝瘟""血证"等病证的记载颇为类似。现代中医学对慢性乙型病毒性肝炎的病因病机认识就是在此基础上建立的。对慢性乙型病毒性肝炎的病因及演变特点，主要包括"杂气""伏邪""湿热""瘀血""痰浊""正虚"等方面。

（一）病因分析

1. 杂气致病　慢性乙型病毒性肝炎为外感邪毒发病，属中医学"杂气"致病，这是导致本病发病的始动因素，同时也是导致疾病持续进展的根本原因。"杂气"说是明代吴又可在《温疫论》中首先提出来的独特病因理论。"夫温疫之为病，非风、非寒、非暑、非湿，乃天气间别有一种异气所感""疫者，感天地之疬气"，"异气""疬气"乃为由外而入、传染性强的凶恶病邪，其具备以下特征。

（1）物质性与致病性：吴又可认为，"杂气"作为致病因子首先是物质性的，可用药物制之。他在《瘟疫论》中说："杂气……无象可见，况无声无臭，何能得睹得闻。"又说："气即是物，物即是气……夫物之可以制气者药物也"。杂气致病说虽未能揭示出当代乙型肝炎的病原体是 HBV，但是在现代的临床实践中，可以运用辨证求因的方法，把"湿热疫毒"作为这种致病杂气的定性概念来使用。杂气又具有致病性，"至于一切杂证，无因而生者，并皆杂气所成"，并指出杂气致病"不可以年岁四时为拘，或发于城市，或发于村落"。

（2）传染性与特异性："其年疫气盛行，所患者众，最能传染，即童辈皆知其为疫。至于微疫似觉无有，盖毒气所钟有轻重也。"此处所言"疫气"与"毒气"亦皆属"杂气"之范畴。杂气的传染来源，"有天受""有传感"，即由自然界感受和在人群间互相传播的特性，"所感虽殊，其病则一"。并且杂气致病,既可"村落中偶有一、二所患者",亦有"延门合户,众人相同"的流行性。杂气致病特异性表现在两个方面,一是不同的杂气可以导致不同物种的疫病,如《瘟疫论》所说:"……人病而禽兽不病,究其所伤不同,因其气各异也"。二是杂气侵入人体后对某些脏腑经络有特殊的亲嗜性与选择性,"盖当其时,适有某气专入某脏腑经络,专发为某病"。不同肝炎疫毒的毒性各异,感染不同的疫毒,形成甲、乙、丙、丁、戊等种种不同的肝炎,临床表现与预后转归亦各有特点。

(3)潜伏性:吴又可论疫毒时明确指出:"瘟疫之邪,伏于募原,如鸟栖巢,如兽藏穴,营卫所不关,药石所不及,至其发也,邪毒渐张,内浸于腑,外淫于经,营卫受伤,诸证渐显,然后可得导引而去,邪尽方愈。"这段论述明确提出作为传染性之瘟疫邪毒侵入人体后,可在某一部位潜伏,这一阶段往往无证可辨,无药可投,及至发病之后诸证渐显,才能因势利导,驱邪务尽。这一过程与乙肝病毒侵入人体后的发展规律亦颇相近。

总之,"疫毒""杂气"作为一种传染性致病因子虽然并非等同于乙型肝炎病毒,但其为病与乙肝病毒之感染人体有颇多吻合之处。乙型肝炎病毒可以看作是一种"杂气"感染人体后而专入肝,或使人体处于病毒携带状态,或造成发病。

2. 伏邪致病　伏邪亦称伏气,伏邪主要指感受邪气,即时不发,伏藏体内,逾时而发。伏气学说源自《黄帝内经》,肇端于王叔和,定型于汪机,鼎盛于明清。《素问·金匮真言论》曰:"夫精者身之本也。故藏于精者春不病温。"这里的"精"即机体的正气,强调正气在伏邪发病中起到关键性作用;同时,伏邪发病的另一关键为邪气,邪气是伏邪发病的先决条件,正气与邪气是伏邪发病的两个核心因素。现代医学认为,慢性乙型肝炎发病的先决条件是乙型肝炎病毒(HBV)的感染,但疾病的发生发展及转归与机体的免疫状态密切相关,其发病机制与伏邪发病有诸多相关之处。

伏邪具有隐匿潜伏、黏滞缠绵、动态积聚的特征。隐匿潜伏是伏邪的重要特点,即在"伏"的状态时,无论医师还是患者,都难以觉察。《灵枢·邪气脏腑病形》曰:"正邪之中人也微,先见于色,不知于身,若存若亡,莫知其情。"邪气留恋,黏滞缠绵,是伏邪致病的又一特性。刘吉人《伏邪新书》指出:"感六淫而不即病,过后发病者,总谓之伏邪,已发而治不得法,病情隐伏,亦谓之伏邪。有初感治不得法,正气内伤,邪气内陷,暂时假愈,后仍作者,亦谓之伏邪。"此与慢性乙型肝炎病程漫长,部分患者肝炎反复发作的特点是一致的。动态集聚是伏邪的重要特征,潜伏于体内的邪气,其病邪的性质及数量的变化与人体正气密切相关;由于年龄、禀赋、体质和后天调养的差异,当正气不足时,机体的抗病能力减弱,邪气的数量明显积聚扩大,性质也随着气血阴阳的亏虚而出现不同的变化。当精气充盛,正能胜邪,不仅伏邪数量会减少,同时伏邪的性质、部位都会发生动态变化。

伏气贯穿慢性乙型肝炎病理发展的整个过程,并在不同阶段表现出不同致病特点。在我国大多数慢性乙型肝炎患者初期并无炎症活动,表现为伏气内郁。伏气潜伏于正虚之所,不易祛除,则致毒邪留连,待时而发。《温疫论》云:"凡邪所客,有行邪,有伏邪……"随着机体免疫功能不断攻击复制的乙型肝炎病毒，导致炎症活动，表现为伏气内犯脏腑、经络，从而变证丛生。若侵犯脾胃，引起中焦转输、生化及升降功能障碍，则形成"湿毒"犯脾胃之证；伏气内泛侵犯于肝，使肝气郁滞，则出现胁肋胀痛、肝脾轻度增大、丙氨酸氨基转移酶（ALT）升高、肝炎病毒标志物阳性等；伏邪善入血分，迁延日久，阻滞脉络，导致气滞血瘀，形成"瘀毒"，证见胁肋积块固着不移等。此时，已由慢性肝炎演变成肝硬化，肝缩小，脾进行性增大，肝功能反复或持久异常，肝及全身微循环障碍。其中少数重症毒邪入营血，内陷心包，表现为神志昏迷、出血、全身黄染者，属"急黄"或"瘟黄"。

现代医学的免疫与中医学的"正气""精气"虽称谓不同，但其内容是相同的，即机体的抗病能力。慢性乙型肝炎无论其发病机制与自然病史，均与伏邪理论注重邪正两方面的病机特点密切相关。免疫耐受期，正不胜邪，邪气隐匿潜藏、积聚；免疫清除期，正气充盛，正能胜邪，动态变化；非活动期或低（非）复制期，正盛邪衰，遗邪内伏，留恋缠绵，伺机而发。因此，在慢性乙型肝炎各期病症的治疗中，把握伏邪的病机，重视正气与邪气在疾病发生、发展与转归中的作用，有利于发挥中医药特色疗法在预防、治疗、调节乃至康复的整体效应，指导临床实践。

3. 湿热致病　《素问·六元正纪大论》："湿热相搏……民病黄疸而为跗肿"，首先提出"湿热相搏"为其病因。张仲景在《伤寒论·辨阳明病脉证并治》曰："阳明病，发热汗出者，此为热越，不能发黄也。但头汗出，身无汗，齐颈而还，小便不利，渴饮水浆者，此为瘀热在里，身必发黄，茵陈蒿汤主之。"清·程钟龄在《医学心悟》曰："黄疸者……湿热郁蒸所致,如氤氲相似,湿蒸热郁而黄成矣。"说明黄疸病的发生与湿热之邪密切相关。

湿热毒邪羁留,缠绵不解,既是乙型肝炎的病因,又是其病理产物。大量的临床和基础研究均表明,湿热活动是慢性活动性肝炎的主要病变特征,与血清 ALT 的升高存在正相关关系。辨证属湿热型的慢性活动性乙型肝炎,肝内组织学改变存在灶状、桥状坏死、嗜酸性变、嗜酸性小体、肝细胞内瘀胆及汇管区炎细胞浸润等典型慢活肝的组织学特征。研究表明,湿热邪毒与 HBV 复制有一定的相关性,即 HBV 复制愈活跃,湿热疫毒程度愈重。亦有相关文献研究,湿热邪毒与乙肝活动呈正相关关系,即乙肝活动越严重,临床湿热表现越明显,患者出现口苦、口黏、脘痞腹胀、纳少厌油、恶心、呕吐,或有嗳气、肠鸣、大便溏泄或秘结、小溲色黄、舌质红、苔黄腻、脉濡滑等症。若湿热瘀阻肝络,使胆汁外溢,则可出现黄疸及 ALT 的持续不降,湿热留恋日久,损伤肝脾,可导致肝脾两虚,气血亏损。可见,在慢肝过程中,标实本虚皆缘于湿热,因此清利湿热就成为治疗慢性乙型肝炎的基本大法。

4. *瘀血致病*　《灵枢·五邪篇》记载:"邪在肝,则两胁中痛……恶血在内……"朱丹溪在《脉因证治·胁痛篇》中云:"肝木气实火盛……火盛则肝急,瘀血恶血,停留于肝,归于胁下而痛",表明肝是瘀血的必留场所,肝主血而藏血,血滞肝脏,不痛则通,则导致胁痛的发生。《丹溪心法》曰:"一身气痛,及胁痛,痰夹死血。"指出胁痛的发生与痰浊、瘀血阻滞肝经脉络有关。肝为血脏,主疏泄,藏血。古人言"气为血帅,血为气母"。肝气疏泄失常,久之由气及血,血行不畅，脉络瘀阻，同时肾病及肝，肝病及肾，渐致肝肾两亏，或因气虚推动无力，或湿热稽留，均可导致血脉瘀滞，而成瘀血之证。慢性乙型肝炎的发展过程是一个邪正相争的过程，由于病程较长，从而导致机体处于一种正气日渐耗散、邪气稽留不退的状态。病程日久导致气血阴阳失调、虚实夹杂的复杂病机。疾病的关键即是"瘀血"。肝郁气滞、热毒蕴结、气虚无力、阴虚火旺、阳气虚衰均可导致血瘀，血瘀又可损伤机体，导致脏腑功能失调，贯穿疾病发生发展的始终。慢性乙型病毒性肝炎患者随着病情的多次反复，使病变逐渐加重，导致"久病入络"，表现为面色黧黑、红丝赤缕或身目黄而晦暗、肌肤甲错、右胁刺痛、两胁积块、舌质紫暗、瘀斑瘀点等瘀血内停之证。在临床中上，病程较长，病情较重，且反复发作的患者，肝病面容、肝掌、蜘蛛痣、右胁刺痛、肝脾增大、舌质紫暗、瘀斑瘀点等征象尤为突出，肝功能除 ALT 轻度或中度升高外，蛋白比值多持续异常，均提示血瘀的长期存在与病情加重存在平行关系。现代研究表明，慢性乙型肝炎患者均有不同程度的微循环障碍，肝血流图显示肝内动脉系统循环血量减少，肝细胞炎症坏死较重，伴有不同程度的肝纤维组织增生，证实了慢性乙型肝炎患者肝功能的损害程度与血瘀程度密切相关。有研究通过对 CHB 肝穿组织病理检查提示，血瘀型病理改变特点为结缔组织增生和假小叶形成。近来还有实验表明，肝组织微循环障碍是各种慢性肝病的致病环节之一，可出现程度不等的外周微循环障碍及血液流变学指标异常，为乙型肝炎瘀血学说提供了依据。由此可见，瘀血是慢性乙型肝炎重要病因及病理产物，其引起的原因有以下几个方面。

(1)邪热煎灼为瘀:清·王清任《医林改错·论痘非胎毒》曰:"受瘟疫至重,瘟毒在内烧炼其血,血受烧炼,其血必凝。"疫毒侵入血分,与血胶着,血运失度致瘀。同时,疫毒长期伏留肝体,损伤肝络,脉络痹阻不通,血流受阻也可致瘀。清·唐容川《血证论·膈下逐瘀汤所治之症目》曰:"血受热则煎熬成块。"毒邪具火热之性,煎熬烧灼阴血,使阴血浓稠,严重者即为瘀血。

(2)离经死血为瘀:毒入血分,迫血妄行,可见衄血、吐血、便血或发斑等出血病症。清·唐容川《血证论·瘀血》所指:"吐衄便漏,其血无不离经。凡系离经之血,与荣养周身之血已睽绝而不合……此血在身,不能加于好血,而反阻新血之化机……虽清血鲜血,亦是瘀血"。

(3)阴亏血稠为瘀:阴液不足,血脉干涸,脉道失于濡养,无以载血,血行不利致瘀,或毒邪日久损伤阴液,血液外溢加重阴液亏损。周学海《读医随笔·卷三》曰:"夫人身之血,如胭脂然,有色有质,可粉可淖。人血亦可粉可淖也。其淖者,津液为之合和也,津液为火灼竭,则血行愈滞";《读医随笔·中风有阴虚阳虚两大纲》中亦论及"阴虚血必滞"。慢性乙型肝炎患者因肝阴不足,导致肝用失司,气机不利,不能鼓动血液正常运行,涩而成瘀。

(4)气虚血停为瘀:气为血之帅,气盛则血行滑疾,气虚则无力推动血液运行,而致血液运行涩滞,脉络不畅形成瘀血。明·张景岳在《景岳全书》曰:"凡人之气血犹源泉也,盛则流畅,少则壅滞。故气血不虚则不滞,虚者无有不滞者。"清·周学海《读医随笔·承制生化论》中亦曰"气虚不足以推血,则血必有瘀"。

（5）气滞血聚为瘀：叶天士云："久病在络气血皆窒。"肝为刚脏，主疏泄，藏血。肝失条达，肝气不疏，气血运行不畅而致气滞血瘀。由此可见，肝功能正常与否，与瘀血形成息息相关。如果肝不藏血，血溢脉外，积而成瘀；肝失疏泄，气机郁滞，血行不畅，滞而成瘀。而瘀血的形成又加剧肝功能的失常。因此，瘀血既是其病理产物，又是其发病过程中的重要环节。

5. 痰浊致病　《杂病源流犀烛》谓："痰之为物，流动不测，故其为害，上至巅顶，下至涌泉，随气升降，周身内外皆到，五脏六腑俱有。"隋·巢元方《诸病源候论·诸痰候》曰："诸痰者，此由血脉壅塞，饮水积聚而不消，故成痰也。"若脏腑功能失调，或外感六淫，或饮食损伤脾胃，均可使水谷精微不能化为精血，或水湿内停，凝聚成痰。肝体阴而用阳，以血为体，以气为用，疏泄失司。痰浊内停，随气而行，侵犯肝脏经络，阻滞气机，使肝气郁结，木失条达，疏泄因之不及，则气血运行不畅，情志抑郁，胆汁分泌不足或排泄不畅，脾胃消化功能减弱，因而发病。痰气互结，饮停胁下，阻滞肝络；CHB病情迁延，日久必有瘀血，所谓"久病必瘀"，瘀血停留，阻滞脉道，阻碍津液入脉化血，而致痰瘀互结。

6. 正虚致病　《中藏经》载："起居过度则伤肝……邪气乃深，真气自失，使人肌肉消，神气弱，饮食减，行步难。"《古今医统》载："劳于肝者，则怒多而火盛，泪外泄而目混，或胁肋刺痛，筋急不能久立远行。"凡此所载均指出邪气久羁于肝，阴阳气血亏损的共性，与慢性肝炎缠绵反复、久治不愈、正气亏虚相吻合。张介宾曰"壮人无积，虚人有之。"《医宗必读》言："积之成者，正气不足，而后邪气踞之。"正气不足是慢性乙型病毒性肝病的发病的另一重要原因。《素问·经脉别论》云："勇者气行则已，怯者则著而为病也。"人的勇怯与疾病发生与否有着十分密切的关系。从体质上来分析，勇怯可以反映出人体正气的强弱虚实，如《内经》云："正气存内，邪不可干""邪之所凑，其气必虚"；感受湿热疫毒之邪后，如正气充足，则"勇者气行则已"；若正气不足，无力驱邪外出，湿热疫毒隐伏肝脏而发病，则是"怯者著而成病"。一方面，当机体自身正气不足，感受湿热疫毒之后，一旦遇到情志郁怒、饮食失节、劳倦过度或重感外邪等因素即可诱发疾病发作，此时一般处于慢性乙型肝炎的初始阶段肝炎病期；另一方面，随着疾病逐步进展，"久病必虚"，人体的正气因疾病的消耗而更加不足，此时疾病往往已经从慢性肝炎发展为肝纤维化、肝硬化甚至肝癌的阶段。因此。在整个疾病过程中，正虚是矛盾的主要方面，故在本病的治疗中尤应重视扶正。

（二）病机特点

1. 湿热内结是乙肝发生发展的主要（始动）因素　湿热之邪为慢性乙型肝炎主要的致病因子，邪伏于肝，肝病及脾，脾失健运，遂生湿邪，或湿蕴日久，化生湿热，或肝郁化火，火与湿邪相合而生湿热。根据患者感邪与体质情况的不同，可有湿热并重、湿重于热、热重于湿三种情况。湿热相合，如油裹面，难分难解，导致疾病的迁延不愈。湿热毒邪久羁，缠绵不解，脏腑失和，化生瘀毒、痰浊等其他病理产物。湿热蕴肝，气机不畅，气为血之帅，气滞则血瘀，瘀血与疫毒相合，病程日久，渐成瘀毒；若湿热瘀毒阻于肝胆，使胆汁外溢，则可出现黄疸。肝郁日久，郁而化热，灼津成痰，或脾胃虚弱,痰浊内生。同时,痰浊阻络亦可致血行不畅而形成瘀血,血瘀日久也可化为痰水,痰与瘀互为因果,互相转化,痰瘀互结,胶固不化,而致恶性循环,造成人体脏腑功能的进一步失调。湿热为主,兼生瘀毒、痰浊,三者相互为患,致使病情错综复杂。

2. 正气亏虚是乙肝发生发展的内在基础　疾病的发生发展是机体正邪相争的过程,正气对邪气起着抗御、祛除作用。乙型肝炎病毒为一种"疫毒"之邪,侵入人体后与正气相搏,发生三种转归。一是正气强盛,抗邪有力,将邪气彻底清除则不会发病;二是邪盛正虚,则感而即发出现急性乙型肝炎;三是正气亏虚,无力祛尽病邪,则邪气伏留血分不去,邪伏日久,正气日衰,终致正虚邪恋,发为慢性乙型肝炎。脾胃为后天之本,为气血生化之源,又为气机升降之枢纽,若脾胃健运,则气机升降如常,气血充盈。湿热邪气与乙型肝炎的发生密切相关,脾气健旺则正气有源,机体可有效地抵抗湿热邪气的侵袭;反之,若脾失健运,脾胃不能运化水谷精微,则可使气血化生乏源,从而使机体抗病能力减退,导致湿热邪气的侵扰缠绵难愈。若湿热邪气日久聚毒成瘀,还有变生积聚的风险,正如陈复正在《幼幼集成》中言:"脾土强者,足以捍御湿热,必不生黄。惟其脾虚不运,所以湿热乘之"。另一方面,肝脾在生理病理上联系紧密,"见肝之病,知肝传脾",肝病时脾土最易受病,导致肝郁脾虚,日久脾胃亏虚,正气乏源则病进;脾虚则又易导致肝木乘脾,即"土虚木贼"。若脾胃强健,则可防止木来克土,进而阻滞病情的发展。

3. 体用失和为乙型肝炎发生发展的重要环节　"体阴

而用阳"为肝最突出的功能特点。肝主疏泄,主藏血,一方面具有疏通畅达全身气机,进而促进精血津液的运行输布,脾胃之气的升降,胆汁的分泌排泄,以及情志的舒畅等作用;另一方面肝具有贮存血液,调节血量和防止出血的功能。肝的疏泄和藏血是相辅相成,相互为用的,疏泄关系到人体气机的调畅,而藏血关系到血液的贮藏和调节,故肝脏疏泄与藏血功能协调则人体气血调和。疏泄功能正常,气机调畅,血运畅达,藏血才有保障,而藏血正常,则发挥血的濡养作用,不使肝气亢逆,才能保持身体气机疏通畅达。若肝之体用失调,气血失和,终致百病丛生,诚如《素问·调经论》云:"五脏之道,皆出于经隧,以行血气,血气不和,百病乃变化而生。"乙型肝炎病毒自外侵及人体,湿热疫毒久羁肝脏,使得肝体用失调,引起全身气血失和。其病变主要有三,其一为气滞血瘀,湿热之邪侵及肝胆,肝失疏泄,气机阻滞,由气及血,气滞不行则血脉瘀阻。其二为气血两虚,湿热久羁,蕴于中州,脾运失司,气血生化不足。其三为气虚血滞,湿热羁留日久,脾运失司,肝肾阴亏,脏腑功能日渐衰退,终致气血两虚,气虚不能行血,血行迟缓而滞,阴血不足而滞涩,以致进一步加重瘀血。因此,肝体用失调,气血失和为本病发生发展的重要环节。

4. 肝肾亏虚是病变发展的必然结果　"肝为五脏六腑之贼",慢性乙型肝炎一般初病在肝,继则传脾,后则及肾。肾为先天之本,元阴元阳之所寄。《景岳全书》云:"五脏之伤,穷必及肾。"五脏久病,阴阳俱虚,必扰先天肾之根本;又肝肾同源,湿热瘀毒久羁,耗气伤阴,终可致肝肾亏虚。肝藏血,肾藏精,肝肾同源,精血可互相滋生,若肝不藏血,血不化精,则可导致肾精亏虚;肝病传脾,脾失运化,或过用苦寒,伤及脾胃,后天失养,亦可损及先天;湿热内蕴,或肝郁气滞,均可化燥化火,损及肝肾之阴,从而形成肝肾亏虚之证。故肝脾肾俱虚是本病后期多种病理因素长期为患,正邪相争,两败俱伤的最终结局。

(三)病机演变

本虚标实、虚实夹杂是慢性乙型病毒性肝病的基本病机。其中湿热疫毒作为慢性乙型肝炎的始动因素,其他气滞(肝郁)、血瘀、痰浊、气虚等作为病机演变的中间过程,因此将湿(毒)、郁、瘀、痰、虚提出作为切中慢性乙型肝炎中医病因病机的观念。在由慢性乙型肝炎逐步向肝纤维化、肝硬化、肝癌阶段发展的过程中,在不同的疾病阶段表现出的病机侧重点不同,按照疾病的发展进程,逐步分析如下。

1. 肝炎向肝纤维化、肝硬化发展阶段病机分析 依据中医理论及临床经验,并参考大量有关中医古籍文献,在本病发展的初始阶段,即病毒感染后的肝炎向肝纤维化或早期肝硬化发展的阶段,慢性肝病及其导致肝纤维化的始动病因为湿热毒邪外袭,病因属于中医"杂气"致病,其中"湿热疫毒""肝郁气滞""痰浊瘀血"是本阶段的"实证"特性。在中医古籍文献中,对与肝纤维化有关的病证的病因病机便有详尽阐述,其中许多篇章均认为肝纤维化的病因病机与"痰湿""瘀血"密切相关。如《灵枢·百病始生篇》认为,病邪侵袭人体,加之内伤忧怒,或饮食起居不节等原因,可导致"温气不行,凝血蕴里而不散,津液涩渗,著而不去,而积皆成矣"。凡湿热疫毒、蛊毒等外邪侵入肝,或酒食所伤,经久不愈,渐致肝、脾、肾等功能失调,气、血、津液搏结,使得经脉壅滞不通,以致阳气不能畅行,引起血凝在里不能消散,津液的输注也发生涩滞,导致痰湿、瘀血沉积,肝络瘀阻成癥积。《景岳全书·积聚》就有关肝纤维化病因病机的阐述:"积聚之病,凡饮食、气血、风寒之属,皆能致之……诸有形者,或以饮食之滞,或以脓血之留,凡汁沫凝聚,旋成癥块者,皆积之类,其病多在血分,血有形而静也……"《医门法律·胀病》曰:"胀病亦不外水裹、气结、血瘀。"朱丹溪也认为积证、鼓胀的病因病机为痰湿血瘀互阻。《丹溪心法》指出:"胁痛,肝火旺,木气实,有死血,有痰流注。"《格致余论·鼓胀论》也指出鼓胀与血瘀有关:"今也七情内伤,六淫外侵,饮食不节,房劳致虚,脾土之阴受伤,转输之官失职……清浊相混,隧道壅塞……遂成胀满"。

在肝炎向肝纤维化、肝硬化发展阶段的病机演变过程为肝病日久,毒邪深入,乘脾犯胃,损伤肝肾,毒邪未尽,而正气已虚,致使病情缠绵难愈,病久入络,肝络阻滞。另一方面,正虚邪恋,毒滞经络,日久化热,灼津生痰;正气亏虚,水湿难运,聚湿生痰;毒邪留恋,蕴于脾胃,脾胃失和,痰湿更盛。痰湿与瘀血互结,最终导致肝纤维化的形成与发展。因此,我们认为肝纤维化的病机关键在于痰瘀互结,阻滞肝络。在这个过程中,主要包括以下几个病理阶段。

(1)杂气外感,湿热内蕴:《素问·缪刺论》曰:"邪客于足少阳之络,令人胁痛不得息。"当疾病初发,病因为湿热之邪外袭、夹时邪疫毒伤人时,出现湿热之邪郁结少阳,枢机不利,肝胆经气失于疏泄,从而导致胁痛;或者湿热之邪可由表入里,内蕴中焦,湿郁热蒸,不得泄越,脾胃失健,肝气瘀滞,疏泄不利,导致胆汁疏泄失常,胆液不循常道,外溢肌肤,下注膀胱,而发为黄疸。慢性乙型肝炎患者临床辨证湿热内蕴型,在治疗上可选用疏肝利胆、运脾化湿、清热解毒等治法;若湿热煎熬,结成砂石,症见胁肋绞痛难忍,则当选用清利肝胆、通降排石的方法。

（2）湿阻气机,肝郁气滞:肝乃将军之官,性喜条达,主疏泄、调畅气机。肝之疏泄可协调脏腑功能,且可调畅情志,若情志所伤,肝失条达舒畅之性,疏泄失司,则首先发生肝气郁结,气逆气滞。《临证指南医案·郁证》记载:"情怀失畅,肝脾气血多郁。"一般来讲,胁痛初病在气,由肝郁气滞,气机疏泄不畅而致胁痛。若当情志所伤,或暴怒伤肝,或抑郁忧思,或因湿热蕴结、阻滞气机,皆可使肝失条达,疏泄不利,肝郁气滞发为胁痛。正如《金匮翼·胁痛统论·肝郁胁痛》曰:"肝郁胁痛者,悲哀恼怒,郁伤肝气",是为"不通则痛"。治疗当根据"通则不痛"的理论,以疏肝理气、和络止痛为基本治则,若兼见湿热阻碍气机,当合用清热利湿。

（3）肝郁脾虚,痰浊内生:《黄帝内经》认为,肝属木,脾属土,它们在生理上互相依赖,病理上互相影响,很容易导致肝脾同病。《血证论·脏腑病机论》云:"木之性主于疏泄,食气入胃,全赖肝木之气以疏泄之,而水谷乃化"。指出两者在生理上的相关性;《灵枢·病传》曰:"病先发于肝,三日而之脾",《难经·七十七难》曰:"见肝之病则知肝当传之脾,故先实其脾气,无令得受肝之邪"及《知医必辨·论肝气》云:"肝气一动,即乘脾土,作痛作胀,甚则作泻;又或上犯胃土,气逆作呕,两胁痛胀"等论述又体现了肝脾在病理上的相互联系。一方面,当气机升降受阻,脾气受累,气血生化无源,血液失于统摄,肝血肝气失其所养,气机疏泄受其阻碍,则肝亦不能藏血、主疏泄,即所谓"土壅木郁";另一方面,若肝气郁结,疏泄失常,影响脾之健运,肝郁脾虚,脾运失健,肝郁成瘀,脾虚生湿,湿聚成痰,痰瘀互阻,湿热内蕴。因此在治疗上,应采用疏肝解郁、运脾化湿、活血除瘀的方法。

(4)久病必瘀,气滞湿热致瘀:叶天士在《临证指南医案》中提出"初病湿热在经,久则瘀热入络"。说明湿热之邪侵犯人体,其初起病情较为轻浅,但湿热胶结、蕴蒸日久则化热化瘀、瘀热互结,必阻遏气机,气机受阻,血行不畅,久则必产生瘀血,而热邪亦可直接耗伤阴血。另一方面,由于湿性重浊黏腻,易困阻清阳,阻滞气机,气滞则血瘀。其次,湿易化热,热之为过则血为之瘀滞,如再感疫毒之邪进而成为"湿热内结证"。总结来讲,湿热疫毒入侵,专著于肝,导致肝气郁结或湿热入侵,阻滞肝经,肝气不舒,湿热日久酿毒,病久入络,导致肝血瘀阻。同时若有情志所伤、体伤劳倦等均可扰乱气机或耗伤正气,亦可加重肝血瘀阻。此阶段的治疗,应注重清热利湿、解毒通络。

此外,在肝纤维化早期多见肝郁脾虚现象,瘀血证候愈加突出。因此,早、中期肝纤维化亦疏肝健脾为主,可适当佐以活血通络之品;而晚期肝纤维化瘀血积聚,非破血药而瘀血不去。活血化瘀药的抗肝纤维化作用已经被大量实验研究所证实。据报道,具有抗肝纤维化作用的单味中药有丹参、赤芍、桃仁、红花、大黄、蒲黄、五灵脂、三棱、莪术等。关于慢性肝病的病理研究指出,慢性肝病存在严重微循环障碍,肝组织内血管病变与肝组织的病理学炎症、坏死及纤维化增生相伴发生,重度的血管组织可能是肝硬化的重要原因之一。以上研究结果充分表明,血瘀是肝纤维化的病理机制及病机关键,而在肝纤维化的发病过程中,血瘀与痰湿又相互伴生及互为因果。瘀血阻滞,必阻碍气机,气机阻滞,津液不布,水湿不化而聚湿生痰;同理,痰湿阻滞,亦必阻碍气机,血为气之母,气为血之帅,气机阻滞,血行不畅,而瘀阻经络。此外,湿热毒邪入侵,滞留于肝,肝失疏泄,气机阻滞,津液、血液运行同时受阻,则痰湿瘀血同时郁阻经络;另一方面,毒滞经络,日久化热,灼津生痰,邪热煎熬阴血,血液黏稠难行,而致痰瘀互结,阻于经络。肝纤维化是介于早期肝病与肝硬化之间的病理过程,在整个肝病变过程中处于中、晚期阶段。此时,机体处于邪气羁留未去,而正气已虚的状态。

2. 肝纤维化、肝硬化向肝癌发展阶段病机分析　随着疾病的进展、病程的延长,慢性乙型肝炎逐渐发展为肝纤维化、肝硬化,甚至肝癌。在肝硬化阶段,久病必瘀、久病生痰,湿热、血瘀、痰浊等实证表现逐步积累,同时由于久病必虚,因此湿热瘀血痰浊凝聚、气阴两虚的癥积和正气虚损表现成为慢性乙型肝炎病程后期的重要病机特点。在这些证候表现中,"血瘀"是贯穿肝硬化整个疾病过程的重要病机。通过临床观察可发现,肝硬化患者多伴有肝掌、蜘蛛痣、肝脾增大、舌质紫暗或有瘀斑、脉涩等症,这些均为血瘀的临床表现。现代研究也表明,结缔组织增生与变性是瘀血的内容之一。血瘀是肝病慢性化的重要原因,肝血瘀阻随着肝纤维化程度的增加而加剧。大量研究结果同样表明,肝血瘀阻程度与肝纤维化程度密切相关,并进一步指出血瘀证患者血清Ⅲ型前胶原(PCⅢ)、透明质酸(HA)、层黏连蛋

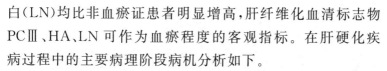

白(LN)均比非血瘀证患者明显增高,肝纤维化血清标志物PCⅢ、HA、LN可作为血瘀程度的客观指标。在肝硬化疾病过程中的主要病理阶段病机分析如下。

(1)瘀血痰浊凝聚,多成癥积:对于积的形成,《灵枢·邪气脏腑病形篇》指出:"若有所大怒,气上而不下,积于胁下,则伤肝";《灵枢·百病始生》中进一步明确指出:"若伤于忧怒,则气上逆,气上逆则六输不通,温气不行,凝血蕴里而不散,津液涩渗,著而不去,而积皆成矣"。由此可见,其特点是以气机逆乱为始,继则累及营血、津液,产生血瘀、痰湿,痰瘀交阻、形成癥积。在慢性乙型肝炎的疾病发展过程中,湿热内蕴、肝失疏泄、肝气郁结,一方面引起气滞血瘀,另一方面,脾肾等脏气化失职,津液失于疏布,酿生痰湿。脾主运化,水谷精微正常输布离不开脾的运化。若饮食不节,损伤脾胃,致脾失健运,水湿内停,聚而成痰,痰气交阻;或湿郁化热,湿热内蕴,瘀阻脉络;或湿困日久,中阳受损,寒湿阻遏,气血凝滞;上述因素相互影响、互为因果,逐渐形成以血瘀为中心,瘀血、痰湿胶着互结的病理改变——癥积。此阶段的病证较为复杂,往往兼有郁热、湿热、痰浊等病理表现,应根据证型不同分别采用解郁通络、清热祛痰、消瘀化癥等治法;同时注意本阶段患者往往已经出现正气亏虚,因此在治疗上要始终注意顾护正气,攻伐药物不可过用。

(2)久病必虚,气阴两虚:随着疾病的进展及病程延长,久病必虚,慢性乙型肝炎后期多表现为气阴两虚的症状。肝为刚脏,体阴而用阳,"肝阴肝血常不足,肝阳肝气常有余",肝阴肝血具有易于亏虚的特点;另外,由于"肝肾同源"

的生理特性,决定了肝阴不足易致肾阴亏损的病理过程,肾阴既损,阳无以化,则水津失布,阳虚水停,最终出现肝肾两虚的情况。另一方面,慢性乙型肝炎的病因以湿热疫毒病邪为主,湿邪最易困遏脾阳,致脾运化失健,若困脾日久,复加饮食不调,劳倦过度,可进一步耗伤脾气,致脾气渐衰;热为阳邪,久羁肝胆,必然灼伤肝阴。湿热久羁,势必耗气伤阴,造成气阴两虚共存的病机改变。气虚则血行无力,阴虚津耗则血液黏稠而易滞,血瘀更趋加重,形成湿热疫毒留而不去、血瘀阻络、气阴两虚这一邪实正虚的恶性循环。因此,当处于慢性乙型肝炎的疾病后期,在治疗上应以扶正为治疗的主要方面,要从整体出发,在调治肝、脾、肾等各脏功能的同时注意调理气血阴阳,从而达到正复邪去病安。

三、中医证候演变规律

慢性乙型肝炎的病位主要在肝,常多涉及脾、肾两脏。病性属本虚标实,虚实夹杂。该病的病因、病机、病位、病性复杂多变,病情交错难愈,临床常多证相兼,病情迁延,其证候演变与各阶段病机特点的变化相应。陈少芳等通过检索近 5 年国内外慢性乙型肝炎证型的相关文献,进行证型分布情况统计和评价,发现湿热蕴结证、肝郁脾虚证、肝肾阴虚证、瘀血阻络证、脾肾阳虚证是 CHB 的常见证型,其中尤以湿热蕴结证、肝郁脾虚证最为常见。王常松通过文献研究,探析乙型肝炎中医学病因病机及证治的规律,发现慢性乙型肝炎中医证型频率排在前五位的六个证型分别为肝郁脾虚证、肝肾阴虚证、脾肾阳虚证、肝胆湿热证、湿热中阻证和瘀血阻络证;得出脏腑功能的失调和正气不足是乙型肝炎发病的内在因素,而感受湿热疫毒是重要的外在条件,湿热疫毒与瘀血互结是重要病理基础的结论。郭明星等以大数据为基础,分析探讨慢性乙型肝炎中医证候规律,研究显示,在慢性乙型肝炎患者主要症状中,乏力所占比重最高,为 65.50%;慢性乙型肝炎主要中医证型依次为:肝郁脾虚证、湿热蕴结证、肝郁气滞证、脾虚湿阻证、瘀血阻络证、肝肾阴虚证、脾肾阳虚证,其中肝郁脾虚证和湿热蕴结证是慢性乙型肝炎两大主要中医证型,所占比重最大分别为占 53.41%、28.33%。

以上研究均在一定程度上反映了乙型肝炎的病机变化特点。正气不足,疫毒侵袭,肝脏受扰,疏泄不利,横逆脾土,脾虚生湿,湿郁化热,湿热蕴结于肝胆疾病乃生。日久气血失调,脏腑失和,生瘀入络,甚者进一步暗耗阴血,损及脾肾。肝郁脾虚、湿热蕴结是该病的基本病理基础与重要环节。

慢性乙型肝炎可发展成肝硬化、肝癌,而慢性乙型肝炎、肝硬化均是相互联系而又各自独立的疾病。中医认为,"有诸内必形诸外",故其在不同阶段的证候是有差别的,掌握其演变规律,已病防传,对截断病情发展有重要意义。刘绍能等选择慢性乙型肝炎、早期肝硬化、肝硬化腹水患者为研究对象,以面对面访谈的调查方法收集临床资料,分析其证候演变规律,发现肝胆湿热证、脾虚证、瘀血阻络证、肝肾阴虚证、脾肾阳虚证随着慢性乙型肝炎向早期肝硬化、肝硬化腹水的发展,其发生率增加;脾虚湿困证、肝气虚证随着慢性乙型肝炎向早期肝硬化、肝硬化腹水的发展,其发生率下降;反映了疾病后期证候复杂程度发生变化、正气耗损加重、瘀血证候增多的特点。张秋云等采用病证结合、前瞻性临床流行病学调研方法,并结合描述性统计,根据证候及其出现的频率变化,研究慢性乙型肝炎、乙型肝炎肝硬化失代偿期、乙型慢性重型肝炎黄疸病的证候演变规律,发现随着病情进展,肝胆湿热、肝气郁结、肝郁脾虚证出现概率降低,而血瘀证、肝血虚证、脾气虚证、肾气虚证、肝阳虚证、气滞血瘀证、肝肾阴虚证、脾肾阳虚证、气阴两虚证、阴虚湿困证、气虚血瘀证、水饮内停、肝胆热毒炽盛证等 13 个证候出现概率明显升高。随着病情进展,正气耗损、瘀血、水饮、邪毒日趋严重。另外,在慢性乙型肝炎阶段,肝胆湿热、肝气郁结、肝郁脾虚证出现频率相对较高,随着病情进展出现频率降低,原因是随着病情加重,证候向更严重或复杂的证候发生转变,如肝胆湿热可以演变为肝胆热毒炽盛,肝气郁结和肝郁脾虚则演变为气滞血瘀及脾气虚、脾阳虚等,而并非这些证候消失或减少,湿热交阻、脾气亏虚仍是慢性乙型肝炎发展的重要病理因素。

四、临证辨证要点

(一)胁痛

1. **病因病机** 胁痛主要责之于肝胆。因为肝位居于胁下,其经脉循行两胁,胆附于肝,与肝呈表里关系,其脉亦循于两胁。肝为刚脏,主疏泄,性喜条达;主藏血,体阴而用阳。若情志不舒,饮食不节,久病耗伤,劳倦过度,或外感湿热等病因,累及于肝胆,导致气滞、血瘀、湿热蕴结,肝胆疏泄不利,或肝阴不足,络脉失养,即可引起胁痛。其具体病因病机分述如下。

（1）肝气郁结：若情志不舒，或抑郁，或暴怒气逆，均可导致肝脉不畅，肝气郁结，气机阻滞，不通则痛，发为胁痛。如《金匮翼·胁痛统论》说："肝郁胁痛者，悲哀恼怒，郁伤肝气。"肝气郁结胁痛，日久有化火、伤阴、血瘀之变。故《杂病源流犀烛·肝病源流》又说："气郁，由大怒气逆，或谋虑不决，皆令肝火动甚，以致肤胁肋痛。"

（2）瘀血阻络：气行则血行，气滞则血瘀。肝郁气滞可以及血，久则引起血行不畅而瘀血停留，或跌仆闪挫，恶血不化，均可致瘀血阻滞胁络，不通则痛，而成胁痛。故《临证指南医案·胁痛》曰："久病在络，气血皆窒。"《类证治裁·胁痛》谓："血瘀者，跌仆闪挫，恶血停留，按之痛甚。"

（3）湿热蕴结：外感湿热之邪，侵袭肝胆，或嗜食肥甘醇酒辛辣，损伤脾胃，脾失健运，生湿蕴热，内外之湿热，均可蕴结于肝胆，导致肝胆疏泄不利，气机阻滞，不通则痛，而成胁痛。《素问·刺热论篇》说："肝热病者，……胁满痛。"《证治汇补·胁痛》也曾谓：胁痛"至于湿热郁火，劳役房色而病者，间亦有之"。

（4）肝阴不足：素体肾虚，或久病耗伤，或劳欲过度，均可使精血亏损，导致水不涵木，肝阴不足，络脉失养，不荣则痛，而成胁痛。正如《金匮翼·胁痛统论》所说："肝虚者，肝阴虚也，阴虚则脉绌急，肝之脉贯膈布胁肋，阴虚血燥则经脉失养而痛。"

总之，胁痛主要责之于肝胆，且与脾、胃、肾相关。病机转化较为复杂，既可由实转虚，又可由虚转实，而成虚实并见之证；既可气滞及血，又可血瘀阻气，以致气血同病。胁痛的基本病机为气滞、血瘀、湿热蕴结致肝胆疏泄不利，不通则痛,或肝阴不足,络脉失养,不荣则痛。

2. **辨证要点**

(1)辨外感、内伤:外感胁痛是由湿热外邪侵袭肝胆,肝胆失于疏泄条达而致,伴有寒热表证,且起病急骤,同时可出现恶心呕吐,目睛发黄,苔黄腻等肝胆湿热症状;内伤胁痛则由肝郁气滞,瘀血内阻,或肝阴不足所引起,不伴恶寒、发热等表证,且起病缓慢,病程较长。

(2)辨在气在血:一般说来,气滞以胀痛为主,且游走不定,时轻时重,症状的轻重每与情绪变化有关;血瘀以刺痛为主,且痛处固定不移,疼痛持续不已,局部拒按,入夜尤甚,或胁下有积块。

(3)辨虚实:由肝郁气滞,瘀血阻络,外感湿热之邪所致,起病急,病程短,疼痛剧烈而拒按,脉实有力;虚证由肝阴不足,络脉失养所引起,常因劳累而诱发,起病缓,病程长,疼痛隐隐,绵绵不休而喜按,脉虚无力。

(4)辨寒热:胁痛体虚形寒,口淡无味,舌淡苔白,喜着厚衣,痛处得热则减,天寒易加重,脉弦迟沉涩者,属寒证,体壮面红、口苦、舌红、苔黄,或黄腻,灼热喜凉爽,痛处得热则剧,喜着薄衣,或喜袒襟露怀,天热易加重,脉弦数洪促者属热证。

(二)黄疸

1. **病因病机** 黄疸的病因主要有外感时邪,饮食所伤,脾胃虚弱及肝胆结石、积块瘀阻等,其发病往往是内外因相因为患。

(1)外感湿浊、湿热、疫毒等时邪自口而入,蕴结于中焦,脾胃运化失常,湿热熏蒸于脾胃,累及肝胆,以致肝失疏

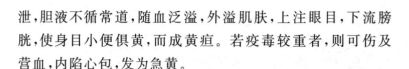

泄,胆液不循常道,随血泛溢,外溢肌肤,上注眼目,下流膀胱,使身目小便俱黄,而成黄疸。若疫毒较重者,则可伤及营血,内陷心包,发为急黄。

(2)饮食饥饱失常或嗜酒过度,皆能损伤脾胃,以致运化功能失职,湿浊内生,随脾胃阴阳盛衰或从热化或从寒化,熏蒸或阻滞于脾胃肝胆,致肝失疏泄,胆液不循常道,随血泛溢,浸淫肌肤而发黄。如《金匮要略·黄疸病脉证并治》曰:"谷气不消,胃中苦浊,浊气下流,小便不通,……身体尽黄,名曰谷疸。"

(3)素体脾胃虚弱,或劳倦过度,脾伤失运,气血亏虚,久之肝失所养,疏泄失职,而致胆液不循常道,随血泛溢,浸淫肌肤,发为黄疸。若素体脾阳不足,病后脾阳受伤,湿由内生而从寒化,寒湿阻滞中焦,胆液受阻,致胆液不循常道,随血泛溢,浸淫肌肤,也可发为黄疸。

黄疸的发病,从病邪来说,主要是湿浊之邪,故《金匮要略·黄疸病脉证并治》有"黄家所得,从湿得之"的论断;从脏腑病位来看,不外脾胃肝胆,而且多是由脾胃累及肝胆。黄疸的发病是由于内外之湿阻滞于脾胃肝胆,导致脾胃运化功能失常,肝失疏泄,或结石、积块瘀阻胆道,胆液不循常道,随血泛溢而成。病理属性与脾胃阳气盛衰有关,中阳偏盛,湿从热化,则致湿热为患,发为阳黄;中阳不足,湿从寒化,则致寒湿为患,发为阴黄。至于急黄则为湿热夹时邪疫毒所致,也与脾胃阳气盛衰相关。不过,正如《丹溪心法·疸》所言:"疸不用分其五,同是湿热。"临床以湿从热化的阳黄居多。阳黄和阴黄之间在一定条件下也可相互转化。阳黄日久,热泄湿留,或过用寒凉之剂,损伤脾阳,则湿从寒化而转为阴黄;阴黄重感湿热之邪,又可发为阳黄。

2. 辨证要点

(1)辨阳黄与阴黄:阳黄由湿热所致,起病急,病程短,黄色鲜明如橘色,伴有湿热证候;阴黄由寒湿所致,起病缓,病程长,黄色晦暗如烟熏,伴有寒湿诸候。

(2)辨阳黄中湿热的偏重:阳黄属湿热为患,由于感受湿与热邪程度的不同,机体反应的差异,故临床有湿热孰轻孰重之分。区别湿邪与热邪的孰轻孰重,目的是同中求异,使治疗分清层次,各有重点。辨证要点是:热重于湿的病机为湿热而热偏盛,病位在脾胃肝胆而偏重于胃;湿重于热的病机是湿热而湿偏盛,病位在脾胃肝胆而偏重于脾。相对来说,热重于湿者以黄色鲜明,身热口渴,口苦便秘,舌苔黄腻,脉弦数为特点;湿重于热者则以黄色不如热重者鲜明,口不渴,头身困重,纳呆便溏,舌苔厚腻微黄,脉濡缓为特征。

(3)辨急黄:急黄为湿热夹时邪疫毒,热入营血,内陷心包所致。在证候上,急黄与一般阳黄不同,急黄起病急骤,黄疸迅速加深,其色如金,并见壮热神昏、吐血衄血等危重证候,预后较差。

(三)鼓胀

1. 病因病机

(1)情志所伤:肝主疏泄,性喜条达。若因情志抑郁,肝气郁结,气机不利,则血液运行不畅,以致肝之脉络为瘀血所阻滞。同时,肝气郁结,横逆乘脾,脾失健运,水湿不化,以致气滞、血瘀交阻,水停腹中,形成鼓胀。

(2)酒食不节:嗜酒过度,饮食不节,脾胃受伤,运化失职,酒湿浊气蕴结中焦,土壅木郁,肝气郁结,气滞血阻,气滞、血瘀、水湿三者相互影响,导致水停腹中,而成鼓胀。

（3）感染血吸虫:在血吸虫病流行区,遭受血吸虫感染又未能及时进行治疗,血吸虫内伤肝脾,肝伤则气滞,脾伤则湿聚为水,虫阻脉络则血瘀,诸因素相互作用,终致水停腹中,形成鼓胀。

（4）黄疸、积证失治:黄疸本由湿邪致病,属肝脾损伤之疾,脾伤则失健运,肝伤则肝气郁滞,久则肝脾肾俱损,而致气滞血瘀,水停腹中,渐成鼓胀。积聚之"积证"本由肝脾两伤,气郁与痰血凝聚而成,久则损伤愈重,凝聚愈深,终致气滞、血瘀、水停腹中,发生鼓胀。而且,鼓胀形成后,若经治疗腹水虽消退,而积证未除,其后终可因积证病变的再度加重而再度形成鼓胀,故有"积"是"胀病之根"之说。

（5）脾肾亏虚:肾主气化,脾主运化。脾肾素虚,或劳欲过度,或久病所伤,造成脾肾亏虚,脾虚则运化失职,清气不升,清浊相混,水湿停聚;肾虚则膀胱气化无权,水不得泄而内停,若再与其他诸因素相互影响,则即引发或加重鼓胀。

在鼓胀的病变过程中,肝脾肾三脏常相互影响,肝郁而乘脾,土壅则木郁,肝脾久病则伤肾,肾伤则火不生土或水不涵木。同时气、血、水也常相因为病,气滞则血瘀,血不利而为水,水阻则气滞;反之亦然。气血水结于腹中,水湿不化,久则实者愈实;邪气不断推残正气,使正气日渐虚弱,久则虚者愈虚,故本虚标实,虚实并见为本病的主要病机特点。晚期水湿之邪,郁久化热,则可发生内扰或蒙闭心神,引动肝风,迫血妄行,络伤血溢之变。总之,鼓胀的病变部位在肝、脾、肾,基本病机是肝脾肾三脏功能失调,气滞、血瘀、水停于腹中。病机特点为本虚标实。

2. 辨证要点

(1)辨缓急：鼓胀虽然病程较长，但在缓慢病变过程中又有缓急之分。若鼓胀在半个月至一个月不断进展为缓中之急，多为阳证、实证；若鼓胀迁延数月，则为缓中之缓，多属阴证、虚证。

(2)辨虚实的主次：鼓胀虽属虚中夹实，虚实并见，但虚实在不同阶段各有侧重。一般说来，鼓胀初起，新感外邪，腹满胀痛，腹水壅盛，腹皮青筋暴露显著时，多以实证为主；鼓胀久延，外邪已除，腹水已消，病势趋缓，见肝脾肾亏虚者，多以虚证为主。

(3)辨气滞、血瘀、水停的主次：以腹部胀满，按压腹部，按之即陷，随手而起，如按气囊，鼓之如鼓等症为主者，多以气滞为主；腹胀大，内有积块疼痛，外有腹壁青筋暴露，面、颈、胸部出现红丝赤缕者，多以血瘀为主；腹部胀大，状如蛙腹，按之如囊裹水，或见腹部坚满，腹皮绷紧，叩之呈浊音者，多以水停为主。以气滞为主者，称为"气鼓"；以血瘀为主者，称为"血鼓"；以水停为主者，称为"水鼓"。

(四)其他要点

1. 辨疲乏　慢性肝病患者多伴有身体疲乏，易劳累的症状。根据中医学理论，脾主肉，肝主筋，而临床多数患者属于肝郁脾虚、肝脾不调证，肝之疏泄、脾之运化功能失调，肝气郁结，舒筋不能，脾虚不能运化水谷精微，脾气虚则内生湿，湿邪困乏周身，使人感觉虚乏无力，肝脾所主筋肉筋骨不舒，患者故有疲乏之证。

2. 辨情绪　肝病患者多伴有情绪症状。平素易生气，遇事不舒者多为肝气郁结证，若不能很好发泄出来，日久易成气滞;情绪高亢,急躁易怒者多属肝火上炎,肝阳上亢证。

3. 辨血

(1)由于引起出血的原因及出血部位的不同,应注意辨清不同的病证。例如,从口中吐出的血液,有吐血与咯血之分;小便出血有尿血与血淋之别;大便下血则有便血、痔、痢疾之异。应根据临床表现、病史等加以鉴别。

(2)辨脏腑病变之异,同一血证,可以由不同的脏腑病变而引起,应注意辨别。如同属鼻衄,但病变脏腑有在肺、在胃、在肝的不同;吐血有病在胃及病在肝之别;齿衄有病在胃及在肾之分;尿血则有病在膀胱、肾或脾的不同。

(3)辨证候之寒热虚实,血证由火热熏灼,热迫血行引起者为多。但火热之中,有实火及虚火的区别。血证有实证及虚证的不同,一般初病多实,久病多虚;由实火所致者属实,由阴虚火旺、气虚不摄血甚至阳气虚衰所致者属虚。证候的寒热虚实不同,则治法各异,应注意辨明。对于慢性肝病患者,临床常见血证有鼻衄、齿衄、吐血、便血及皮肤出现红丝赤缕、蜘蛛痣等。常见血证分型:热盛迫血,阴虚火旺,气虚不摄。

4. 辨排便　对于慢性肝病患者,在问大便时要辨以下几点。

(1)排便次数:中医认为,大肠的功能是传导糟粕,即人体内的废物,包括水谷精微的代谢产物,亦包括中医所言"湿毒痰瘀"等病理产物。通过大肠传导功能祛邪的是中医治疗的一个特色。对于慢性肝病患者,"湿毒痰瘀"常常并存,且受肝之所累,脾运化水谷精微的功能失调,胃的受纳功能降低,直接影响了大肠传导糟粕的顺利进行。因此,保证肝病患者正常排便,帮助脾胃功能恢复,使毒邪通过正常途径代谢出去,是十分重要的。通常,对于慢性肝病患者每日保持2～3次排便是最佳状态。

(2)便秘:便秘患者应辨虚实、寒热,特别要问及排便是否顺利。实证包括胃肠积热、气机郁滞、阴寒积滞;虚证包括气虚、血虚、阴虚、阳虚。

(3)泄泻:大便次数增多,粪质稀溏或完谷不化,甚则泻出水样。辨证时应注意辨寒热、虚实及证候特征。泄泻又分为外感泄泻、食滞泄泻、肝气乘脾之泄泻、脾虚泄泻及肾阳虚衰之泄泻。

五、辨证论治

(一)慢性乙型肝炎

1. 病因病机　中医学认为,慢性乙型肝炎由湿热疫毒之邪内侵,当人体正气不足无力抗邪时发病,常因外感、情志、饮食、劳倦而诱发。其病机特点是湿热疫毒隐伏血分,引发湿热蕴结证;湿阻气机则肝失疏泄、肝郁伤脾或湿热伤脾,可导致肝郁脾虚证;湿热疫毒郁久伤阴可导致肝肾阴虚证;久病阴损及阳或素体脾肾亏虚感受湿热疫毒导致脾肾阳虚证;久病致瘀,久病入络即可导致瘀血阻络证。本病的病位主要在肝,常多涉及脾、肾二脏及胆、胃、三焦等腑。病性属本虚标实,虚实夹杂。由于本病的病因、病机、病位、病性复杂多变,病情交错难愈,故应辨明"湿、热、瘀、毒之邪实与肝、脾、肾之正虚"两者之间的关系。由于慢性乙型肝炎可以迁延数年甚或数十年,治疗时应注意以人为本,正确处理扶正与祛邪,重点调整阴阳、气血、脏腑功能平衡。

2. 辨证论治

(1)肝胆湿热证

症状:胁肋胀痛,纳呆呕恶,厌油腻,口黏口苦,大便黏滞秽臭,尿黄,或身目发黄。舌苔黄腻,脉弦数或弦滑数。

治法:清热利湿。

方药:茵陈蒿汤或甘露消毒丹加减。茵陈、栀子、大黄、滑石、黄芩、虎杖、连翘等。

(2)肝郁脾虚证

症状:胁肋胀痛,情志抑郁,纳呆食少,脘痞腹胀,身倦乏力,面色萎黄,大便溏泻。舌质淡有齿痕,苔白,脉沉弦。

治法:疏肝健脾。

方药:逍遥散加减。北柴胡、当归、白芍、白术、茯苓、薄荷、甘草等。

(3)肝肾阴虚证

症状:胁肋隐痛,遇劳加重,腰膝酸软,两目干涩,口燥咽干,失眠多梦,或五心烦热。舌红或有裂纹,少苔或无苔,脉细数。

治法:滋补肝肾。

方药:一贯煎加减。当归、北沙参、麦冬、生地黄、枸杞子、玄参、石斛、女贞子等。

(4)瘀血阻络证

症状:两胁刺痛,胁下痞块,面色晦暗,或见赤缕红丝,口干不欲饮。舌质紫暗或有瘀斑瘀点,脉沉细涩。

治法:活血通络。

方药:膈下逐瘀汤加减。当归、桃仁、红花、川芎、赤芍、丹参、泽兰等。

（5）脾肾阳虚证

症状：胁肋隐痛，畏寒肢冷，面色无华，腰膝酸软，食少脘痞，腹胀便溏，或伴下肢水肿。舌质暗淡，有齿痕，苔白滑，脉沉细无力。

治法：温补脾肾。

方药：附子理中汤合金匮肾气丸加减。党参、白术、制附子、桂枝、干姜、菟丝子、肉苁蓉等。

（二）乙型肝炎肝硬化

1. **病因病机** 根据肝硬化病情的发展规律，将该病分为代偿期与失代偿期两个阶段。

（1）肝硬化代偿期：其病机主要是由气滞而导致血瘀内结。至于湿热、寒邪、痰浊，均是促成气滞血瘀的间接因素。病变脏器主要在于肝脾二经，因肝失疏泄、脾失健运、肝郁脾虚、肝脾血瘀所致。其病理性质初病属实，久则每多虚实夹杂。此期患者症状多不明显，缺乏特异性，B超可见肝纤维化改变。没有腹水及其他并发症的出现。此期虽然没有明显症状，却是治疗肝硬化的关键阶段。如李中梓《医宗必读》中论述："积之成也，正气不足而后邪气踞之。"在重视补虚扶正，调整脏腑功能的基础上，配合活血化瘀软坚通络解毒之品进行治疗。

（2）肝硬化失代偿期：其病机特点主要为湿热、阳虚、阴虚，肝、脾、肾三脏失调，气、血、水互结形成"鼓胀"。此期患者症状显著，主要以纳呆、乏力、出血等肝功能减退和不同程度的水肿、脾大、腹水等门脉高压症为主要表现。总体来说患者首次出现腹水时治疗相对容易，反复出现腹水的患者较难治疗，多以腹胀大为主要临床表现。近年来，对肝硬化的重要临床表现,如黄疸、上消化道出血、贫血、腹水,以及其危重并发症肝性脑病等的病因病机进行了较为系统的分析探讨。

①黄疸:肝硬化时形成黄疸的病理因素主要是湿邪。湿邪既可从外感受,亦可自内而生。受病脏腑主要是脾、胃、肝、胆。病机主要为湿困中焦,脾胃运化失司,影响肝胆疏泄,以致胆汁不循常道,外溢肌肤而成黄疸。若湿从热化,则表现为阳黄;若湿从寒化,则表现为阴黄。二者在一定条件下可相互转化。若湿热邪毒充斥三焦,传变迅速,内陷营血,神昏谵妄,则可成"急黄"重症。

②上消化道出血:肝硬化时出现消化道出血,主要是因肝脾统藏失职,或瘀热灼伤血络所致。阳络伤则血从上溢,阴络伤则血从下出。其病理性质有虚实之分。实证为火盛气逆,血热妄行。虚证有二:一为阴伤虚火妄动,灼伤血络;二为气虚不能统摄血液。肝硬化时的消化道出血,属血热者多,属虚寒者少,亦可表现在整个出血过程中,初属血热,后属虚寒。

③贫血:肝硬化时的贫血,属中医学"血虚"范畴。其主要原因是瘀血不去,气机不畅,癥积日增,脾胃运化日衰,精血无以化生而致贫血;在其失代偿时,则又可因肾虚精髓不足,血液化源亏乏而致贫血;另外,反复多次的消化道出血或其他部位出血(如鼻衄),也是造成肝硬化时贫血的原因之一。

④腹水:肝硬化时出现腹水,是典型的失代偿期的重要标志。腹水形成,虽有种种因素,但中医学认为,病变脏器总属肝、脾、肾三脏受损,病理因素不外乎气滞、血瘀、水停,

以致本虚标实,水液停蓄不去,腹部日益胀大成臌。故喻嘉言概括为:"胀病亦不外水裹、气结、血瘀。"

⑤肝性脑病:是肝硬化晚期的一种恶性转归。主要病因是正虚邪陷,邪毒攻心。由于有邪实与正虚的主次之分,临床表现亦有闭、脱之异。闭证主要是湿浊内蒙或痰热扰心;脱证主要是气阴两竭。闭、脱也可互见而致病情深重。

2. 辨证论治

(1)乙肝肝硬化代偿期

①肝郁脾虚

症状:腹中气胀,朝宽暮急,纳后胀甚,疲倦乏力,精神抑郁,面黄无华,食欲减退。舌胖,苔白腻,脉弦缓无力。

治法:疏肝理气,运脾化湿。

方药:柴胡疏肝饮(散)合胃苓汤。柴胡、陈皮、赤芍、枳壳、川芎、香附、炙甘草、茯苓、苍术、白术、官桂、泽泻、猪苓、厚朴。

②肝脾血瘀

症状:左胁下可触到明显癥块,颧有红纹,鱼际有红斑,膺臂有红痣,面色晦暗,两胁时见刺痛、胀或酸。舌质紫暗或有瘀斑,脉沉弦而涩。

治法:理气活血,消癥散结。

方药:膈下逐瘀汤。桃仁、红花、当归、牡丹皮、五灵脂、赤芍、香附、川芎、乌药、枳壳、延胡索、甘草、丹参等。

(2)乙肝肝硬化失代偿期

①湿热蕴结

症状:腹大坚满,膨胀拒按,甚则脐突,身热,可见肤目黄染,烦热,口苦口臭,口渴欲饮,腹胀便秘,或大便垢溏。

苔黄腻,质红,脉滑数。

治法:清化湿热,利水消胀。

方药:茵陈蒿汤或甘露消毒丹。茵陈、大黄、山栀子、滑石、藿香、黄芩、连翘、木通、蔻仁、川贝母、薄荷、射干、石菖蒲、海金沙、车前草、金钱草、半边莲、败酱草等。

②脾肾阳虚

症状:脘腹胀大,如囊裹水,仰卧如蛙腹,下肢水肿,四肢不温,面白无华,脘闷纳差,小便少,大便溏。舌质淡,苔薄白,脉沉细。

治法:温补脾肾,化湿利水。

方药:附子理中汤。附子、干姜、人参、炙甘草、炒白术、肉桂、泽泻、猪苓、山药、牛膝、川椒目等。

③肝肾阴虚

症状:腹大中满,腹皮紧,四肢瘦,面颧黧黑,腹部青筋显露,午后发热,心烦,肌肤或见紫癜,或时见鼻衄牙宣,尿少,舌红少苔,或有瘀斑,脉细弦数。

治法:滋养肝肾,利水消胀。

方药:参麦地黄汤。人参、麦冬、地黄、山茱萸、牡丹皮、山药、泽泻、茯苓、石斛、枸杞子、女贞子、墨旱莲、半边莲等。

(三)原发性肝癌

1. 病因病机　中医的病因发生包括内因和外因两大类,疾病发生发展的前提是正气不足。《素问》曰:"正气存内,邪不可干;邪之所凑,其气必虚。"外邪侵袭是发病的诱因或条件,其中正气不足居于主导地位。肝癌属于"鼓胀、肥气、黄疸、积聚"等范畴,主要因饮食内伤、情志失调、外邪侵袭、脏腑虚弱、先天不足等多种内外因素的长期作用,日久成积。《中藏经》亦曰："积聚、癥瘕、杂虫者,皆五脏六腑真气失而邪气并,遂乃生焉。盖因内外相感,真邪相犯,气血熏抟,交合而成也。"明确指出正气不足致使外邪侵入可产生癌毒。正虚邪实,肝体失和,肝运失畅,局部气血痰湿瘀滞而发病。故肝癌的基本病机是肝郁脾虚、气滞血瘀、湿热毒聚、肝肾阴虚、气阴两虚。在人体正气虚弱之时,气血痰瘀毒湿互结于肝脏而形成肿瘤。且经过长期临床实践也认识到,"虚损生积、毒瘀内结"为原发性肝癌最重要、最基本的中医病机。

2. 辨证论治

(1)气滞血瘀

症状:胸闷腹胀,纳呆乏力,两胁窜痛或胀痛,肚腹结块,推之不移,舌淡红或暗红或边有瘀斑,苔薄白或薄黄,脉弦或平。

治法:疏肝理气,活血化瘀,佐以健脾。

方药:小柴胡汤合大黄䗪虫丸,膈下逐瘀汤。柴胡、人参、黄芩、半夏、甘草、生姜、大枣、大黄、桃仁、杏仁、芍药、干地黄、干漆、虻虫、水蛭、䗪虫等。

(2)脾虚湿困

症状:神疲乏力,纳呆消瘦,腹胀腹泻,胁痛肢楚,足肿鼓胀。舌淡胖苔白腻,脉弦滑或濡。

治法:益气健脾化湿,佐以疏肝活血。

方药:六君子汤合逍遥散。人参、白术、茯苓、炙甘草、陈皮、半夏、当归、芍药、柴胡、生姜、薄荷。

(3)肝胆湿热

症状:黄疸日深,经久不退,色晦暗、面黧黑,发热胁痛,恶心纳差,口苦干,溲短赤。舌红或绛,苔黄糙或焦黄,脉弦或滑数。

治法:清利肝胆湿热,佐以活血化痰。

方药:茵陈蒿汤,鳖甲煎丸。茵陈、大黄、山栀子、鳖甲、黄芩、柴胡等。

(4)肝肾阴虚

症状:烦热口干,低热盗汗,形体消瘦,肌肉酸痛,小便短赤,吐衄便血,或腹水经久不退。舌红少苔或光剥有裂纹,脉弦数或细涩。

治法:滋阴柔肝养血,佐以软坚。

方药:滋水清肝饮合兰豆枫楮汤。地黄、当归、白芍、酸枣仁、山茱萸、茯苓、山药、柴胡、山栀子、牡丹皮、泽泻、泽兰、黑料豆、路路通、楮实子。

第5章 乙型肝炎的火候学诊治思路及体会

一、学术特点

(一)注重肝脾同调

慢性乙型肝炎的基本病机是肝脏受邪,克伐脾土,脾失健运,内生湿热,湿热蕴酿成毒,毒损肝络。临床辨证以肝郁脾虚为基本证候,临床上常表现为肝脾不调、土壅木郁、土虚木乘等。治疗上其病在肝,其治在脾,肝病之治当以治脾为要,以调和肝脾为基本治法。

1. 见肝之病,知肝传脾　一脏有病,可依据自身规律而影响他脏,因此在治疗时,应依据这种规律,先治或先安未病脏腑,以阻断疾病的传变途径,防止疾病的蔓延,使疾病向着痊愈的方向发展,是治未病的关键思想之一。由于"五脏相通,移皆有次,五脏有病,则各传其所胜",且"肝为五脏之贼",肝脏之病可影响人体的其他脏腑,因此应根据疾病传变规律,实施预见性治疗,以控制其病理传变,如《难经·七十七难》曰:"所谓治未病者,见肝之病,则知肝当传之于脾,故先实其脾气,无令得受肝之邪,故曰治未病焉。"《素问·举痛论》曰:"百病生于气也……怒则气逆,甚则呕血及飧泄,故气上矣。"提示如果肝病未得到及时治疗,可病及已所胜传及于脾,是肝病及脾,肝脾不调病理的最早论述。

《伤寒杂病论》指出："见肝之病，知肝传脾，当先实脾"。若肝失疏泄，气机郁滞，易致脾失健运，则表现为精神抑郁、胸闷太息的同时伴有纳呆、腹胀、肠鸣、泄泻等肝脾不调之候发生。肝脏受邪为病，肝血不足，藏疏失司，血量不能正常调节，气血运行受阻，肝木克伐脾土，脾气虚弱，则生化乏源而血虚，或统摄无权而致血液妄行而失血，临床可见患者有鼻衄、齿衄、红丝赤缕、蜘蛛痣甚则吐血、便血。

2. 脾不健运，内生湿热　中医学理论认为，脾主运化的生理功能，指脾具有将饮食水谷运化成精微物质与糟粕，并将其中的精微物质运化至全身的作用。脾主运化之"运"，《说文》解释为："移徙也"，即转运、输送之意。"化"，原多解释为不断变化，现多解释为消化吸收的意思。脾主运化，包括运化水谷和运化水液两方面。若肝失疏泄，导致脾失健运，其主要病理变化表现在运化水谷和运化水液功能的障碍。脾运化水液功能障碍，则致水湿、痰饮内生，临床可见身重疲乏、舌苔厚腻、形体肥胖，甚则水肿等。湿为阴邪，易阻气机，易伤阳气，尤易损伤脾阳，进一步加重脾失健运，所谓"湿盛则濡泄"。因其为有形之邪，故易阻滞气机，使脏腑经络气机壅滞不畅。叶天士《外感温热篇》所言"湿盛则阳微也"，薛雪《湿热病篇》言"湿困太阴之阳"，均从不同角度解释强调湿邪易伤阳气、易阻气机。脾不健运所生之湿中医称为内湿，是水湿痰浊内生的病理状态水液不化，聚而成湿，气机被遏，停而成痰，留而成饮，积而成水，即《素问·至真要大论》所言"诸湿肿满，皆属于脾"。《湿热病篇》还指出："太阴内伤，湿饮停聚，客邪再至，内外相印，故病湿热。"水湿、痰饮内生，不能通过脾的运化代谢掉，易湿积生浊，或化为湿热,或为寒湿,湿邪蕴久成湿热。

3. 湿邪蕴毒,毒损肝络　脾气健旺,运化正常,水谷精微充足,气血运化有源,肝体得以濡养而有利于疏泄,不致土衰木萎。脾失健运也可影响肝失疏泄,导致土壅木郁之证,表现为腹胀、纳呆、腹泻的同时伴有胸胁满闷不适、情志不舒等。脾气虚弱,则生化乏源而血虚,或统摄无权而致血液妄行而失血,均可导致肝血不足。

湿热疫毒稽留体内,湿热蕴久酿成毒,毒邪内侵,深伏血分。肝的生理结构和特性及肝络的特点使疫疠之毒更易入血,损伤肝络。肝络生理上为连接肝内外表里、运行气血津液的桥梁;在病理状态下成为疫毒之邪由表入里、循经入络、弥散传变的重要途径。肝主疏泄,主藏血,为气血调节的场所和枢纽,故疫毒之邪侵袭人体入血更易影响和损伤肝络。络脉分布广泛微细如丝,肝络具有络脉的特点,广泛分布于肝,为肝输布气血,具有渗濡灌注的功能,故具有邪毒易于侵犯、络脉易于瘀滞、渗灌气血失常、变证丛生的特点;邪滞肝络日久,夹瘀夹痰阻滞络脉,严重影响肝络沟通肝内外表里、运行气血津液的功能,正邪交争,毒邪潜伏或发作,病情反复,缠绵难愈,从而逐步造成正气亏损、气血失调、痰瘀阻络,导致肝纤维化、肝硬化,甚至肝癌的发生。

慢性乙型肝炎病因病机主要是:湿热疫毒的侵袭是始动因素;"毒""湿""瘀""虚"是致病关键;"肝脾不调"是病机关键,"毒损肝络"是疾病结果。

4. 肝脾不和,气机失调　"肝脾不和"之名最早见于清·叶桂《临证指南医案》。肝为病,疏泄失司,影响脾主运化功能的发挥;脾胃运化失调,水谷精微气化失司,升清降浊不能顺利完成,则湿热内生,日久酿毒,湿毒瘀损及肝体,影响肝之疏泄功能发挥,藏血不能,生血不足,而成肝脾不调之证。从脉象上看,其成与脏腑气血关系密切,左右寸口脉各有其所主脏腑,诊查各部脉象,结合全身症状等,可知病机所在。临床上左关脉弦,右关脉弱是肝脾不调的典型脉象,但也有其他情况。如《脉诀新编》云:"虚证宜见虚脉,若两手脉弦,谓之双弦。弦乃肝脉,右关见之是肝木乘脾"。

　　临床辨证方面,肝脾不和主要包括肝郁及脾虚两方面,兼证较多。无论是其主要证候还是兼证,均有轻重缓急之分。如患者纳呆食少,便溏,舌淡而胖,脉细弱,常提示脾胃虚弱明显;如胁腹胃脘胀满,疼痛较重,精神抑郁或烦躁,脉弦明显,常提示肝气郁结较甚。除基本证候肝郁及脾虚外,肝脾不调证还常兼有热、痰、湿、饮、毒、瘀、食积等病理因素,或兼有阴虚、血虚、阳虚等虚象,肝郁日久,可化火、伤阴、入血、入络;脾虚不运,可酿生水湿、痰浊;生化无源,可导致血虚;湿浊化热可形成湿热,热盛可成毒。有的病理因素的产生也可能与病因有关。如病毒性肝病的始发病因为"湿热疫毒"伤于肝,还有继发的内毒和瘀血等。"毒瘀胶着"作用于肝,导致"大块性或亚大块性新鲜的肝实质坏死",即脏之形体实质损坏,可称之为"毒损肝体"。另外,从病位来看,肝脾两脏病变日久,可累及肾而形成肾虚,邪扰心神或正虚心神失养,常导致心神不安,出现失眠等症;有的还影响到肺、胃、大肠、小肠等其他脏腑。

　　综上所述,从中医角度认识慢性乙型肝炎的病机为肝脏受邪,疏泄失调,肝之为病,必犯脾胃,脾不健运,湿浊内生,蕴久成湿热,湿热酿成毒,毒损肝络。现代社会中,精神专注、多坐少动可导致肝气郁结,脾气壅滞;饮食不节、忧愁思虑可伤脾,情志不舒则伤肝。以上病因,影响的脏腑主要在肝脾,形成肝脾不调证。因此,对于慢性乙型肝炎的患者在治疗过程中,调和肝脾是贯穿始终的基本治法。

　　5. 调和肝脾,治肝之本　　和,平稳,协调、均衡,和解之意。中医治病,非治其病,乃求阴阳平衡是也。中医所言之"病",总属阴阳失衡之状态,或为脏腑失衡,或为气血失衡,或为营卫失衡,或为表里失衡。而中医治病的目的就是通过药物、针灸等各种方法调整人体内的各种不平衡,使脏腑协调、气血协调、营卫协调、表里协调,最终使人体自身以及人与自然达到"和"的状态。

　　和法乃中医方剂学八法之一,运用寒凉、温热、辛散、补益等不同功效的药物配合使用,通过和解、调和或缓和等作用治疗疾病的方法,以达到疏通表里、和解寒热、调理脏腑等作用。多用于邪入或邪在半表半里的病证。主要有和解少阳、调和肝脾、疏肝和胃、分消上下、调和肠胃等。《伤寒明理论》曰:"伤寒邪在表者,必渍形以汗;邪气在里者,必荡涤以为利;其于不外不内,半表半里,即非发汗之所宜,又非吐下之所对,是当和解则可矣。"《医学心悟》曰:"有清而和者,有温而和者,有消而和者,有补而和者,有燥而和者,有润而和者,有兼表而和者,有兼攻而和者,和之义则一,而和之法变化无穷焉。"适应范围很广,如外感少阳证,肠胃不和,肝脾不和及疟疾等病证,症见寒热往来,胸胁胀满,胁肋疼痛,默默不欲饮食,恶心,呕吐,心下痞满,肠鸣腹泻,腹痛,月经不调等。因为病证不同,和法的具体运用也不同,常用的治法有和解少阳、和解肝脾、和解肠胃等,代表方剂有逍遥散、四逆散、痛泻要方等。其主要是协调肝脾功能，包含了疏肝、清肝、养肝、柔肝、镇肝等调肝治法及健脾、运脾、温脾、滋脾、祛湿、消食、升脾等理脾治法。临床在此基础上，根据患者症状、病因不同，治疗上又分为疏肝健脾、柔肝健脾、攻补兼施、调和肝脾兼补肺、滋阴、益肾、清热、解毒、理气、化湿、化瘀、通络等。湿热疫毒侵袭，正气未虚，驱毒外出，或正盛邪退，即所谓"正气存内，邪不可干"。亦如《景岳全书》云："瘟疫乃天地之邪气，若人身正气内固，则邪不可干，自不相染。"

(二)辨病与辨证相结合

病是对疾病发生发展规律与特点的概括，从疾病的根本矛盾上认识病情。证是对疾病当前阶段的病位、病性及病势等所做的结论，从机体整体反应状况上认识病情。辨病和辨证都是认识疾病的过程，只是侧重点各有不同。辨病是立足于疾病的全过程来认识疾病的本质，重视疾病的基本矛盾，即明确基本或核心病机，掌握基本证候特点，坚持基本治疗原则。辨证则在从疾病当前的临床表现中判断病变的原因、部位、性质及其发展趋势，抓住当前的主要矛盾，即明确证候特点，确立具体治法，形成治疗方药。所以在临床诊疗疾病的过程中，要用联系的、发展的、全面的态度来看待"辨病"与"辨证"的关系，将二者有机地结合起来。

慢性乙型肝炎病情复杂，病程较长，常见证候多为复合证候，因此辨证处方首先要分清主次，并多法联用。如疏肝健脾、清热解毒化湿多用于慢性乙型肝炎初期，健脾益肾、疏肝理气多用于慢性乙型肝炎中期，而补肾柔肝、活血化瘀较多用于慢性乙型肝炎病程后期。另外，部分患者行肝穿刺检查确诊为慢性乙型肝炎早期肝纤维化但缺乏临床症候时,应坚持以辨病为基础,并根据其病因病机等特点施治。对慢性乙型肝炎合并有脂肪肝的患者在健脾化湿,疏肝利胆,清热解毒的基础之上多合以理气行瘀之法。慢性乙型肝炎的发生和演变十分复杂,虽然现代医学认为乙型肝炎病毒感染后往往会经历免疫耐受期、免疫清除期、非活动期、再活动期,但结合传统中医的理念,对于慢性乙型肝炎辨病辨证的同时必须要考虑"病"和"期"的动态变化,善于处理主要矛盾。其中正虚与邪实的矛盾往往反复出现,此消彼长,所以对于祛邪扶正的把握非常关键。肝病邪毒较盛时,可以患者的肝功能及症状来参考,即肝炎症状明显,胆红素、转氨酶明显升高者,当以驱邪为主,施以清热解毒、化湿之法。

在辨证和辨病施治的基础之上,更应讲究分期辨证。慢性乙型肝炎的治疗矛盾是多方面,多层次的,既要分清患者病情处于哪一期、哪一阶段,亦要明确矛盾的主次及其变化,深刻把握病机,力求用药精准。疫毒初犯,正邪交争,正气不足,邪毒未能及时清除,缠绵不去,留恋不解,势必影响脾之运化,渐至脾失健运,水谷精微化生气血无力,肝脏无以滋养,加之邪毒困遏,肝失疏泄,肝气郁结,终使脾虚以致肝郁。故初期治疗当以健脾化湿,清热解毒为主,兼以疏肝。随着病情慢性迁延进展,脾虚之本失治日久,邪毒与人体的相互斗争使得矛盾主次发生了变化,肝郁加重,使得肝脾失调,脾之升降无度,肝之肝疏泄无常,至中期往往为肝郁脾虚为主,继而治疗当以疏肝实脾,兼以活血柔肝。病至后期邪毒久聚,困于人体,以致气机阻滞、津液煎灼、气血耗

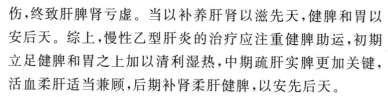

伤,终致肝脾肾亏虚。当以补养肝肾以滋先天,健脾和胃以安后天。综上,慢性乙型肝炎的治疗应注重健脾助运,初期立足健脾和胃之上加以清利湿热,中期疏肝实脾更加关键,活血柔肝适当兼顾,后期补肾柔肝健脾,以安先后天。

此外,在慢性乙型肝炎的辨治中还要处理好基本证候和临床辨证的关系。基本证候是基本病机的体现,也是临床常见的复合证候,全面反映了慢性乙型肝炎病因、病机及邪正交争的基本病变。基本病机一方面抓住了三个基本环节,另外三个环节又各有不同特点,需要根据临床实际辨证。临证时既要坚持基本病机,又要根据实际辨证论治,将反映基本病机的证候具体化。

(三)注重和法

肝病多以脾胃受害者居多,脾为湿困,脾阳不能伸张,则内湿不化,日久蕴热,湿热相合,深伏血分,耗伤气血,以致气血两虚,日久损阳耗阴,而致脾肾不足,肝肾阴亏。因此,乙型肝炎的治疗应从整体观念出发,注重"和法"为指导,首先调和脾胃,改善症状,逐步调和气血、调和阴阳达到治疗疾病的目的。

1. 调和脾胃 通过调和脾胃,可以达到两个目的:一是恢复脾胃运化功能,使得湿邪得化,湿去热自除,消除慢性乙型肝炎迁延缠绵的病因,并能促进气血化生,调整脏腑功能。二是考虑到肝病首先以脾胃受累,常见纳差、恶心、乏力、腹胀、舌苔黄腻等,许多初诊患者就诊时往往以诸多症状不适为主诉。此时,在最短时间内改善患者的各种身体不适感,让患者感觉服用汤药后身体感觉很舒服,方可建立坚持治疗的信心。临证时,若患者表现为纳差、食欲减退者,则加焦三仙、鸡内金以化食消积砂仁、佛手促进脾胃气化;若腹胀明显者,则加厚朴、瓜蒌、槟榔、枳实以下气除满;乏力甚者,则重用黄芪、山药以益气健脾;舌苔黄腻者,加藿香、佩兰、黄芩、黄连、黄柏等芳香化浊,清热利湿之品。

2. 调和气血　在缓解慢性乙型肝炎患者不适症状后,应进入治本阶段,以调气养血为法。人体以气血为本,治病必求于本。《素问·至真要大论》云:"疏其血气,令其调达,而致和平",强调了调和气血,令其疏通畅达是治病的关键。历代医家对调和气血思想都非常重视,并有所发展。清代医家王清任认为,无论外感内伤,百病皆不离气血失调,他在治疗时采用理气与活血相结合,补气消瘀法的创立是其最突出的成就。肝病大师关幼波认为,八纲辨证与气血息息相关,除了八纲之外,认为确有必要突出"气血"辨证施治中的地位和作用,力倡十纲进行辨证施治,即以阴阳为总纲,下设气血、表里、寒热、虚实八纲。肝体阴而用阳,主疏泄与藏血,在生理上,气血调和与肝生理功能的正常发挥相辅相成;在病理上,气血失和与肝病亦相互为患,故调和气血为治疗肝病的根本大法。

慢性乙型肝炎外有湿热疫毒之邪侵袭,内有脏腑功能失调,气血运行失调而发生病变,气血失和又可进一步引起和加重人体生理功能失常。肝体阴而用阳,肝主疏泄,为藏血之脏,因此调和气血要顺其性,以通为平,调和之法,既可使逆乱之气机恢复正常,又可使失调之脏腑功能得以复健。慢性乙型肝炎在气血失调方面基本上遵循由气滞至血瘀,由实转为虚实夹杂的演变过程,病变初期由于湿热壅阻肝经导致肝气郁结,气滞则血瘀,故在治疗上应用醋柴胡、木

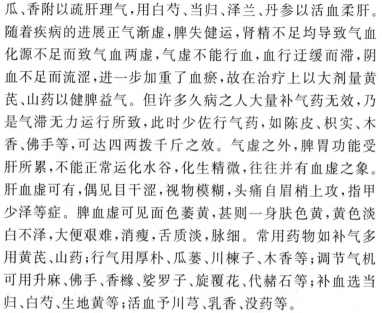

瓜、香附以疏肝理气,用白芍、当归、泽兰、丹参以活血柔肝。随着疾病的进展正气渐虚,脾失健运,肾精不足均导致气血化源不足而致气血两虚,气虚不能行血,血行迂缓而滞,阴血不足而流涩,进一步加重了血瘀,故在治疗上以大剂量黄芪、山药以健脾益气。但许多久病之人大量补气药无效,乃是气滞无力运行所致,此时少佐行气药,如陈皮、枳实、木香、佛手等,可达四两拨千斤之效。气虚之外,脾胃功能受肝所累,不能正常运化水谷,化生精微,往往并有血虚之象。肝血虚可有,偶见目干涩,视物模糊,头痛自眉梢上攻,指甲少泽等症。脾血虚可见面色萎黄,甚则一身肤色黄,黄色淡白不泽,大便艰难,消瘦,舌质淡,脉细。常用药物如补气多用黄芪、山药;行气用厚朴、瓜蒌、川楝子、木香等;调节气机可用升麻、佛手、香橼、娑罗子、旋覆花、代赭石等;补血选当归、白芍、生地黄等;活血予川芎、乳香、没药等。

3. 调和阴阳 在症状缓解、气血调和的基础上,进一步调和阴阳以纠正阴阳偏盛偏衰。中医对疾病的治疗,重视人体整体功能状态的调整,更强调人体脏腑阴阳平衡的恢复。因此,对于慢性乙型肝炎患者的治疗,只有调节其脏腑阴阳恢复平衡的生理状态,使调节患者的内环境、抵抗外邪的能力增强,才达到了最终的治疗目的。配伍上常选择的如鳖甲、龟甲、鹿角、阿胶等血肉有情之品均乃取其滋阴潜阳之效。

综上所述,临床中,在缓解慢性乙型肝炎患者不适症状后,应进入治本阶段,以调气养血为法,补气兼行气为主,活血补血并重,气血调和,则阳气温煦,阴精滋养。

(四)注重四诊

人体是一个有机的整体,慢性乙型肝炎病虽在肝,却又与其他四脏、六腑密切相关,临床上的症状也较为复杂,需要全面综合考虑。因此,做到四诊合参,详细、全面地收集资料是精准辨证的基础。

1. 望诊　"望而知之谓之神",注意从神、色、形态、目、皮肤、口唇、舌等方面辨证阴阳、寒热、气血、虚实等情况。面色黄而鲜明,多为湿热;面色萎黄,多为脾胃气虚或气血不足;目睛红赤,多为肝热;眼睑水肿,多为阳气不足,脾虚水肿。

舌诊作为中医望诊的重要组成部分,是临床辨证的重要参考资料,在疾病的发生发展过程中,舌的变化迅速又鲜明,它犹如内脏的一面镜子,气血津液的盛衰盈亏、病位深浅、预后好坏均能客观地从舌象上反映出来。舌苔和舌质的变化所反映的生理病理意义各有侧重,在临证诊病时不仅要掌握舌质、舌苔的各自的变化及意义,还要注意舌质和舌苔之间的相互关系,将舌质和舌苔综合起来进行分析。此外,要掌握舌象与疾病发展变化的关系,为早期诊断,早期治疗提供重要依据。舌诊对肝病辨证更为关键,除注意舌质、舌苔外,还应注意舌下脉络的变化情况。舌质淡,为气血虚或脾虚;舌质红,为阴虚热盛;舌色紫黯或有瘀斑,为血热血瘀;舌胖有齿痕,为脾虚湿盛,肝病以湿热为因,多见腻苔;舌下脉络纡曲增粗多,提示血热或有瘀血。

2. 闻诊　主要从声及味道两方面入手,是医者通过听觉和嗅觉了解由病体发出的各种异常声音和气味,以诊察病情。闻诊也是一种不可缺少的诊察方法,是医者获得客观体征的一个重要途径。听声音主要是听患者言语气息的高低、强弱、清浊、缓急等变化。实证患者多声高谵语,久病虚证患者多语音低微,以及呕吐、呃逆、嗳气等声响的异常,以分辨病情的寒热虚实。嗅气味主要是嗅患者病体、排出物、病室等的异常气味,如肝硬化患者可有特殊口臭味,即为肝臭。

3. 问诊　在四诊中占有重要地位,通过翔实的问诊,可以收集其他三诊无法获取的病情资料,能全面、系统地了解病情。明·张景岳视为"诊病之要领,临症之首务"。问诊是获取疾病诊断线索的重要途径,疾病的很多情况只有通过问诊才能获得,如疾病的发生、发展、变化过程、诊治经过,患者的自觉症状、既往病史、生活习惯、外在环境等。这些资料是医师分析病情、辨证辨病的重要依据。尤其在某些疾病的早期,患者仅有自觉症状而尚未呈现客观体征时,只有通过问诊才能抓住诊断疾病的重要线索,为疾病的早期诊治提供依据。问诊对于其他三诊检查具有指导意义,常为其他诊法的先导。医师通过问诊抓住患者的主诉后,要根据所学知识及临床经验围绕其主诉进行有目的、重点的询问和检查。慢性乙型肝炎的问诊关键是问症状,如恶心、食欲、疲乏、睡眠、胁痛、腹胀、心情、出血(牙龈、大便颜色)、头晕头痛、汗、口渴、寒热。患者表现为恶心或厌油腻,提示湿热内蕴;纳食不香,食后尚能消化,多为胃弱;食不知味,为脾虚或胃中蕴湿;疲乏多为肝病的首发症状,多提示气血两虚或脾虚湿困;失眠多在肝病后期出现,多为心脾或心肾不足;胁痛走窜,多为气滞;胁痛隐隐,多为肝阴、血不足;腹胀满闷,为湿困;空腹或午后及夜间胀甚,为虚胀;腹硬满胀大如瓮,多考虑膨胀。此外,妇女以血为本,肝病多在血,故要注意经带的询问。如月经提前、量多、色红、质黏稠多属血热;带下黄黏多属湿热等。

4. **切诊**　包括脉诊和按诊两部分内容。脉诊是按脉搏;按诊是在患者身躯上一定的部位进行触、摸、按压,以了解疾病的内在变化或体表反应,从而获得辨证资料的一种诊断方法。其中,脉诊是中医学一种独特的诊断疾病的方法,也是中医临床不可或缺的诊察手段,能反映机体各部分的生理病理信息,所谓有诸内必形诸外,在疾病的辨证中起着重要的甚至决定性的作用,为治疗指出方向。临证诊脉必须要从脉象的位、数、形、势四个方面反复体察,综合分析,形成比较完整的脉象,从而正确地分辨各种病脉。其次要通过脉象辨脏腑气血、寒热虚实、湿浊瘀滞及胃气之有无。辨虚实,如脉见虚、细、弱、微等无力脉象,多为气血不足所致的虚证;脉见实、洪、滑、弦等有力脉象,为邪盛正不衰之实证。辨脏腑,寸关尺三部,在左分属心、肝胆、肾,在右属肺、脾胃、命门。若相应脏腑发生病变,影响气血运行,故脉象也会改变,如脾胃在中焦,其病脉在关脉上反映,同时反映肝脾之间的关系。辨气血,右手偏旺于气,左手偏旺于血。辨寒热湿浊,寒热湿浊之邪均可改变气血在体内运行的速率,如热证多见数、洪、滑、长脉等;寒证多见迟、紧脉,缓、濡脉则主脾虚湿浊内阻。通过脉行流利、涩滞而辨瘀滞。此外,还可辨胃气之盛衰存亡。有胃气的脉应该是和缓流利均匀之脉,即便是病脉,只要有冲和之象,亦是有胃气。慢性乙型肝炎患者体质差异,所表现的脉象不同,脉弦多主肝病、气滞或痰饮;滑脉多主痰饮、实热;数、洪、长脉多主热证;迟、紧脉多主寒证;缓、濡脉则主脾虚湿浊内阻。

　　根据四诊所见辨证分析,同时参考现代医学的物理检查和生化检查,以判断病情的活动和稳定程度,检验其疗效的客观标准。

(五)扶正与祛邪相结合

中医学认为,本病以湿热疫毒为因,病位偏于中上焦、中焦、下焦的不同,加之湿性黏腻,缠绵难去,而湿热又有热重于湿、湿重于热、湿热并重的不同,故见病程迁延,临床症状复杂,难以治愈。

本病不仅表现为湿热疫毒炽盛,在疾病的发展过程中更多地表现为正气虚,包括肝、脾、肾、气血、津液等。在初期"正气虚"多表现为脏腑功能失调,在后期则多以脏腑气血实质性的亏损为主。

脾虚正虚邪恋为慢性乙型肝炎发病的内在基础,在整个疾病过程中,正虚是矛盾的主要方面,故在本病的治疗中尤应重视扶正。对于相当一部分慢性乙型肝炎患者仅在体检时发现 HBsAg 阳性而肝功能正常也无任何明显症状,此时应当将健脾扶正放在首位,以防肝病及脾,即所谓先安未受邪之地。对于处于疾病早期的患者多存在脾虚症状,临床主要表现为神疲乏力,腹胀缠绵昼夜不休,大便溏泄,舌体胖大边有齿痕。此时应注重健脾运脾,在治疗中,常用生黄芪、白术、山药、茯苓、橘红、半夏等以健脾运脾。对于病程日久的患者临床常有胁肋隐痛,腰酸腿软,头晕目眩,失眠多梦,五心烦热等阴虚内热的表现,应重视培补先天之本,常选用墨旱莲、女贞子、黄精等以滋补肾阴,用银柴胡、骨皮、青蒿等清退虚热。在强调扶正的基础上,切不可忽视本病湿热蕴毒,余毒未清的一面。临床上一部分慢性乙型肝炎患者可出现持续高病毒载量,黄疸指数升高,转氨酶升高,症状上表现为恶心纳差,口苦口臭,腹胀,大便黏臭不爽,小便黄赤短涩。故在治疗时应根据具体病情予以清热祛湿解毒之品,一方面可以清除未尽之余邪,另一方面可以在新蕴生的湿热毒邪尚处于微弱之际一举歼灭,使得湿热彻底清除,实际上清除余邪也有利于正气的恢复。常用茵陈、田基黄、垂盆草、草河车等以清热解毒,用黄芩、黄连、黄柏等以燥湿解毒,用藿香、佩兰、蔻仁、菖蒲以化湿解毒。扶正祛邪应贯穿于慢性乙型肝炎治疗的始终,但在扶正祛邪时应注意两点。一是在整个治疗过程中都需固护脾胃之气,祛邪时忌过用苦寒之品,以防损伤脾胃之气,脾胃损伤,诸药枉然。二是在扶正时应慎用温补之品,温补之品会助长湿热邪毒,容易使病情加重或反复,即使无热象亦不可率用温补。

(六)重视治未病

《素问·四气调神大论》曰:"是故圣人不治已病治未病,不治已乱治未乱,此之谓也。"慢性乙型肝炎的治疗过程中,在治疗现有病变的基础上,截断病情的发展趋势,重视"治未病"理论的应用。具体体现在两个方面,一是顾护中焦,阻止脏腑传变,五脏之中,与肝脏关系最为密切的为脾,"见肝之病,则知肝当传之于脾,故先实其脾气,无令得受肝之邪",在治疗中一定要"实脾",即调和脾胃,先安未受邪之脏,可以阻断疾病的传变,防止疾病的进展或者加重。

二是重视肝纤维化的治疗,积极防治肝硬化及肝癌的发生。慢性乙型肝炎→肝硬化→肝癌为慢性乙型肝炎患者疾病进展的三部曲。防治肝硬化与肝癌的发生为治疗慢性乙型肝炎的重要部分。乙型肝炎病毒作为"毒邪"致病,病情顽缠重笃,最易损伤脏腑组织。本病最初体现为络脉空虚,络伤气滞;逐渐发展为痰湿、瘀血等有形实邪阻滞肝络为患(肝纤维化),此时若经过有效的治疗积滞可以消除;若有形实邪阻滞不去,且积滞难化,则进入肝硬化的阶段。临证时常用清化湿热、益气解毒、行气活血等法以通肝络,积极治疗肝纤维化防治肝硬化的发生,以稳定病情。在诊断上,应重视甲胎蛋白(AFP)与腹部 B 超联合筛查肝癌,根据患者的年龄、病程及病情定期进行肝癌筛查。在治疗上,任何形态结构变化如肝硬化假小叶的形成,肝占位性病变的出现都是由长期机体功能失调所致。若等形态结构改变再治,则犹渴而穿井、斗而铸锥,为时已晚,故在机体功能失调时就应及早干预,这也是中医的特色与优势。

(七)注重哲学思维的运用

哲学思维是基于哲学视角来面对问题和解决问题的一种思维方法,将哲学思维运用到医疗实践活动中,可以帮助我们更好地把握疾病的本质和其发生发展规律,进而指导临床实践。乙型肝炎病因复杂,发病率高,慢性病程,易于反复。其发生、发展、诊疗整个过程都处处体现着哲学思维的存在。

1. 内外因辩证关系 内因和外因之间关系是辩证统一的,内因是事物变化、运动和发展的根据,外因是事物变化、运动和发展的条件,外因必须要通过内因而起作用。对于慢性乙型病毒性肝炎来说,当乙型肝炎病毒侵袭人体时,发病与否在于人体的正气是否充足。若人体正气充足,机体抗病能力强,则会产生保护性抗体,就不会发病,即"正气存内,邪不可干"。若机体正气不足,加之乙型肝炎病毒侵袭人体,促成慢性乙型肝炎的发生。尽管从根本上看,内因是第一位因素,决定了事物发展的基本趋势和方向。但是如果没有乙型肝炎病毒这一外因,也不存在疾病发病。可见,肝病的发病过程是内外因共同作用的结果。内外因相互作用,肝脾受损,脏腑经络气血失和,湿热痰瘀毒内生而导致发病。从对立统一规律角度来看,慢性乙型肝炎的发展从根本上是由于机体正气不足所决定的,但外因持久或者反复作用,进而损伤肝络,正气愈虚,促进肝病的发展,可伴有肝纤维化,甚至进展为肝硬化、肝癌。

2. **认识过程**　是一个在实践基础上不断深化发展的过程,既表现为实践基础上由感性认识到理性认识,再从理性认识到实践的具体认识过程。对于疾病的诊治,也是一个认识疾病的过程。慢性乙型肝炎的常见临床表现是黄疸、胁肋部胀痛、腹胀、乏力等,从望、闻、问、切四诊收集病情资料,了解病史及相关的辅助检查结果,进行加工分析,分析其病因病位、病性寒热虚实、气血阴阳,做出病、证判断,进而予以治疗。在此基础上,根据治疗后的病情转归,来检验辨病辨证是否准确,是一个实践到认识,再从认识到实践的循环往复和无限发展的总过程。因此,在临床诊治中,除了客观的物质条件,必须要运用哲学思维,克服教条主义、经验主义及孤立、片面、静止思维,才能快速而精确地诊断疾病,提高临床诊治水平。

3. **矛盾分析方法**　矛盾分析法是指运用矛盾的观点观察、分析事物内部的各个方面及其运动的状况,以达到认识客观事物的方法,是对立统一规律在方法论上的体现。由于慢性乙型肝炎的病机复杂,临床医家对该病的认识角度不一,其辨治思路也复杂多样。将矛盾分析法应用于慢性乙型肝炎治疗中,全面发展地看待疾病,整体提出治疗方案。

(1)"两点论"与"重点论"相结合:在慢性乙型肝炎的治疗过程中,既要兼顾主要矛盾、次要矛盾及矛盾的主要方面、次要方面,防止片面性,但又要把握主要矛盾和矛盾的主要方面,突出重点,抓住关键。慢性乙型肝炎病变的共同特点是病程较长,病机纷繁复杂,治疗过程中往往出现标本并重,如果单治本,则标病不解;单治标,则本病不除,必须标本兼治,才能取得好的疗效。在抗病原的基础上,提高自身免疫力,改善机体内环境,使之不适合毒邪稽留。若病情急骤、病势危重者,如肝硬化并发症出现腹水、上消化道出血、肝性脑病者,对症治疗成为矛盾的主要方面,当治其标,待病情稳定后再扶正固本。在慢性乙型肝炎的遣方用药上,也体现"两点论"与"重点论"相结合的方法,一般针对主证突出主药,同时兼顾兼证加上辅助药,并根据病情变化,随症加减。

(2)矛盾的普遍性和特殊性相统一:矛盾的普遍性是指矛盾存在于一切事物的发展过程中,每一事物的发展过程中自始至终存在着矛盾运动;矛盾的特殊性是指具体事物的矛盾及每一矛盾的各个方面都有其特点,这是一事物区别于他事物的本质,是世界上事物之所以有差别的根据。既要具体分析事物的具体情况,也要注意不要使具体的事物脱离普遍联系。在慢性乙型肝炎的治疗过程中,矛盾的普遍性就是抗病毒治疗。矛盾的特殊性就个体而言,其具体情况各有不同,有些患者表现为黄疸,伴有恶心、厌油腻;有些患者则表现为胁肋痛,伴有抑郁焦虑;有些则表现为乏力,伴有纳差、四肢酸软等。中医则通过对其主要症状、伴随症状、舌脉分析,同时结合全身证候,运用四诊八纲辨其脏腑、气血、经络的寒热虚实。若腹部胀大,按之不坚,伴胁下胀满或疼痛,饮食减少,辨证属于气滞湿阻,则应疏肝理气,健脾利水;若腹大胀满,按之如囊裹水,伴胸脘胀闷,得热则舒者,辨证属寒湿困脾,则应温中健脾,行气利水;若胁肋疼痛者,以实证为主者,或疏肝理气,或活血化瘀,或清热利湿,以虚证为主者,则以养阴柔肝为主。

矛盾分析法的核心是善于分析矛盾的特殊性,做到具体矛盾具体分析,具体情况具体分析。个体化治疗(辨证论治)原则针对矛盾的特殊性,也是中医药治疗慢性乙型肝炎的特色与优势所在。从慢性乙型肝炎的现代医学和中医学的治疗策略中,现代医学抗病毒、对症治疗等靶向性强、方便、依从性好,重在针对病因;中医则是在针对病因的基础上,结合辨证论治,更好地发挥作用。在临床治疗中,不管中医、西医,都应以患者为本,结合矛盾的普遍性与特殊性关系,找到治疗疾病的切合点,更好地为患者服务。

4. 量变质变规律 量变和质变是事物变化的两种基本状态和形式,量变和质变的相互作用,相互转化构成了量变质变规律。慢性乙型肝炎的病理变化也不例外,是量变的积累过程中达到一定程度引起质变并相互转化的发展过程。中医"治未病"原则在慢性乙型肝炎防治中就是要防止质变的发生,即肝硬化、肝癌的发生。肝细胞炎症并不是直接发展为肝硬化、肝癌的程度,而是乙型肝炎病毒-肝细胞炎症-肝纤维化-肝硬化-肝癌一个迁延化、缓慢发展的渐进过程,在慢性乙型肝炎的防治过程中,必须着眼于疾病状态的变化,在发展变化的过程中及时采取措施,就要将其消灭在量变积累的阶段,有效地控制疾病的发展,掌握主动权。量变质变规律体现了事物发展渐进性和飞跃性的统一,运用量变质变规律的哲学思维,提高治未病意识,对患者进行健康宣教,定期体检,将疾病消灭在萌芽之中,就能降低肝硬化、肝癌的发病率,为社会节约大量医疗资源。

医学的目的就在于治病救人,在临床中不仅要注重治"病",更要注重救"人",不仅能对病变实质有较强的针对性,更要注重整体调节,调动患者自身抗邪向愈的主观能动作用。在提高专业业务水平的基础上,应该不断培养哲学思维,提高哲学素养,将其融入医学理论、临床经验之中,从本质上系统地、完整地认识疾病,解决临床实际问题,更好地为患者服务。

(八)注重形神共养

慢性乙型肝炎病程长,不易治愈,故除了药物治疗外,应对患者精神情志、饮食宜忌及生活起居方面的调摄进行耐心指导。本病作为一种传染性疾病,社会上对此病患者的歧视依然存在,因而患者除了承受着身体的不适及经济负担外,还存在着巨大的心理压力,甚至有些患者会焦虑抑郁,这些不良的情志又会使病情加重,形成恶性循环。

1. 养神　"得神者生,失神者死"。只有神清志明,才能气血调和,经络通畅,有益健康。临证时要充分重视患者的精神状态以及周围环境对其情绪的影响,一方面要开导患者,保持清静愉悦,身心不能躁动,保持良好的情绪;对患者进行健康教育,指导其正确认识本病,乙型肝炎虽然具有传染性,但正常的生活接触并不会造成传染,他们完全可以正常地生活、学习、工作。而且本病目前虽无法治愈,但可以改善症状,有效防止疾病进展,只要规范治疗,一般情况下对生活影响不会太大,鼓励患者积极乐观地面对生活。另一方面要对家属进行教育和开导,帮助患者在家庭、社会中建立一个积极的治疗环境,使其摆脱消极情绪,唤起积极情绪,使患者从疾病的束缚中解放出来,而不为某些症状的显没而惶惶不安,不为每次生化、物理检查结果的变化而忧虑不宁,调动患者自身抗邪向愈的主观能动作用。

2. 养形　慢性乙型肝炎患者的饮食原则为控制总能量和糖类的摄入,提高蛋白质的质和量,给予适量的脂肪,补充足够的维生素、微量元素和膳食纤维。

忌酒,包括啤酒、白酒、红酒、黄酒、酒酿等。乙醇是致使肝细胞中毒坏死的主要物质。

忌发物,如韭菜、荞麦、芋头等蔬菜及羊肉;忌水产品,如河鱼、海鱼、虾、蟹、海带等;以防其动风发气、助火生热、助邪毒。

忌一切生、冷、硬及不容易消化的食物,以免旧疾复发,新病增重。

规律作息,顺应四时变化,起居有常,避风寒,以防外邪侵袭机体加重病情。

运动方面除了炎症发作期的患者要静卧休息外,其余患者鼓励适度运动。慢性乙型肝炎患者的运动主要采用两种方式,即一般运动和自我经络锻炼,一般运动推荐有氧运动,自我经络锻炼推荐意拳养生桩、太极拳、八段锦等养生功。这些运动可以提高患者的耐力素质,缓解心理压力,保持良好的心态,对疾病的治疗有很好的辅助作用。

劳逸结合,尤其注意不要过劳(包括房劳),应根据个人体力适当安排工作与生活,以感觉舒适不疲劳为度。

二、常用经方验方分析

(一)茵陈蒿汤

组成:茵陈蒿 30g,栀子 15g,大黄 10g。

功效:清热解毒,利湿退黄。

方义:茵陈蒿汤首载于汉·张仲景《伤寒论》,主治湿热黄疸,一身面目俱黄,色鲜明如橘子,腹微满,口中渴,小便不利,舌苔黄腻,脉沉实或滑数。方中茵陈清热利湿,疏利肝胆为君;栀子清泄三焦湿热,并可退黄为臣;大黄通利大便,导热下行为佐,三药相配,使湿热之邪从二便排泄,湿去热除,则发黄自退。

适应证:慢性乙型肝炎肝胆湿热证。

加减:心中懊恼者,加龙胆草、黄连各 10g;疼痛者,加川楝子、郁金各 10g;湿重者,加猪苓、六一散各 10g;热重者,加牛蒡子、黄芩各 10g;恶心呕吐明显者,加竹茹、橘皮 10g。

现代药理:研究表明,茵陈、栀子、大黄三药连用可以加速分泌胆汁及松弛奥狄括约肌的疗效,发挥利胆保肝作用,促进胆红素代谢、抗肝损伤、抑制肝细胞凋亡、抑制 HSC 活化和胶原合成等。该方可通过调节血脂减少脂肪在肝的沉积;抗氧化,清除自由基代谢产物,抑制脂质过氧化反应;抗免疫性炎症和减少细胞外基质沉积等发挥保肝作用。

临床研究:茵陈蒿汤具有保肝、退黄,促进胆红素代谢,改善肝组织脂肪变性等多种药效学作用。临床以该方随证加减,可应用于多种肝疾病的治疗。杨壮智等以茵陈蒿汤加党参、大腹皮、川楝子等治疗湿热型慢性乙型肝炎肝纤维化,将80例患者随机分成两组,治疗组40例,对照组40例。治疗组给予茵陈蒿汤加味,对照组给予护肝片。结果治疗组40例中,显效18例,有效20例,无效2例,总有效率为95.0%;对照组40例中,显效3例,有效28例,无效9例,总有效率为77.5%,两组总有效率比较有显著性差异($P<$ 0.05)。郑颖俊等以加味茵陈蒿汤联合熊去氧胆酸治疗原发性胆汁性肝硬化。将60例患者随机分为对照组和治疗组各30例。两组均给予基础治疗,对照组患者同时口服熊去氧胆酸胶囊;治疗组患者在对照组基础上加服茵陈蒿汤加白茅根、丹参、鳖甲、炒白术、鬼箭羽等煎服。治疗结束时,治疗组γ-GT、ALP、ALT、AST、TBIL下降明显优于对照组($P<0.05$)。

(二)半夏泻心汤

组成:法半夏12g,黄芩、干姜、党参、炙甘草各9g,黄连3g,大枣4枚。

功效:和胃降逆,消痞除满。

方义:半夏泻心汤出自医圣张仲景《伤寒论》,主治寒热错杂之痞证,以"辛开苦降"调和阴阳、调理气机升降。而慢性乙型肝炎多有肝郁,又常见肝火旺盛,肝郁与肝火都能克伐脾土,以致出现脾胃症状。心下胃脘痞满之证当首选半夏泻心汤。方中半夏降逆止呕,消痞散结;黄芩、黄连泄热燥湿,除痞降泻;干姜辛热行滞,温中散寒;党参、甘草、大枣甘温补脾,益气补虚。全方寒温并用,补气和中,去邪复正,诸症悉平。

适应证:慢性乙型肝炎肝热、肝郁证。

加减：黄疸者，加茵陈 20g，金钱草 20g；肝郁气滞者，加柴胡 10g，香附、郁金、佛手各 6g；两胁胀痛者，加川楝子 10g，延胡索 15g，栀子 10g；胃脘痛甚者，加延胡索 6g，白芍 20g，川楝子 9g；胃中灼痛者，去干姜，加生地黄 10g，麦冬 3g，蒲公英 10g；纳呆少食者，加谷麦芽 12g，神曲 10g，山楂 10g，莱菔子 6g；便溏者，去黄芩、黄连，重用党参 30g，加山药 30g，薏苡仁 12g，鸡内金 6g，白蔻仁 3g 等。

现代药理：研究表明，黄芩、黄连、半夏、干姜具有抗菌消炎、止痛、止呕的作用。而党参、甘草则有解除平滑肌痉挛，缓急止痛，有类激素之抗炎镇痛之效。

临床研究：半夏泻心汤现广泛应用肝炎、肝硬化等。陈耿生等观察半夏泻心汤加减结合西医治疗慢性乙型病毒性肝炎的临床疗效，选取 CHB 患者 72 例为研究对象，随机分为观察组和对照组各 36 例；对照组口服恩替卡韦片治疗，观察组在此基础上服用半夏泻心汤治疗。结果发现，观察组总有效率为 94.44%，高于对照组 75.00%，差异具有统计学意义（$P < 0.05$）；观察组 ALT、AST、TBIL 三项指标优于对照组，差异具有统计学意义（$P < 0.05$）。王永杰观察五苓散合四逆半夏泻心汤治疗肝硬化腹水临床疗效，将 110 例患者随机分成 2 组各 55 例，2 组均用白蛋白、呋塞米、螺内酯、甲氧氯普胺等药对症处理。治疗组在此基础上加用五苓散合四逆半夏泻心汤治疗。结果发现，治疗组显效率与有效率分别为 70.9%、89.1%，对照组分别为 52.7%、74.5%，两组显效率比较有显著性差异（$P < 0.05$），五苓散合四逆半夏泻心汤治疗肝硬化腹水疗效优于单纯西医对症治疗。

（三）柴芍六君子汤

组成：柴胡 10g，白芍 15g，党参 15g，茯苓 15g，白术 10g，

法半夏 10g,陈皮 6g,炙甘草 6g。

功效:疏肝利胆,健脾和胃。

方义:柴芍六君子汤出自吴谦之《医宗金鉴》,为治疗脾虚肝旺、风痰壅盛之方。柴胡味苦、辛,性微寒,入肝胆二经,为疏肝解郁之要药;白芍味苦、酸,性微寒,入肝脾二经,可柔肝止痛、平抑肝阳,敛阴养血。二药配伍,一散一收,既可疏肝解郁、柔肝益阴,又可疏调气血,调畅肝经之气而又不伤肝阴,符合肝"体阴而用阳"之特性;六君子汤具益气健脾、燥湿化痰之功,与柴胡、白芍二药合用,共奏健脾疏肝之效。

适应证:慢性乙型肝炎肝郁脾虚证。

加减:纳食欠佳者,加炒麦芽、炒莱菔子、山楂;夜寐欠安者,加酸枣仁、茯神;腹胀明显者,加厚朴、枳壳;黄疸明显者,加茵陈、赤芍。

现代药理:柴胡、白芍具有保肝护肝作用,甘草中的甘草酸有直接的抗病毒作用,对肝功能异常有一定作用。柴芍六君子汤可通过改善肝功能、提高机体免疫力等途径促进慢性乙型肝炎向愈,并对慢性乙型肝炎复发有一定预防作用。

临床研究:柴芍六君子汤治疗慢性乙型肝炎有效已有大量临床试验研究报道证明。顾冲等对肝郁脾虚型慢性乙型肝炎患者 114 例进行临床效果研究,观察慢性乙型肝炎患者的 ALT、AST、TBIL、ALB、HBeAg、HBV DNA 指标发现,柴芍六君子汤可降低患者 ALT、AST、TBIL,改善肝功能,同时柴芍六君子汤可升高 $CD4^+$、$CD3^+$、$CD4^+/CD8^+$,降低 $CD8^+$。说明对肝郁脾虚型慢性乙型肝炎患者予柴芍六君子汤干预治疗可提高患者免疫功能,提高细胞免疫力。田广俊等将 60 例患者随机分为 2 组。治疗组 30 例给予柴芍六君子汤联合恩替卡韦治疗,对照组 30 例单用恩替卡韦治疗,检测 HBV-DNA 定量(PCR 法)、肝功能(ALT 复常率)、HBeAg 血清转换率;观察治疗前后患者临床症状,包括胃纳差等消化系统症状,结果提示,柴芍六君子汤能有效地促进肝功能的恢复,提高 HBeAg 的血清转换率,并有效地缓解患者各种临床症状。尹燕耀等试验研究发现,柴芍六君子汤治疗慢性乙型肝炎通过 T 辅助细胞(Th1、Th2)、T 淋巴细胞($CD4^+$、$CD8^+$),从而改善肝功能,降低乙型肝炎表面抗原定量水平,降低病毒载量水平。此外,邓鑫也对柴芍六君子汤治疗慢性乙型肝炎进行了理论探讨,认为治疗慢性乙型肝炎应将疏肝健脾之法变化贯穿应用于治疗的全过程,重视"肝脾同治"之思想,从而在临床上达到满意疗效。

(四)逍遥散

组成:白芍 20g,当归 15g,栀子 15g,牡丹皮 15g,柴胡 12g,白术 15g,茯苓 15g,炙甘草 9g,薄荷 6g。

功效:疏肝解郁,养血健脾。

方义:逍遥散来源于《太平惠民和济局方》,方中柴胡疏肝解郁,白芍养血柔肝,二者为疏肝解郁的常用配伍组合。当归养血和血,以治血虚。三药配伍,既补肝之体,又助肝之用,符合肝"体阴而用阳"的特点。又配伍白术、茯苓补中调脾,以治脾虚。少量薄荷,在柴胡配伍下,主在疏肝解郁。炙甘草调和诸药。诸药合用,使肝郁得解,血虚得养,脾虚得补,诸证自愈。

适应证:慢性乙型肝炎肝郁脾虚证。

加减：胁痛明显者,加香附、川芎、延胡索各 9g;疲乏无力,食入不化,苔白舌淡且边有齿痕者,加炒党参 30g,山药、黄芪各 15g,莲子 9g。

现代药理：逍遥散具有降酶保肝,清除自由基,抑制脂质过氧化的作用,还可改善细胞膜的通透性,促进肝细胞再生,合成蛋白及加快肝细胞修复。也有学者认为,逍遥散具有免疫调节作用,可以提高抗病毒疗效。

临床研究：在中医辨证的基础上加减逍遥散对治疗肝病效果显著,临床上多用于治疗慢性乙型肝炎、肝硬化等病。李建树通过临床应用逍遥散加减治疗慢性病毒性乙型肝炎,发现逍遥散对改善肝循环、恢复肝功能、提高机体免疫力、消除临床症状有明显的疗效。临床报道,逍遥丸配合干扰素治疗慢性乙型肝炎具有显著效果,在护肝及改善肝功能方面具有很好的作用。冯辉将 126 例患者随机分为两组,治疗组在对照组的基础上加用软肝逍遥散,并根据病情进行辨证加减。结果显示治疗组有效率达 90.32%,明显优于对照组。田发勋选择 86 例符合条件患者随机分成对照组(西药治疗)和治疗组(西药治疗基础上加加味逍遥散)各 43 例,观察加味逍遥散治疗不同病因所致慢性肝炎和代偿期肝硬化引起的肝纤维化的临床疗效,结果显示,治疗组对肝纤维化相关指标改善优于对照组。

(五)鳖甲煎丸

组成：鳖甲 18g,阿胶 30g,蜂房(炒)40g,鼠妇虫 30g,土鳖虫(炒)50g,蜣螂 60g,硝石(精制)120g,柴胡 60g,黄芩 30g,半夏(制)10g,党参 10g,干姜 30g,厚朴(姜制)30g,桂枝 30g,白芍(炒)50g,射干 30g,桃仁 20g,牡丹皮 50g,大黄

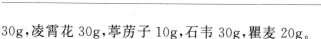

30g,凌霄花 30g,葶苈子 10g,石韦 30g,瞿麦 20g。

功效:活血化瘀,软坚散结。

方义:出自汉代名医张仲景《金匮要略》,为仲景治久疟、癥瘕的一个经典名方。方中鳖甲为主药,能够化瘀消积,祛除寒热;佐以大黄、牡丹皮、桃仁、芍药、硝石等能够祛瘀通滞;配以鼠妇、蜣螂、土鳖虫、蜂房消积破坚;瞿麦、石韦利水祛湿;柴胡、桂枝、厚朴、干姜、黄芩疏理气机,调寒热;半夏、射干、葶苈子祛痰散结;党参、阿胶、白芍补养气血,使该方攻邪而不伤正;另加清酒活血通经,引药归经,诸药合用,达到活血化瘀、散积止痛的功效。

适应证:慢性乙型肝炎血瘀证,乙型肝炎肝纤维化。

现代药理:鳖甲煎丸能够抑制胶原的合成,对肝组织细胞外基质代谢具有改善作用,同时又可以阻止炎症因子的释放,抗氧化和改善微循环的作用效果也比较卓著。鳖甲煎丸抗肝纤维化的药理作用可能与调控肝星状细胞(HSC)中 Wnt 信号通路信号分子 β-连环蛋白 catenin 有关,或与调控转化成长因子-β1(TGF-β1)和 Smads 蛋白表达有关。鳖甲煎丸抗肿瘤作用机制可能与其增强机体免疫功能,并诱导细胞凋亡有关,可能通过抑制 STAT 信号通路而发挥作用;或可能通过促使血管结构和功能正常化,改善肿瘤微环境,抑制肿瘤生长。

临床研究:鳖甲煎丸现代多应用于肝纤维化、肝硬化、肝炎、肝癌等肝病中,疗效显著确切。王喜焕探究鳖甲煎丸联合恩替卡韦治疗慢性乙型肝炎的临床效果。选取慢性乙型肝炎患者 68 例,平均分为对照组和观察组。对照组采用恩替卡韦进行治疗,观察组采用鳖甲煎丸联合恩替卡韦进行治疗,对比分析两组患者的肝功能指标,结果证明,鳖甲煎丸能够有效改善慢性乙型肝炎患者的肝功能,提高临床疗效。薛建华等研究鳖甲煎丸联合恩替卡韦治疗乙型肝炎肝纤维化的临床疗效。将120例慢性乙型肝炎肝纤维化患者随机分为治疗组和对照组,每组60例。两组均给予恩替卡韦分散片抗病毒治疗,治疗组加用鳖甲煎丸,结果发现,治疗组在经过治疗后的生化功能、HBV-DNA水平、HBeAg水平、FibroScan中的CAP值改善情况均优于对照组,差异具有统计学意义($P<0.05$)。复方中成药鳖甲煎丸联合恩替卡韦分散片治疗慢性乙型肝炎肝纤维化的中西医结合疗法,能够有效改善慢性乙型肝炎患者的肝纤维化,同时也具有一定的改善肝细胞炎症的作用。关华等观察了120例乙型肝炎肝硬化代偿期患者的临床疗效,结果发现,在恩替卡韦治疗肝硬化代偿期患者的基础上加服鳖甲煎丸可降低患者肝硬化和肝损伤程度,且不会增加不良反应。

(六)乌杞乙肝颗粒

组成:制何首乌、枸杞子、北沙参、麦冬、当归、白芍、黄精、续断、五味子、石榴皮、重楼、王不留行、炒白术、砂仁。

功效:滋养肝肾,解毒散瘀。

方义:乌杞乙肝颗粒是著名中医肝病专家关幼波先生的临床验方,以制何首乌、枸杞子为君药,滋补肝肾之真阴。且制何首乌集补益泻下于一身,有地黄之补益而不腻,有大黄之通泻而不峻,且为补中兼泻,无伤正之忧;有黄连之解毒而不寒,且为补中兼解,无害胃之虑。与当归、白芍、麦冬、五味子、黄精配伍,则补益肝肾之力益盛,使患者腰膝酸软、头晕耳鸣等肝肾阴虚、肝阳上亢症状明显得以改善。其泻下之功可以通利大便,使湿热毒邪从大便而去,配伍清热解毒之重楼,解湿热之蕴结,除肝内之毒素;再加行气活血、健脾之当归、白术。诸药合力,共奏滋补肝肾、清热解毒、活血化瘀之功。

适应证:慢性乙型肝炎肝肾阴虚证。

现代药理:研究表明,乌杞乙肝颗粒有改善肝微循环、恢复肝细胞的正常代谢和血液供应、稳定肝细胞膜、促进肝糖原和肝蛋白质合成、使受损肝组织得以修复和再生作用,并具有一定的抗病毒作用。

临床研究:现代研究表明,该方有助于清除病毒,恢复肝功能,改善症状,具有明确的临床疗效,安全性良好。刘红虹观察乌杞乙肝颗粒治疗慢性乙型肝炎轻中度且中医辨证属肝肾阴虚型患者的临床疗效及安全性,选择 60 例慢性乙型肝炎患者,以随机数字表达法分为乌杞乙肝颗粒治疗组和乙肝养阴活血冲剂对照组,每组 30 例。结果发现,经治疗后治疗组 ALT、AST 较治疗前明显改善,白蛋白水平上升,且 34.78% 患者 HBeAg 阴转、26.03% 患者抗-HBe 阳转、40.74% 患者 HBV-DNA 阴转,乌杞乙肝颗粒治疗慢性乙型肝炎疗效确切。

(七)芪术颗粒

组成:黄芪、莪术、白术、柴胡、茵陈、丹参、桃仁、北豆根等。

功效:益气活血,解毒散结。

方义:芪术颗粒是中国中医科学院广安门医院首都国医名师姚乃礼教授的临床验方,方中黄芪益气补虚,《本草备要》言:"黄芪能温三焦,壮脾胃,生血生肌。"莪术有破血行气、消积止痛之功,取其破血之力以消散肝中之瘀结,如《本草经疏》言:"主积聚诸气,为最灵之药。"两药合用乃气血同治,扶正祛瘀,攻补兼施。白术健脾以助黄芪益气,丹参、桃仁助莪术活血化瘀。茵陈等清热利湿解毒,柴胡等疏肝解郁,理气通络。本方具有益气健脾、化瘀通络、利湿解毒之功效。

适应证:防治乙型肝炎肝纤维化,毒瘀肝络证。

现代药理:黄芪多糖作为多糖成分,作用于肝窦内皮细胞的细胞膜表面,膜表面的糖链、蛋白质等成分与多糖发生力学或化学作用,引起细胞膜结构及细胞力学性质改变,从而降低细胞的弹性,使细胞受到应力后不容易变形,血流作用于肝窦内皮细胞的能量耗散减少,降低血流剪切应力,使血流动力学发生改变,改善肝的微循环。丹参酮ⅡA、黄芪多糖作为丹参与黄芪的有效提取物可防止自由基脂质过氧化并减少过氧化产物从而减少肝细胞坏死,抑制胶原异常增殖,延缓肝纤维化。芪术颗粒可下调 vWF、Caveolin-1 的表达,减轻肝窦毛细血管化,通过调控 Ang-1、Ang-2/Tie-2 及 VEGF mRNA 的表达,阻断肝窦毛细血管化的形成以减少肝纤维化的产生,具"化瘀通络"作用。

临床研究:黄芪多糖、丹参酮ⅡA 为芪术颗粒的主要有效成分。毛忠懿等探讨了丹参酮ⅡA 联合苦参素对慢性乙型肝炎患者肝功能及肝纤维化指标的影响,将 70 例慢性乙型肝炎患者按随机数字表法分为联合用药组 36 例和丹参酮ⅡA 组 34 例,2 组在给予相同护肝基础治疗的基础上,丹参酮ⅡA 组采用丹参酮ⅡA 注射液静脉滴注,联合用药组另予苦参素注射液静脉滴注,1 个月为 1 个疗程。对 2 组患者

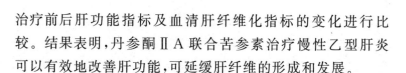

治疗前后肝功能指标及血清肝纤维化指标的变化进行比较。结果表明,丹参酮ⅡA联合苦参素治疗慢性乙型肝炎可以有效地改善肝功能,可延缓肝纤维的形成和发展。

(八)化肝解毒汤

组成:虎杖、平地木、半枝莲、土茯苓、垂盆草、贯众、片姜黄、黑料豆、生甘草。

功效:化肝解毒,化瘀通络。

方义:化肝解毒汤为名老中医周仲瑛的临床验方,虎杖、平地木,二药苦平,清热利湿,活血化瘀,入血解毒为君;垂盆草淡凉,清热利湿,解毒降酶;半枝莲辛平,清热解毒,活血散瘀;土茯苓甘淡平,清热利湿解毒,合而为臣,协同增效;贯众苦微寒热,凉血解毒,片姜黄辛苦温,活血行气以缓痛胀;黑料豆甘微寒,清肝益肾,共为佐药。生甘草甘平,泻火解毒,调和诸药而为使。

适应证:慢性乙型肝炎,湿热瘀毒证。

加减:邪实明显:湿热中阻,脘痞腹胀,口苦而黏,加炒黄芩、厚朴;湿热在下,尿黄,有热臭,加炒黄柏、炒苍术;肠腑湿热,便溏,有黏液,加凤尾草、败酱草;湿热发黄,加茵陈、山栀子:热毒偏重(或肝功能检查丙氨酸氨基转移酶增高),选加龙胆草、大青叶、蒲公英;湿重者,去甘草,加生薏苡仁、佩兰;湿浊偏重者,加煨草果、晚蚕沙(包);肝郁血瘀者,加丹参、桃仁;营分郁热,选加水牛角、丹皮、紫草;血分瘀毒者,选加白花蛇舌草、马鞭草、制大黄(大便溏者不用,胆湿热夹滞,腑气不畅,大便虽溏而不爽者仍可用。)正气亏虚:肝血虚者,加当归;肝肾阴虚者,选加制何首乌、楮实子(或枸杞子)、制黄精、墨旱莲;肝功能谷丙转氨酶增高者,加五味子;阴虚有热者,加生地黄、川石斛;脾气虚者,加炙黄芪、党参(或太子参);肾阳虚者,酌加淫羊藿、补骨脂、淡苁蓉。其他随症加味:如肝郁气滞胁痛者,加醋柴胡、香附;肝区痛甚者,配延胡索、广郁金;食欲缺乏者,配炙鸡内金、炒谷芽;脘痞、泛恶、口黏者,酌配陈皮、竹茹、蔻仁;齿衄鼻血、小便黄者,配白茅根等。

现代药理:研究表明,化肝解毒汤能抑制 NOS 活性和 NO 的合成,具有保护肝细胞、抗肝损伤的作用。

临床研究:现代研究证实化肝解毒汤治疗慢性乙型肝炎效果确切。孙刚等分析对乙肝患者实施化肝解毒汤联合干扰素治疗的临床效果,选择乙型肝炎患者 86 例,随机分两组后治疗,对照组给予单用干扰素治疗,研究组予化肝解毒汤联合干扰素进行治疗。结果发现,经治疗后研究组患者的 ALT、AST、TBIL 肝功能水平均较对照组更低,具有统计学意义($P<0.05$),化肝解毒汤可改善患者的肝功能,对慢性乙型肝炎具有治疗效果。李俊等研究化肝解毒汤联合恩替卡韦治疗慢性乙型病毒性肝炎的临床疗效。以慢性乙型病毒性肝炎患者 75 例为研究对象,随机分为对照组 35 例和研究组 40 例。对照组予以恩替卡韦治疗,研究组在对照组基础上加用化肝解毒汤治疗。结果发现,研究组临床治疗总有效率明显高于对照组($P<0.05$);对比两组临床疗效、治疗前后乙肝病毒血清标志物变化及肝纤维化指标差异,结果发现研究组在以上方面均优于对照组($P<0.05$),化肝解毒汤联合恩替卡韦治疗慢性乙型病毒性肝炎疗效确切,能够有效抑制病毒复制,减轻机体肝纤维化,临床价值显著。

(九)茵芪三黄解毒汤

组成:黄芪、茵陈、黄芩、黄连、黄柏、莪术、制鳖甲、焦山楂、白芍、凌霄花、麸炒白术、茯苓、柴胡、白花蛇舌草。

功效：益气健脾，清利湿热。

方义：茵芪三黄解毒汤是中国中医科学院广安门医院吕文良教授在总结数代大家治疗慢性乙型肝炎经验的基础上，经过 30 年的临床运用总结，形成的治疗慢性乙型肝炎的经验方。茵陈苦、辛，微寒，归脾胃肝胆经，《神农本草经》云："主风湿寒热邪气，热结黄疸"，善清利脾胃肝胆湿热。生黄芪性甘、微温，归脾、肺经，为补药之长，其甘补而不留湿。生黄芪与茵陈相伍，扶正祛邪兼顾，直接针对慢性肝炎正虚邪恋的特点，共为君药。黄芩、黄连、黄柏三黄并用，清利上、中、下三焦湿热，共为臣药。君臣相合，扶正祛邪兼顾，清热利湿解毒并举。莪术、制鳖甲、焦山楂合用，具有健脾化积，软坚散结，消瘀化癥之功。白芍、凌霄花相伍，行气活血，破瘀通经，兼可凉血。白术、茯苓相配，健脾祛湿。白花蛇舌草清热解毒，辅助君臣。柴胡疏肝理气解郁，引诸药入肝经，为使药。全方共奏益气健脾、清利湿热、解毒通络、消瘀化癥之功。

适应证：慢性乙型肝炎，肝郁脾虚，湿热内结证。

基础研究：君药黄芪有效成分黄芪多糖能够在一定浓度下调节肝窦内皮细胞窗孔状态，同时使细胞刚度增加而变"硬"，从而使血流作用于肝窦壁的能量耗散减少，提高血流剪切应力，进而改善肝的微循环；另一方面，基于血流剪切应力对一氧化氮释放的调节，前期研究也已经证实黄芪有效成分具有提升损伤肝窦内皮细胞瞬时一氧化氮分泌的功能。其机制是通过对肝窦内皮细胞微环境机械力的调节来调控内皮型一氧化氮合酶 mRNA 表达；以上研究结果提示,黄芪有效成分有可能通过对肝窦内的剪切应力调节发挥抗纤维化作用,同时其抗肝纤维化的有效性还需大样本、多中心临床研究提供严谨的科学依据。

临床研究:前期通过100例茵芪三黄解毒汤治疗慢性乙型肝炎的小样本临床观察研究,证实茵芪三黄解毒汤治疗慢性乙型肝炎不仅安全性好,且在改善症状、保肝降酶、调节免疫、延缓慢性乙型肝炎向肝硬化、肝癌进展,改善患者生存质量等方面均具有明显优势。目前,依托国家重点研发计划——"中医药现代化研究"重点专项"茵芪三黄解毒汤治疗慢性乙型病毒性肝病的临床研究"(2018YFC1705700)正在全国多中心进行。

三、用药特色

(一)谙熟药性,用量精准

用药如用兵,医师只有对自己所用中药的药性特点、适应证及禁忌证熟练掌握,在临床上才能运用自如,胸有成竹。例如,山楂最主要的功效乃为活血化瘀,消癥散结,且其化瘀不伤正,活血不行血,在处方中加入山楂以活血化瘀,防止肝纤维化的形成。而且,对于肝硬化静脉曲张的患者,其有瘀血的表现,但也有出血的风险,故运用山楂既可化瘀,又不会造成出血。厚朴走中下二焦,理气、疏肝,有防止肝硬化的作用,并能有效降低门静脉高压,其与白芍相伍,一散一收,几乎不会有不良反应。道家炼丹时常讲:药物易知,而火候难准。其实中药的剂量也是一种火候,许多中药随着剂量的变化,功效也在改变,如黄芪小剂量升压,大剂量降压,其利尿作用在20g以内明显,30g以上就趋向抑制；白术常用量能健脾止泻，大剂量用至 30～60g 则能益气通便；红花少用可养血，稍多则活血，再多则能破血；桂枝用量不到 5g 取其温通阳气，增加膀胱气化功能的作用，用至 10g 则温经散寒，解肌发表，以祛除在表之风邪，故对中药剂量的把握特别重要，所谓中医的不传之秘在于剂量。在慢性乙型肝炎转氨酶居高不下、湿热较重时常用茵陈 100～150g，有时甚至用茵陈 300g 为君以直捣疾病之巢穴，否则病重药轻，用药枉然；通过通利大便给邪以出路时需根据患者大便的次数、量、质来灵活调整芒硝的用量；有些患者腹胀明显时常用厚朴 30g，若效果不明显再逐步加量；一些患者伴随呃逆时常大剂量使用陈皮，常用量为 60～90g。

（二）三因制宜，法时用药

由于疾病的发生、发展与转归，受时令气候、地理环境、患者个体的体质、年龄等多方面因素的影响，在治疗疾病时，必须把这些方面的因素考虑进去，因人、因时、因地制宜。在临证过程中尤其重视法时用药，早在《内经》中就提出"必先岁气，无伐天和"的治疗原则。"人与天地相参，与日月相应"的统一性使得人体的气血和脏腑都是随着天地阴阳的变化而变化，那么在用药上需要考虑到季节变化规律和气候变化特点也是正确的。李东垣在《脾胃论·用药宜禁论》中指出："夫四时阴阳者……与万物浮沉于生长之门，逆其根，伐其本，坏其真矣。……故冬不用白虎，夏不用青龙，春夏不服桂枝，秋冬不服麻黄，不失气宜。如春夏而下，秋冬而汗，是失天信，伐天和也。化不可代，时不可违。"四时的变化规律与天地万物的生化是不能违背和替代的，只有顺天时、助化源，因时加减药物，才合乎规律，才有利于身体的健康和疾病的防治。慢性乙型病毒性肝炎病程较长,不易治疗,需长期调理,而且由于久病体虚,患者自身阴阳失调,因而不能顺应四时阴阳的变化,故在季节更替时易受外邪干扰,病情容易波动,故需在辨证论治的基础上根据季节变化而适时选用时令药以顺时气。春季万物生发之时,不宜过于养肝,避免肝气过亢,使疾病活动;相反,应注意平肝疏肝以调理身心,常于处方中加入石决明、香附、柴胡之品。夏季暑湿易困脾土,加之肝木对其克伐,故治宜侧重健脾祛湿,常于处方中加入淡竹叶、白蔻仁、香薷、藿香、佩兰之品。秋季燥气当令,燥易伤阴,故常于处方中加入麦冬、玉竹、沙参等清养肺胃之品;冬季万物收藏,故常予墨旱莲、女贞子滋阴。

(三)揆度病机,随证加减

对于疾病的诊治,一定要掌握其基本病机,在此基础上确立基本治则,制定基本方,然后根据患者当前的具体症情,随证加减用药。对于慢性乙型肝炎患者,由于其体质、病程、治疗经过等不同,往往会呈现出不同的证候和症状,所以医师应在把握原则的前提下进行个体化的治疗,即在基本处方的基础上随证加减。若肝胆湿热较重者,应重用茵陈,加入车前子、六一散以清利肝胆湿热;若气虚明显者,可合用四君子汤以健脾补气;若偏于阴虚者,可合用一贯煎以滋补肝阴;若脾肾阳虚明显者,可配伍桂枝、干姜、仙茅、淫羊藿以温补脾肾;若气滞血瘀明显者,可加香附、川楝子以增强疏肝理气之功,并重用当归、白芍、丹参以养血活血;若肝脾肿大者,可加鳖甲、生牡蛎以软坚散结;若有肝胃不和者,可加旋覆花、生赭石平肝和胃,杏仁、橘红和胃化痰。

(四)灵活配伍,善用对药

对药是中医临床遣药组方常用的配合形式,是历代医家长期医疗实践的经验总结,也称为"药对"或"姊妹药"。两种或三种药物的配伍组合不是简单的叠加,而是充分考虑每味中药的四气、五味、升降、浮沉、归经、毒性等药性理论,利用药物间相互协同或相互制约的关系所形成的相对固定的配伍形式。对药既无药性之相对单一,又无方理之相对复杂,既是单味药的深入发展,又可为方剂的起始开端,起到了连接中药与方剂的桥梁作用,利用药物间相互协同或制约的关系,使药物达到更好的疗效。随着研究技术的革新与发展,关于对药配伍后化学成分变化、药效作用机制及药效代谢等研究日趋成熟,也为临床医疗实践提供了物质基础和验证论据。临床常用对药,现总结如下。

1. 黄芪、茵陈　　黄芪与茵陈是健脾利湿退黄的常用对药。黄芪味甘性温,入脾肺经,质轻、皮黄、肉白,能补气固表,益气活血,利水消肿,托毒排毒。《神农本草经》将其归为上品;《本经疏证》谓其:"直入中土而行三焦,可内补中气,中行应营气,下行卫气。"现代药理研究证实,黄芪能加强急性肝损伤超氧化物酶、谷胱甘肽过氧化物酶的活性,抗脂质过氧化损伤、抗自由基,促进肝细胞再生及改善肝微循环,增强肝解毒功能。茵陈味苦辛,性微寒,归肝胆脾胃经,其气芬芳解郁热,苦寒下泄利湿,禀少阳初生之气,清湿热,退黄疸。《神农本草经》言:"主风湿寒热邪气,热结黄疸,通身发黄,小便不利。"为治疗黄疸之要药,只要配伍合理,无论湿热阳黄或寒湿阴黄证,皆可用之。茵陈有效成分色原酮、黄酮等能保肝降酶,利胆退黄,抑制葡萄糖醛酸酶活性,增强肝解毒能力。慢性乙型肝炎患者长期患病,久病致虚,正气不足,且因长期"疫毒"所伤,肝受邪,毒侵肝体,疏泄失常,致脾胃运化失司,胆汁疏泄失调,发为黄疸。临证时,常常将黄芪与茵陈作为基本对药,且剂量较大,黄芪大补脾肺之气以托毒外出,茵陈利小便以解毒,二药配伍,邪正兼顾,寒温并用,防止苦寒药物克伐脾胃。常用剂量黄芪 30～90g,茵陈 30～60g。此外,在治疗慢性乙型肝炎时,为防止湿热伤阴,常常配伍白芍、甘草酸甘化阴,养血柔肝,滋养肝体,兼能补脾益气解毒。

2. 黄芩、黄连、黄柏　为常用清热利湿药物,三者皆性味苦寒,有清热利湿、泻火解毒之效。黄芩善清上焦肺及大肠火热,《神农本草经》云:"主诸热黄疸。"黄连善清中焦胃火,善泻心火;黄柏偏泻下焦相火,《神农本草经》云:"主五脏肠胃中结热,黄疸。"现代药理研究表明,黄芩苷对乙型病毒性肝炎表面抗原、e 抗原、核心抗原均有显著的抑制作用,且在一定程度上能抑制 DNA 病毒的复制,黄连、黄柏所含生物碱及黄芩有效成分总黄酮有明显的降脂和抗氧化作用,具有保护肝损伤、治疗慢性肝炎、抗肝纤维化等作用。湿热内蕴是慢性乙型病毒性肝炎的基本病机,湿热侵袭,脏腑功能失调,则湿浊内生,又可化生湿热,湿热固结,易夹瘀、夹毒、夹痰,损伤肝络。故临床上常三者合用,清利湿热。常用剂量为黄芩 6～9g,黄连 6～9g,黄柏 6～9g,剂量较小,以免伤阳。

3. 焦山楂、焦神曲、焦麦芽　即"焦三仙",为常用的消积化滞对药。山楂味酸甘,性微温,归脾、胃、肝经,有消食化积,行气散瘀之效。神曲味甘辛,归脾、胃二经,能行散消食,健脾开胃。麦芽味甘平,归脾、胃、肝经,有疏肝理气,消食化滞之效。慢性乙型肝炎患者多食欲缺乏,纳食不香,或不欲饮食,嗳腐吞酸;或食后脘胀,能吃不能化;或食不知味等多由脾虚胃弱所致。临证时用焦山楂、焦麦芽、焦神曲是用其焦香之味,焦能消食,香能醒脾,恢复脾运胃纳之功,以增消积化滞之功。常用剂量焦山楂 9～15g,焦麦芽 9～15g,焦神曲 9～15g。由于焦三仙为消导之物,易克伐脾胃生发之气,故常配伍鸡内金、砂仁养胃护胃。

此外,患者久病气血凝结,临床表现为面色黯、瘀痣(蜘蛛痣)、积块硬痛,舌紫、脉弦细。此时,已由慢性乙型肝炎演变成肝硬化,甚至是肝癌,常常改焦山楂为生山楂,并加大剂量至 30～60g,活血而不破血,缓消而作用持久,是活血散瘀消癥之良药。《本草纲目》谓其:"化饮食,消肉积,癥瘕,痰饮痞满吞酸,滞血痛胀。"常与柴胡、路路通、王不留行相配伍,取其均归肝经,可以直达病所,疏肝理气,通利肝络,且可防止病情进一步恶化。

4. 黄芪、白术、防风　取玉屏风散之义,慢性乙型病毒性肝炎患者病情缠绵,久病必虚,疾病发展变化中多呈阴阳失调、营卫不和之象,因此应该用玉屏风散来健脾补虚、固表实卫,提高患者抵御病邪的能力。黄芪味甘,性微温,善补中气,升清阳,为补中益气的要药。张锡纯称其:"补气之功最优,故推为补药之长,而名之曰耆也。"现代药理研究证实,黄芪的主要有效成分黄芪皂苷甲可抑制 IV 型胶原增生,降低转化生长因子 β1 水平而起到保护肝细胞的作用。黄芪中的黄酮类物质具有清除自由基和保肝的作用。白术味苦甘,性温而燥,气香不窜,归脾、胃经,益气健脾、燥湿利水,乃补气健脾第一要药，脾虚生湿生痰必用之品。《医学启源》言其"除湿益燥，和中益气，温中，去脾胃中湿，除胃热，强脾胃，进饮食"。《本草蒙筌》提到"麸皮制去燥烈而和胃"，治疗慢性乙型肝炎时，多用麸炒白术。防风味辛、甘，性微温，归膀胱、肝、脾经，有解表祛风、胜湿、止痉之效。慢性乙型病毒型肝炎患者多见乏力、纳差、急躁易怒或烦闷不安、寐少梦多等脾虚肝郁之象，黄芪、白术配伍，一以健脾助运，杜绝生痰生湿之源；二以补养元气，抗邪外出。佐以防风，因其入肝经，畅达气机，以解肝气郁遏之机。常用黄芪20～30g，炒白术 15～20g，防风 6～9g。

5. 杏仁、厚朴　是调节气机的常用对药。杏仁味苦，性微温。归肺、大肠经，可祛痰止咳，润肠通便。《长沙药解》谓其："杏仁疏利开通，破壅降逆……调理气分郁，无以易此。"厚朴味苦辛，性温，归脾、胃、肺、大肠经，燥湿消痰，下气除满，为消除胀满之要药物。《本草汇言》云："厚朴……凡气滞于中，郁而不散，食积于胃，羁而不行，或湿郁滞而不去，湿痰聚而不清，用厚朴之温可以燥湿，辛可以清痰，苦可以下气也。"杏仁不仅可以祛痰，宣利上焦肺气，还有很好的化瘀、开胃功效，与下气宽中除湿之厚朴相须为用，辛开苦降，调节气机，醒脾开胃，行气化湿。临床上对于慢性乙型肝炎患者因痰湿阻滞气机见腹胀甚者效果甚佳。若痰湿较重，见胸闷脘痞，恶心欲呕，舌苔白腻，脉滑者，在此基础上，加用半夏、陈皮，取二陈汤之义以理气行滞，燥湿化痰。杏仁有小毒，故临床上常用炒杏仁，并注意药物剂量不可过大。常用剂量为杏仁 6～9g，厚朴 20～30g。

6. 垂盆草、草河车　是治疗慢性乙型病毒性肝炎的常用对药。垂盆草味甘淡,性凉,归肝、胆、小肠经,有清热利湿解毒之功。草河车味苦,性微寒,主入肝经,可清热解毒。慢性乙型病毒性肝炎多有湿热余毒未清的表现,当病情活动时,湿热毒邪证候亦明显,辅助检查可见丙氨酸氨基转移酶和天门冬氨酸氨基转移酶显著升高。现代药理研究表明,垂盆草中的垂盆草苷和总黄酮成分能保护肝细胞,使丙氨酸氨基转移酶和天门冬氨酸氨基转移酶的含量显著降低,草河车有明显的抗肝炎病毒、降酶作用,又能增强巨噬细胞功能。二药联合应用清热利湿解毒之功著,具有良好的抗病毒、保肝降酶作用。乙型肝炎病毒是在慢性乙型肝炎发生发展过程中起重要的作用,因此直接或间接抑制和清除体内具有湿热性质的乙型肝炎病毒,促进乙型肝炎病毒标志物阴转,是本病治疗的关键所在。故常常以垂盆草、草河车为对药配伍于处方之中,以增强清热利湿解毒之效。临证时亦可与猫爪草、茵陈等药物相配伍,常用剂量为垂盆草 20～30g,草河车 6～12g。

7. 柴胡与白芍 是疏肝柔肝的常用对药。柴胡味苦、辛,性微寒,归肝胆经,功效解表退热、疏肝解郁、升举阳气。白芍味苦、酸,性微寒,归肝、脾经,功效养血敛阴、柔肝止痛、平抑肝阳。《本草求真》言:"有敛阴益营之力,并能于土中泻木。"柴胡辛行苦泄,性善条达肝气,为疏肝解郁之佳品,然其性辛散,古人有"柴胡劫肝阴"之说,故配伍白芍以酸敛肝阴,养血柔肝,两者相伍,补肝体而助肝用,使肝气调畅,肝体得柔。常用量为柴胡 6～9g,白芍 15～30g。

8. 茵陈与大黄 是清利湿热的常用对药。茵陈味苦、辛,性微寒,归脾胃、肝胆经,功效清利湿热、利胆退黄。《神农本草经》言："主风湿寒热邪气,热结黄疸。"大黄味苦,性寒,归脾胃、大肠、肝、心包经,功效泻下攻积、清热泻火、凉血解毒、逐瘀通经。茵陈与大黄为治疗黄疸名方茵陈蒿汤的主药,茵陈苦泄下降,性寒清热,善清利脾胃肝胆湿热,使之从小便而出;大黄具有泻下通便,导湿热外出之功,可使湿热从大便而出,且大黄具有凉血解毒,逐瘀通经之功,"毒解"、"血活"均有利于湿热的清除,故两者相伍,使湿热前后分消。常用量为茵陈 30～60g,大黄 6～9g。

9. 黄芪与莪术　是益气活血的常用对药。黄芪味甘,性微温,归脾、肺经,功效补气健脾、升阳举陷、益气固表、利尿消肿、托毒生肌。《本草汇言》言:"补肺健脾,实卫敛汗,驱风运毒之药也。"莪术味辛、苦,性温,归肝、脾经,功效破血行气、消积止痛。黄芪善入脾胃,为补中益气要药,莪术既入血分,又入气分,功善破血散瘀,消瘀化积,行气止痛,黄芪与莪术相配,一补一泻,攻补兼施,同时黄芪补气,莪术活血,又兼气血同调之义,适用于慢性乙型肝炎气虚血瘀阶段,现代药理研究证明,两者相配有很好地防止肝纤维化的作用。常用量为黄芪 15～30g,莪术 6～9g。

10. 藿香与佩兰　是化湿醒脾的常用对药。藿香味辛,性微温,归脾胃、肺经,功效化湿、止呕、解暑。《本草图经》言:"治脾胃呕逆,为最要之药。"佩兰味辛,性平,归脾胃、肺经,功效化湿解暑。《本草经疏》言:"开胃除恶,清肺消痰,散郁结。"有些慢性乙型肝炎患者脾胃被湿浊所困,出现食欲不佳,食而不知其味,舌苔白或腻等脾呆之症,处方中配伍藿香、佩兰以芳化湿浊,促进脾运功能。再有,长夏季节湿浊弥漫,湿邪容易困阻中焦,故顺时气配伍藿香、佩兰以防止暑湿困脾。常用量为藿香 6～9g,佩兰 6～9g。

11. 墨旱莲与女贞子　是滋补肝肾的常用对药。墨旱莲味甘、酸,性寒,归肝、肾经,功效滋补肝肾,凉血止血。《本草正义》言:"入肾补阴而生长毛发又能入血,为凉血止血之品。"女贞子味甘、苦,性凉,归肝肾经,功效滋补肝肾,乌须明目。《本草备要》言:"益肝肾,安五脏,强腰膝,明耳目,乌须发,补风虚,除百病。"慢性乙型肝炎患者湿热久羁,耗气伤阴,日久导致肝肾阴亏,出现五心烦热、咽干盗汗,腰酸腿软,舌质红,脉细数等症状,墨旱莲与女贞子相配以滋补肝肾之阴,效果显著。再有"春夏养阳,秋冬养阴",冬季处方中适时配伍墨旱莲与女贞子以滋阴潜阳。常用量为墨旱莲 9～15g,女贞子 9～15g。

12. 白术与茯苓　为健脾利湿的常用对药。白术味甘、苦,性温,归脾胃经,功效益气健脾、燥湿利水、止汗安胎,被前人誉为"补气健脾第一要药"。茯苓味甘、淡,性平,归心、脾、肾经,功效渗湿、健脾、宁心。《世补斋医书》言:"茯苓一味,为治痰主药,痰之本,水也,茯苓可以行水,痰之动,湿也,茯苓又可行湿。"脾虚湿盛为慢性乙型肝炎的常见证候,白术既长于补气以复脾运,又能燥湿利尿以除湿邪;茯苓甘则能补,淡则能渗,药性平和,既可祛邪,又可扶正,健脾以促进运化水液,且其利水之功又可渗湿,茯苓、白术相伍,共奏健脾利湿之功。常用量为白术 6～12g,茯苓 9～15g。

13. 蜂房、贯众　是治疗肝硬化、肝癌的常用对药。蜂房味甘性平,有毒,归肝、胃二经,具有消肿散结、攻毒杀虫、止痛之功效,为软坚散结要药。《伤寒杂病论》中用来治疗癥瘕疟母的鳖甲煎丸,蜂房虽非其主药,实为取其消肿散结、入络通滞之功效。贯众味苦,性微寒,归肝、脾经,功主清热解毒,凉血止血,能辟时行疫疠不正之气,兼有祛瘀软坚之效。《本经》言其"主腹中邪热气",《别录》谓之"破癥瘕"。药理研究表明,蜂房对肝癌细胞有抑制作用,并有一定的免疫调节作用;贯众具有抗乙型肝炎病毒及抗癌作用。多用于湿热瘀毒滞留于肝之肝硬化、肝癌,症见肝区疼痛、腹胀、纳差、乏力、消瘦等。对于慢性肝病病程日久,肝硬化乃至于肝癌,尤其是感染肝炎病毒者,中医属于湿热毒瘀结于肝络之证,临证时多蜂房与贯众合用。常用剂量为蜂房3～6g,贯众6～9g,二药都有小毒,临床治疗取其以毒攻毒之效的同时,还要注意药物配伍及用药剂量。

第三部分 典型医案

第1章 胁 痛

胁痛是肝胆病证常见的症状之一。胁,指侧胸部,为腋以下至第12肋骨部位的统称。《素问·脏气法时论》云:"肝病者,两胁下痛引少腹。"《医宗金鉴·卷八十九》明确指出:"其两侧自腋而下,至肋骨之尽处,统名曰胁"。《医方考·胁痛门》又谓:"胁者,肝胆之区也。"且肝胆经脉布于两胁,故"胁"现代又指两侧下胸肋及肋缘部,肝胆胰所居之处。临床有许多病证都是依据胁痛来判断其为肝胆病或系与肝胆有关的疾病,可与西医多种疾病相联系,如急性肝炎、慢性肝炎、肝硬化、肝寄生虫病、肝癌、急性胆囊炎、慢性胆囊炎、胆石症、慢性胰腺炎、胁肋外伤及肋间神经痛等。

在治疗中,由于寒热虚实的侧重、气血阴阳盛衰、湿热瘀毒胶结及肝功能与实质损害的程度的不同,治疗也有所不同。临证时要根据患者的整体情况,结合具体证候,进行辨证论治。

典型医案1

李某,男,51岁,主因"间断性右胁部胀痛10余年"就诊。

初诊(2019年9月3日):患者于2009年无明显诱因出

现右胁部胀痛,未予重视,两年前体检发现乙型肝炎表面抗原阳性,现患者为求进一步治疗就诊于我院。刻下症:右胁部胀痛,时口干,纳可,眠一般,大便日行 1 次,小便较黄。舌色淡暗,苔黄腻,脉沉弦细,左缓。既往糖尿病 5 年、脂肪肝 8 年。否认烟酒史、药物食物过敏史。2018 年 8 月 9 日生化示:GLB 32.7g/L;TBIL 24.5μmol/L;DBIL 6.1μmol/L。腹部超声:脂肪肝。西医诊断为慢性乙型病毒性肝炎。中医诊断为胁痛,证属肝脾不调、湿毒内蕴、毒损肝络。治以调肝健脾、清化湿热、解毒通络为法。拟茵芪三黄解毒汤加减,处方:生黄芪 30g,炒白术 12g,防风 6g,杏仁 9g 黄芩 9g,黄连 6g,黄柏 6g,茵陈 20g,茯苓 15g,法半夏 9g,焦山楂、焦神曲、焦麦芽各 15g,红景天 15g,牛黄(冲服)0.15g,厚朴 15g。14 剂,每日 1 剂,水煎,早晚温服。中成药佐以九味肝泰胶囊。

二诊(2019 年 9 月 23 日):服上方后病情好转,矢气较少。舌色淡暗,苔黄腻,脉沉弦细,左缓。前方基础上入大腹皮 15g 以行气宽中。14 剂,每日 1 剂,水煎,早晚温服。

三诊(2019 年 10 月 8 日):服上方后患者病情继续好转,胁肋胀闷基本消失,食后稍腹胀。舌色暗红,苔黄腻,脉弦细。上方入炒槟榔 15g。14 剂,每日 1 剂,水煎,早晚温服。

四诊(2019 年 10 月 21 日):2019 年 10 月 13 日复查生化:ALB 43.22g/L;HDL-C 0.94mmol/L。乙型肝炎五项:HBsAg 阳性;anti-HBe 阳性;anti-HBc 阳性。HBV-DNA<500U/ml;丙型肝炎抗体(阴性)、肝病自身免疫抗体谱、肿瘤标志物、血常规、血沉及凝血功能均未见异常。腹部超声:脂

肪肝;胆囊壁增厚(约 0.6cm)。纳食可,无腹胀,稍感腰部酸痛,未诉其他不适。上方入淡竹叶 3g,盐杜仲 12g。14 剂,每日 1 剂,水煎,早晚 2 次温服。1 个月后电话随访,诸症大减,未诉特殊不适,继以九味肝泰胶囊巩固治疗。

按语:

湿热之邪为慢性乙型肝炎主要的致病因子,而瘀毒、痰浊为本病发病过程中的主要病理产物。邪伏于肝,肝病及脾,脾失健运,遂生湿邪,或湿蕴日久,化生湿热,或肝郁化火,火与湿邪相合而生湿热。湿热蕴结肝经日久,致使肝经气机不畅,气为血之帅,气滞则血瘀,瘀血与疫毒相合,病程日久,渐成瘀毒。肝郁日久,郁而化热,灼津成痰,或脾胃虚弱,痰浊内生,故痰浊也是本病的主要病理产物。同时,痰浊阻络亦可致血行不畅而形成瘀血,血瘀日久也可化为痰水,痰与瘀互为因果,互相转化,痰瘀互结,胶固不化,而致恶性循环,造成人体脏腑功能的进一步失调。湿热、瘀毒、痰浊三者相互为患,致使病情错综复杂。故在治疗本例时既重视清利湿热,又不忘化痰活血解毒。治疗中以生黄芪、白术、茯苓、半夏等以健脾运脾,在强调扶正的基础上,绝不忽视本病湿热蕴毒,余毒未清的一面,予黄芩、黄连、黄柏、茵陈、牛黄等清热祛湿解毒之品,一方面可以清除未尽之余邪,另一方面可以在新蕴生的湿热毒邪尚处于微弱之际一举歼灭,使得湿热彻底清除,实际上清除余邪也有利于正气的恢复。应用白芍以活血柔肝,生黄芪以健脾益气,以厚朴走中焦,理气、疏肝,有防止肝硬化的作用,并能有效降低门脉高压,其与白芍相伍,一散一收。

二诊胁肋憋闷好转,但是矢气较少,考虑胸胁腹部气滞日久,推动之力尚有不足,入大腹皮助厚朴健脾行气,使气调畅,气畅则血行,血行则气行。三诊时患者诉食后稍有腹胀,加入炒槟榔加强健脾和胃理气之力。四诊复查指标基本正常,症状大减,稍感腰部酸痛,收效颇丰,守方入淡竹叶清心安神,入杜仲补肝肾、壮腰膝。本例患者服药 3 个月,复查两次,均示病情稳定,可见疗效确切。

典型医案 2

王某,男,36 岁,主因"间断性右胁部胀痛 5 年,加重 1 个月"就诊。

初诊(2015 年 10 月 12 日):患者 5 年前无明显诱因出现右胁部胀痛,就诊于当地医院,诊断为"慢性乙型肝炎",自诉当时查 ALT 45U/L;HBV-DNA,阴性。未予治疗。后右胁部间断性出现胀痛,未予重视。1 个月前劳累后,自觉右胁部胀痛较前明显加重,偶有后背牵涉痛,自服茵栀黄颗粒,效果不佳。刻下症:右胁部胀痛,偶有后背牵涉痛,神疲乏力,食欲缺乏,厌食油腻,食后腹部胀满,口干,口苦,口气较重,偶感恶心,排便一日一行,便后黏腻不爽,小便色黄,皮肤、巩膜偏黄,面色晦暗,舌暗红苔黄腻,脉弦滑。辅助检查回报:肝功能:ALT 236.4U/L;AST 99.4U/L;ALP 142U/L;GGT 29.53U/L;TBIL 26.4μmol/L。HBV-DNA 4.21×10^{6}U/ml。乙型肝炎五项:HBsAg(+) HBeAg(+),anti-HBe(−),anti-HBs(−),anti-HBc(−)。西医诊断为慢性乙型肝炎。中医诊断为胁痛,证属脾气亏虚,湿热内蕴。治以健脾益气,清热利湿,活血解毒为法。拟茵芪三黄解毒汤加减。处方:生黄芪 60g,茵陈 60g,黄芩 12g,黄连 12g,黄柏 12g,白花蛇舌草 20g,草河车 9g,茯苓 15g,炒白术

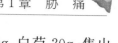

15g,川楝子 9g,香附 9g,杏仁 9g,厚朴 20g,白芍 20g,焦山楂、焦神曲、焦麦芽各 30g,田基黄 20g,制大黄 6g,炙甘草6g。28 剂,每日 1 剂,水煎,早晚温服。患者目前为慢性乙型肝炎活动期,配合恩替卡韦分散片抗病毒治疗。

二诊(2015 年 11 月 16 日):服用上方 28 剂后,右胁部胀痛较前明显减轻,疼痛时间较前缩短,后背牵引痛消失,口干口苦消失,食欲渐佳,食后腹部胀满,仍感疲乏,药后排气增多,大便 1 日 3~4 行,不成形,小便偏黄,皮肤、巩膜稍黄,面色晦暗,舌暗红苔黄腻,脉弦滑。上方加减:入丹参30g,改生黄芪为 80g,茵陈为 90g,减制大黄为 3g。28 剂,每日 1 剂,水煎,早晚温服。

三诊(2015 年 12 月 15 日):服用上方 28 剂后,偶感右胁部胀痛,仍感乏力,食后腹胀明显,大便 1 日 2 行,不成形,小便偏黄,皮肤、巩膜黄染较前减轻,面色偏暗,舌暗红苔黄微腻,脉弦滑。上方加减:入赤芍 9g,去川楝子,改生黄芪为120g,厚朴为 30g。28 剂,每日 1 剂,水煎,早晚温服。

四诊(2016 年 1 月 18 日):服用上方 28 剂后,右胁部偶有隐痛,乏力较前减轻,食后腹胀较前减轻,皮肤、巩膜黄染褪去,大便 1 日 2 行,不成形,小便偏黄,舌暗红苔黄微腻,脉滑。复查肝功能:ALT 129.8U/L;AST 43.2U/L;ALP138U/L;GGT 27.62U/L;TBIL 22.8μmol/L。HBV-DNA <500U/ml。上方去赤芍、白花蛇舌草、车前草,改茵陈为 120g。28 剂,每日 1 剂,水煎,早晚温服。

五诊(2016 年 2 月 23 日):服用上方 28 剂后,右胁部偶有隐痛,偶感乏力,食后腹胀消失,大便 1 日 2 行,成形,小便调,面色较前稍有光泽,舌红偏暗苔黄,脉滑。上方去香附,减生黄芪为80g,茵陈为90g,厚朴为20g。28剂,每日1剂,水煎,早晚温服。

六诊(2016年3月28日):服用上方28剂后,右胁部隐痛消失,偶感乏力,大便1日2行,成形,小便调,面色稍有光泽,舌红偏暗苔黄,脉滑。上方减生黄芪为60g,茵陈为60g。治疗6个月后,患者诸症渐消,复查 ALT 39.8U/L;AST 26.8U/L; ALP 103U/L; GGT 21.62U/L; TBIL 21.62μmol/L。HBV-DNA＜500U/ml。乙型肝炎五项:HBsAg(＋),anti-HBe(＋),anti-HBs(－),HBeAg(－),anti-HBc(－)。

按语:

患者为中年男性,患慢性乙型肝炎多年,未经正规治疗。乙型肝炎病毒久羁人体,湿热毒邪蕴结日久,阻滞肝经,故见右胁部胀痛,湿热上蒸,故见口干、口苦、口气重,湿热蕴结于脾胃则食欲缺乏,厌食油腻,腹部胀满,湿热蕴结于下焦则大便不爽,小便色黄,病程日久,日渐耗伤正气,同时脾胃被湿热困遏,无力运化,脾气亏虚,故觉神疲乏力。舌暗红苔黄腻,脉弦滑均为湿热充斥三焦的证候。故首诊时重用茵陈,并加用白花蛇舌草、草河车以增强清热解毒之功;二诊时黄疸较重,故加丹参30g,意为"治黄必治血,血行黄易却";三诊时腹部胀满较重,故重用厚朴以燥湿消痰,下气除满,调理中焦之气机;四诊时复查肝功能仍异常,故再次加重茵陈用量以保肝降酶;五诊、六诊时诸症渐消,故渐减生黄芪、茵陈用量以收功。

本案患者就诊时诸症蜂起,高病毒载量,高转氨酶,采用恩替卡韦联合茵芪三黄解毒汤加减治疗6个月后诸症皆消,ALT 复常,HBV-DNA 转阴,HBeAg 血清学转换,疗效颇为满意。治疗时在守方的基础上根据患者具体情况随证加减尤为重要。

典型医案 3

孙某,男,42 岁,主因"间断乏力 20 年余,胁痛伴乏力加重 1 个月"就诊。

初诊(2019 年 4 月 16 日):患者 20 年前因乏力就诊于当地医院,诊断为慢性乙型病毒性肝炎,未予重视,未规律服药。后患者时感乏力,亦未系统治疗。患者 1 月前无明显诱因乏力加重,时有胁肋疼痛,现为求进一步治疗于我科就诊。刻下症:乏力,时有胁肋疼痛,食后腹胀,晨起口干、口苦,纳食不香,眠可,小便黄,排便 1 日 1 行,不成形。舌红,苔黄腻,脉弦滑。辅助检查:乙肝五项:HBsAg(+),抗-HBe(+),抗-HBc(+)。生化:ALT 37U/L;AST 27U/L;GGT 27U/L;ALP 57U/L;TG 5.31U/L。腹部 B 超:胆囊壁毛糙。西医诊断为慢性乙型病毒性肝炎。中医诊断为胁痛病,证属肝郁脾虚、湿热内结。治以疏肝健脾、清热利湿为法。处方:生黄芪 30g,炒白术 12g,防风 6g,杏仁 9g,厚朴 20g,黄芩 9g,黄连 6g,黄柏 6g,茵陈 30g,枳实 12g,熊胆粉(冲服)0.25g。14 剂,每日 1 剂,水煎,早晚温服。辅以茵栀黄颗粒、恩替卡韦胶囊口服。

二诊(2009 年 8 月 12 日):患者服药后乏力好转,胁肋疼痛、腹胀较前改善,仍有晨起口干、口苦,纳眠可,小便黄,大便 1 日 1 行,不成形。舌红,苔黄腻,脉弦滑。上方加入白花蛇舌草 20g。14 剂,每日 1 剂,水煎早晚 2 次温服。

三诊(2019 年 9 月 23 日):患者服药后乏力、腹胀均明显好转,晨起口干、口苦较前缓解,时有胁肋疼痛,纳眠可,小便黄,大便调。舌红,苔黄腻,脉弦滑。上方去杏仁、枳实,加茯苓 20g,法半夏 9g,竹叶 6g。14 剂,每日 1 剂,水煎,早晚温服。

四诊(2019 年 10 月 22 日):患者服药后体力增加,偶有胁痛,胃脘嘈杂不适,口干口苦消失,纳眠可,二便调。舌红,苔白腻,脉弦滑。上方加入红景天 15g,牡丹皮 15g,菖蒲 9g,山药 20g,焦山楂、焦神曲、焦麦芽各 9g。14 剂,每日 1 剂,水煎,早晚温服。

按语:

慢性乙型病毒性肝炎在中医学中属于"胁痛""黄疸""痞满"等范畴。其病机主要为湿热疫毒羁留机体,日久则正气亏虚,邪伏血分,损伤肝络,属本虚标实之证。患者的乙型肝炎病史已有 20 余年,病久耗伤正气,肝失条达,脾失健运,无以化生气血濡养周身,故患者乏力明显,气机运化失常,故见腹胀。肝络失养,气血不调,故胁肋疼痛。中焦气机失调,水运不行,酿成痰湿,日久化热,则湿热蕴结,熏蒸肝胆,因此患者晨起口干口苦、小便黄。故以疏肝健脾、清热利湿为法治之。茵陈善清利脾胃肝胆湿热;黄芪性甘,微温,归脾、肺经,为补药之长。黄芪与茵陈相伍,扶正祛邪兼顾,直接针对慢性乙型肝炎正虚邪恋的特点,共为君药。黄芩、黄连、黄柏三黄并用,清利上、中、下三焦湿热,共为臣药。君臣相合,扶助正气与清热利湿解毒并举。白术、茯苓、半夏、山药健脾祛湿化痰;竹叶淡渗利湿,引湿热从小便而解。白花蛇舌草清热解毒,辅助君臣。加杏仁、厚朴、枳实以行气,佐以防风等"风药"可达到升发、开郁之效。以并以熊胆粉以清肝泻火、凉血解毒;红景天补气抗疲劳,保护肝功能。四诊后患者病情好转,后又复查两次肝功能,均未见明显异常,均示疗效确切。

典型医案 4

李某,男,46 岁,主因"间断性右胁部胀痛 1 年"就诊。

初诊(2018 年 2 月 14 日):患者 1 年前因右胁部胀痛在当地医院就诊,诊断为慢性乙型病毒性肝炎,未进行系统治疗。刻下症见:胸胁胀痛,右侧为重,游窜不定,随情志变化而波动,伴口干口苦,恶食油腻,腹胀嗳气,纳呆消瘦,头晕烦躁,舌质边红,苔薄黄,脉弦。辅助检查:乙型肝炎五项:HBsAg(＋),Anti-HBe(＋),Anti-HBc(＋);肝功能:ALT 58U/L。西医诊断为慢性乙型病毒性肝炎。中医诊断为胁痛病,证属肝郁脾虚,气血不和。治以疏肝健脾,调和气血为法。处方:柴胡 9g,当归 10g,白芍 12g,白术 10g,香附 9g,郁金 10g,延胡索 10g,川楝子 9g,青皮 10g,牡丹皮 9g,甘草 6g。14 剂,每日 1 剂,水煎,早晚分服。

二诊(2018 年 2 月 28 日):胸胁窜痛大减,口干口苦减轻,仍有腹胀嗳气,舌脉同前。主症减轻,说明肝气郁结的病机渐解,唯脾胃的运化功能较差,故守上方加焦山楂、焦神曲、焦麦芽各 15g 以消食导滞,健运脾胃,丁香 5g,柿蒂 15g 以和胃降逆。14 剂,每日 1 剂,水煎,早晚分服。

三诊(2018 年 3 月 14 日):胸胁窜痛未作,嗳气已止,纳食有加,提示肝郁得解,脾胃功能恢复。舌质边红,苔薄黄,脉弦,仍有口干,故守上方去辛温之丁香,加清热生津之知母、天花粉各 10g。14 剂,以收调之功。

按语：

患者胸胁窜痛乃因情志不畅,致肝气郁滞,气机失和所致,正如《杂病源流犀烛·肝病源流》所说:"气郁,由大怒气逆,或谋虑不决,皆令肝火动甚,以致肤胁肋痛。"郁怒伤肝,使肝脉不畅更甚,故每遇情志失调时,窜痛加重;肝气郁久,气郁化火,肝火上炎,故口干口苦,风阳升动,上扰清空,故头晕,热扰心神,则烦躁;肝木横克脾土,致脾纳运失常,故恶食油腻;纳呆,气血生化乏源,而见消瘦。舌质边红,苔薄黄,脉弦,均为肝气郁滞之象。治法以疏肝理气,健脾和胃为主,兼清肝热。柴胡疏肝解郁,《本草正义》谓柴胡解肝胆火炎、胸胁痛结,主肝经郁证,然柴胡过用,有劫肝阴之虞,故所用柴胡用量较轻(6～9g),取其益而避其短。相关研究表明,柴胡具有显著的抗炎作用,柴胡皂苷可阻止乙型肝炎向肝纤维化转化。此外,配以白芍、当归养血合营以柔肝,以上三者配伍则肝气得疏,肝血得补。"见肝之病,知肝传脾,当先实脾",故以白术、茯苓、甘草健脾益气,非但实土以抑木,且使营血生化有源。更佐以香附、郁金、延胡索、川楝子,理气活血止痛。方中青皮一味,偏于肝胆气分,能疏肝行气、消积化滞,凡肝气为病,累及脾胃,症见胁肋疼痛者每多选用。肝郁日久易生热化火,故酌加牡丹皮以清热凉血和血。诸药合用,抓住治疗疾病之根本,共奏疏肝健脾养血之功,则主症可除。需注意的是,乙型肝炎病毒感染患者,从最初的急性感染失治或误治后形成了慢性感染,若病情反复波动,可发展为肝炎肝硬化,甚至肝癌,预后极差。因此,对于慢性乙型病毒性肝炎的治疗应早发现、早治疗,对乙型肝炎亚健康患者也就是指无症状者也是应该治疗的,

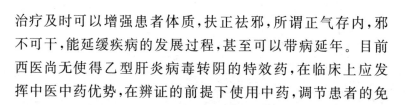

第1章 胁 痛

治疗及时可以增强患者体质,扶正祛邪,所谓正气存内,邪不可干,能延缓疾病的发展过程,甚至可以带病延年。目前西医尚无使得乙型肝炎病毒转阴的特效药,在临床上应发挥中医中药优势,在辨证的前提下使用中药,调节患者的免疫功能,能有效地清除患者体内的乙型肝炎病毒,达到缓解病程,甚至是彻底清除乙型肝炎病毒的目的。

典型医案5

王某,男,52岁,主因"间断性胁痛4年,加重1周"就诊。

初诊(2019年10月14日):近4年右胁部胀痛间断性发作,未予重视,1周前因情绪激动觉右侧胸胁部胀痛明显,进行性加重,遂来就诊。刻下症见:胁胀痛,胸闷,善太息,平素急躁易怒,食少腹胀,口干,口苦,双目微黄,小便黄,大便1日1行,不成形。舌质红,苔黄腻,脉弦滑数。既往乙型肝炎病史20余年,未服用抗病毒药物治疗。辅助检查:血常规:PLT 86.00×10^9/L;WBC 3.63×10^9/L。肝功能:ALT 209U/L;AST 300U/L;ALP 178U/L;γ-GT 360U/L;TBIL 57.0μmol/L; DBIL 41.7μmol/L; ALB 32.4g/L; GLB 43.0g/L;A/G,0.75。HBV-DNA 5.17×10^{4}U/ml。腹部B超:肝弥漫性病变。西医诊断为慢性乙型病毒性肝炎。中医诊断为胁痛,证属肝郁脾虚,湿热内蕴。治以疏肝健脾,清热利湿为法。处方:茵陈20g,生黄芪30g,炒白术20g,防风9g,炒杏仁9g,半夏9g,姜厚朴20g,焦山楂15g,焦神曲15g,焦麦芽15g,白芍20g,柴胡9g,熊胆粉(冲服)0.5g,黄芩9g,生地黄15g,熟大黄6g,黄连6g,仙鹤草30g,蜜甘草6g。14剂,每日1剂,早晚温服。并予恩替卡韦分散片以抗病毒治疗。

二诊(2019年10月28日):服用上方14剂后,患者胁痛、胸闷、口苦明显缓解,大便1日2行,在原方基础上加淡竹叶6g,厚朴减至10g,大黄减至3g,续服14剂,每日1剂,早晚分服。

三诊(2019年11月12日):患者症状基本消失,将原方去厚朴、大黄。续服14剂,每日1剂。配合服用中成药茵栀黄颗粒调理善后。后随访,诸症悉初。

按语:

慢性乙型病毒性肝炎是由乙型肝炎病毒引起的传染性疾病,是危害人类健康的主要疾病之一。据世界卫生组织报道,全球约20亿人曾感染HBV,其中2.4亿人为慢性HBV感染者。每年约有65万人死于HBV感染所致的肝衰竭、肝硬化和肝细胞癌。2006年,全国乙型肝炎血清流行病学调查表明,我国1-59岁人群乙型肝炎表面抗原携带率为7.18%。慢性乙型病毒性肝炎与中医中"胁痛""黄疸"等对应。正虚邪恋为慢性乙型肝炎发病的根本原因,在疾病过程中,机体的正气与致病邪气相互斗争,一方面邪气对机体的正气起着损害作用,另一方面,正气对邪气起着抗御、祛除作用,若"邪盛正衰"或"正虚邪恋"则发病。乙型肝炎病毒作为一种"疫毒"之邪侵入人体后与正气相搏,发生三种转归。一,若正气强盛,抗邪有力,将邪气彻底清除则不会发病;二,若邪盛正虚,则感而即发,出现急性乙型肝炎;三,若正气亏虚,无力驱尽病邪,则邪气伏留血分不去,邪伏日久,正气日衰,终致正虚邪恋,发为慢性乙型肝炎。湿热瘀毒痰浊是其病理产物。脾运失健为本病演变的重要环节。《素问·灵兰秘典论》曰:"脾胃者,仓廪之本,五味出焉。"脾胃为后天之本,气血生化之源,同时脾胃位居中央,脾升胃降为全身气机升降的枢纽,脾胃又为肝病波及之要害。张仲景《金匮要略·脏腑经络先后病脉证》曰:"见肝之病,知肝传脾,当先实脾。"肝主疏泄,脾主运化,肝气郁结,木郁克土,导致脾胃运化无权,气机升降失调。在治疗时均应注意调理中州,稍佐祛邪。

　　本例患者肝主疏泄,肝气不舒,疏泄失职,则导致肝气郁结,可见胁痛、胸闷、善太息。肝郁日久,横犯脾土,脾虚不能运化水谷,则食少腹胀;酿湿生热,熏蒸肝胆,故见口干、口苦。治疗上用黄芪、白术、防风三者补气健脾,重视扶正。焦山楂、焦神曲、焦麦芽以助脾运化,取其焦香之意,行脾运脾。在扶正的基础上,亦不忽视本病湿热蕴毒,余毒未清的一面,本患者出现持续高病毒载量,黄疸指数升高,转氨酶升高,症状上表现为食少腹胀,双目微黄,小便黄。故在治疗时予以清热祛湿解毒之品,清除湿热疫毒,实际上清除邪气也有利于正气的恢复。用茵陈、仙鹤草以清热解毒,用黄芩、黄连以燥湿解毒。《素问·至真要大论》云:"疏其血气,令其调达,而致和平",强调了调和气血,令其疏通畅达是治病的关键。慢性乙型肝炎在气血失调方面基本上遵循由气滞至血瘀、由实转为虚实夹杂的演变过程,病变初期由于湿热壅阻肝经导致肝气郁结,气滞则血瘀,故在治疗上用醋柴胡以疏肝理气,用白芍以柔肝。随着疾病的进展正气渐虚,脾失健运导致气血化源不足而致气血两虚,气虚不能行血,血行迟缓而滞,阴血不足而流涩,进一步加重血瘀,故在治疗上应用黄芪、白术、防风三者以健脾益气,升阳疏肝。

典型医案 6

朱某,女,54 岁,主因"腹胀 8 年余,加重伴右胁肋胀痛 4 年"就诊。

首诊(2019 年 1 月 8 日):患者 8 年前自觉腹胀,于当地医院检查诊断为"乙型肝炎",服用中药治疗,未规律服用抗病毒药物等。4 年前腹胀加重,右胁肋时有胀痛,继续服用中药治疗,症状改善不明显,现为求进一步诊治遂来就诊。刻下症:脘腹胀满,右胁肋胀痛,无口干口苦,无反酸、烧灼感,纳可,大便 2～4 日 1 行。舌红苔黄腻,脉滑。既往糖尿病病史;对粉尘、烟雾、罗红霉素、青霉素类药物过敏。49 岁因子宫肌瘤,行子宫摘除术。家族史:兄、姐患乙型肝炎,进展为肝癌去世。辅助检查:地坛医院(2018.12.27)血常规:MONO％ 0.17％;RBC 5.01×10^{12}/L。生化全项目:CHO 5.75mmol/L;LDL-C 3.58mmol/L;ApoB 1.15g/L;GLU 7.27mmol/L。乙型肝炎五项:HBsAg(＋),HBeAb(＋),HBcAb(＋)。HBV-DNA 1.15×10^{2}U/ml。肿瘤标志物:AFP 2.8ng/ml;CEA 1.5ng/ml;CA199 6.6kU/L;CA153 7.8 U/ml。腹部超声:肝弥漫性病变伴脂肪浸润(轻度),门静脉内径 11mm。西医诊断为慢性乙型病毒性肝炎,糖尿病。中医诊断为胁痛病,证属肝郁脾虚,湿热内蕴。治以疏肝健脾,清热利湿为法。处方:生黄芪 30g,炒白术 12g,防风 9g,杏仁 9g,厚朴 20g,黄芩 9g,黄连 6g,黄柏 6g,茵陈 30g,焦山楂 20g,焦神曲 20g,焦麦芽 20g,熊胆粉(冲服)0.25g,莪术 6g,柴胡 9g,防己 9g,炙甘草 20g,茯苓 15g,法半夏 9g。28 剂,每日 1 剂,水煎,早晚分服。

二诊(2019 年 07 月 24 日):右胁肋胀痛较前减轻,无口干口苦,睡眠差,纳食可,二便调。舌红苔薄黄脉弦。处方:生黄芪 30g,炒白术 12g,防风 9g,杏仁 9g,厚朴 20g,黄芩 9g,黄连 6g,黄柏 6g,茵陈 30g,焦山楂 20g,焦神曲 20g,焦麦芽 20g,熊胆粉(冲服)0.25g,莪术 6g,柴胡 9g,防己 9g,炙甘草 20g,茯苓 15g,法半夏 9g,白花蛇舌草 20g,陈皮 20g。28剂,每日 1 剂,水煎,早晚分服。

三诊(2020 年 10 月 20 日):右胁肋区胀痛较前明显减轻,偶有食后饱腹感,纳可,偶有眠差入睡困难,排便 1 日 1行,成形质可,小便调。脉沉弦,舌淡红、苔薄黄、边有齿痕。处方:炒白术 9g,防风 6g,姜厚朴 12g,黄芩 9g,黄连 12g,黄柏 6g,茵陈 30g,焦山楂 20g,熊胆粉(冲服)0.25g,莪术 6g,柴胡 9g,防己 9g,猫爪草 20g,茯苓 15g,法半夏 9g,白花蛇舌草 30g,陈皮 12g,山药 20g,佩兰 10g,生黄芪 30g。28 剂,每日 1 剂,水煎,早晚分服。

按语:

乙型肝炎是由乙型肝炎病毒引起的传染病,人群普遍易感,有一定的家族聚集性。中医学认为,乙型肝炎是由湿热疫毒内侵,又为外感、情志、饮食、劳倦而诱发,病机特点是湿热疫毒隐伏血分,病位在肝而多病及脾肾,病情复杂。本案患者主要症状表现为胁肋胀痛,胸胁为肝经所过,又经云"左右者,阴阳之道路也;肝生于左"。肝气上升,肺气下降,人体阴阳方可循环往复,周流而不息,肝气不升,气血无以升达,心火无以相济,肾气不能启发,横逆又容易乘犯脾胃,引发腹痛、中满、泄泻等症。临床中尤其要重视肝气的条达和固护,尤其慢性肝病,病程漫长,虚实夹杂,一味疏肝往往会导致愈疏愈虚。该患者就诊时,正气不虚,以柴胡正面疏泻肝之郁气,黄芪、白术、防风,条达肺气以助气机之枢转,大剂量黄芪扶正补虚,无伤正之弊。黄芩、黄连、黄柏以泻肝郁三焦之热,茵陈清少阳太阴之湿热,解中焦脾胃之困。焦山楂、焦神曲、焦麦芽益脾胃之气,化中焦之瘀,莪术化瘀而不伤胃气,合而破肝脾之瘀结,值患者正气尚足之时,攻伐邪气。厚朴降胃肠之气,茯苓、法半夏助水液下行布散,防己通利水道,引水湿下走膀胱而出。猫爪草具有良好的解毒散结功效,加于本方之中,标本兼顾,合力取效。二诊原方加白花蛇舌草、陈皮,加强清热解毒行气利湿之效,二诊后患者胸胁胀痛明显好转,偶尔腹部有饱胀感,故三诊减焦麦芽、焦神曲减轻化瘀之力,加山药、佩兰增强益脾除湿,助运化水液之力。

典型医案 7

余某,女,44 岁,主因"反复乏力 5 年余,加重伴两胁不适 1 个月"就诊。

初诊(2011 年 3 月 30 日):患者于 5 年前劳累后乏力不解,于当地医院查血红蛋白下降,诊断为"贫血",予补铁治疗,乏力症状时有反复。近一个月双胁不适,胃胀明显,于宣武医院查 B 超示:脾大。患者为求中医治疗遂就诊于我院。刻下症见:乏力,两胁不适,胃胀,食后为甚,无腹胀,右侧胁肋胀痛,乏力,不耐疲劳,食欲缺乏,纳眠一般,大便 1 日 1～3 行,不成形,小便少。舌淡暗,苔薄黄腻,脉弦细而沉,右有涩象。2011 年 3 月 24 日辅助检查:肝功能:ALT 27U/L;AST 26U/L;ALB 47.4g/L;AFP 1.99ng/ml。腹部超声:脾大。西医诊断为慢性乙型病毒性肝炎,肝纤维化,贫血。中医诊断为胁痛,证属肝脾不调、湿毒内蕴、毒损肝络。治以调肝健脾、清化湿热、解毒通络为法。处方:延胡索 9g,柴胡 15g,川楝子 9g,龙胆草 9g,厚朴 30g,仙鹤草 30g,白芍 30g,川芎 9g,生黄芪 15g,山药 30g,焦山楂、焦神曲、焦麦芽各 10g,陈皮 12g,藿香(后下)10g,生薏苡仁 30g。7 剂,每日 1 剂,水煎,早晚温服。并嘱其:①保持情志舒畅;②调整生活习惯,生活规律,劳逸结合,避免劳累;③调整饮食结构,营养全面,饮食定量,避免食用难消化、生冷、辛辣刺激性食物。

二诊(2011 年 4 月 6 日):服上方后无不适,右胁胀痛减轻,食欲增进。舌色淡暗,苔黄腻,脉沉弦细,左缓。上方入莪术 3g,香附 10g,黄柏 10g。45 剂,每日 1 剂,水煎,早晚温服。

三诊(2011 年 9 月 25 日):患者服上方后病情继续好转,双胁不适缓解,偶有腰膝酸软,近期一般情况良好。舌色淡红,苔黄腻,脉弦细。2011 年 9 月 16 日复查肝功能:ALT 13U/L;AST 22U/L。血常规:WBC 2.74×10^9/L。HBV-DNA 5.05×10^2 U/ml。治以调和肝脾、化湿解毒,健脾益肾为法。上方入女贞子 6g,调整厚朴为 20g,白芍 20g,陈皮 6g。45 剂,每日 1 剂,水煎,早晚温服。

四诊(2012 年 6 月 4 日):服上方后无不适,乏力消失,双胁无不适,面色较前好转,偶有腰膝酸软缓解,偶有口干,大便调,纳眠可,贫血好转。2012 年 6 月 3 日复查肝功能:ALT 52U/L;AST 50.4U/L。血常规:WBC 4.19×10^9/L。HBV-DNA 1.03×10^4 U/ml。近一年自行停中药汤剂,实验室指标较前有所反复,患者诉口干,大便偏干,未诉其他不适,上方加减:去延胡索、川楝子、焦神曲、香附;加入生地黄9g,麦冬20g。45剂,每3日1剂,水煎,早晚2次温服。

五诊(2013年3月1日):近期停药两个月。服方后无明显不适,近几日偶有子宫出血,偶有腹胀,偶失眠,纳可,二便调。2013年2月25日复查:WBC 3.68×10^9/L;HBV-DNA<500U/ml;其余指标均在正常范围内。治以调和肝脾、化湿解毒,健脾益肾为法。上方加减:去柴胡、焦麦芽、川芎,加入煅龙骨、煅牡蛎各30g(先煎)。45剂,每3日1剂,早晚温服。

按语:

慢性乙型病毒性肝炎、肝纤维化、肝硬化可以从络病进行论治,病机为湿热疫毒羁留机体,毒邪内侵,深伏血分,损伤肝络。随着机体正气逐渐耗伤,气血失调,痰瘀阻络,导致疾病进一步加重。该患者病史10余年,病史较长,既往病情稳定,但由于近日过于劳累,导致正气亏虚,打破了正气与毒邪相对平衡的状态,正邪交争剧烈,毒损肝络,而致胁痛。据症舌脉,患者的病机为肝脾不调,湿毒内蕴,毒损肝络。病位在肝脾,病性为虚实夹杂。针对该患者的病机,以柴胡疏肝散为主方调和肝脾,扶正并加入大剂清热解毒之品以祛邪。其中,白芍养血通络,黄芪益气通络,龙胆草、仙鹤草、白花蛇舌草解毒通络。经上述治疗后患者诸症减轻,右侧胁肋仍胀痛。故加莪术活血通络,香附理气止痛。三诊时疫毒久羁,耗伤阴血,肝肾同源,日久病及于肾,肝肾阴血不足,而出现腰膝酸软,脉沉弦细等临床表现。治疗时在调和肝脾、化湿解毒的基础上,加用益肾之品,以女贞子滋阴补肾。四诊时就病及肺,损耗肺阴,加入生地黄、麦冬加大滋阴之力。五诊时患者偶有失眠,加用煅龙骨、煅牡蛎以安神,"龙骨入肝以安魂,牡蛎入肺以定魄。""胁为肝之部位,胁下胀痛,肝气之横恣也……用龙骨、牡蛎以敛戢肝火,肝气自不至横恣"。煅龙骨、煅牡蛎是临床上治疗慢性肝病时胁肋不适伴有眠差的常用药。嘱患者调整情绪,从疾病的束缚中解放出来,不为某些症状的显没而惶惶不安,不为每次生化、物理检查结果的变化而忧虑不宁,积极调动患者自身抗邪向愈的主观能动作用。

典型医案8

马某,男,57岁,主因"胁肋疼痛6个月余,伴胃部灼热感3个月"就诊。

初诊(2019年1月21日):患者6个月前无明显诱因出现胁肋部疼痛,未进行系统治疗。3个月前,因情绪激动,胁肋疼痛及胃部灼热感加重,并伴有心胸不适,遂就诊于山东大学齐鲁医院。辅助检查:乙型肝炎五项:HBsAg(+),Anti-HBe(+),Anti-HBc(+)。肝功能:ALT 180U/L;AST 86U/L;ALP 122U/L;DBIL 7.6μmol/L;TBIL 21.36μmol/L。肝瞬时弹性硬度检测:提示肝硬化。肝超声示:轻度脂肪肝;胆囊多发息肉;脾略大。遂予水飞蓟宾、复方甘草酸苷、恩替卡韦、血府逐瘀胶囊治疗,疗效不佳。现为求进一步治疗来诊。刻下症见:胁痛,胃部灼热感,胸闷,牙龈出血,乏力,口苦,夜寐不安,多梦易醒,纳可,大便3日1行,小便黄,舌质红,苔黄腻,脉弦细数。西医诊断为慢性乙型病毒性肝炎,肝硬化。中医诊断为胁痛,证属肝脾不调,毒瘀互结。治以调肝和脾,解毒化瘀之法。处方:生黄芪30g,茵陈30g,黄连6g,黄芩6g,黄柏6g,白芍30g,仙鹤

草 30g,焦山楂 20g,焦神曲 20g,焦麦芽 20g,莪术 9g,陈皮
20g,茯苓 15g,法半夏 9g,红景天 12g。28 剂,每日 1 剂,水
煎,早晚温服,并辅以中成药茵栀黄颗粒。

二诊(2019 年 2 月 25 日):上方服用 1 个月,胁痛,胃部
灼热感减轻,胸闷缓解,大便 1 日 1 行,眼痒,舌质红,苔黄
腻,脉弦细数。治法不变,上方加生地黄 15g,熊胆粉(冲服)
0.25g。28 剂,每日 1 剂,早晚分服。并辅以恩替卡韦分散
片。上方服用 1 月余,病情好转,无明显不适。

按语:

患者男性,年逾七八,肝气衰,筋不能动。然邪侵未安
之地,毒攻未平之所,是以患者虚而受邪。本案患者,以虚
为本,故而临床可见乏力,眠差等疲态。肝虚受邪,脾亦不
可保全,脾损健运失司,水行失常,则易积聚蕴热,成热毒,
成痰浊,更加邪病久侵,居而化热,耗伤肝阴,灼伤脉络,血
行失利,毒瘀互结,不通不养,故而有胁痛,胃部灼热感,胸
闷,烧灼感等症状出现。临证治疗时,虑其乃受"毒、瘀、虚"
之所创,故应对因治疗。故以黄芪扶正固本,取其补气要药
之功,健脾益气以养后天,固表御敌,以清后患;以白芍酸敛
生津之性,养益肝体,以复其本,正其调血之功;虑其牙龈出
血,责其虚而不固,更加热毒为患,故以仙鹤草补虚收敛,止
血解毒,以平其症;以焦山楂、焦神曲、焦麦芽健脾消食,既
增脾主运化之功,又消虚而不运之食积,防其聚而成积,积
而化热;以茯苓、法半夏利水消痰,脾运健则水行畅,痰不
生,两者合用既可消已成之痰,又有可绝生痰之源;以黄芩、
黄连、黄柏清热解毒,既可肃肝经之湿热,又可宣三焦之火
毒;以莪术、红景天、陈皮活血化瘀,气血同行,活血需行气,

故以陈皮之理气之功,佐莪术、红景天破血逐瘀之力,以力荡机体之瘀阻沉积,且红景天亦可扶正匡本,则可攻而不伤。更辅以茵栀黄颗粒,共肃涤体内之湿热疫毒,通过疏通肝脏瘀滞,以达到恢复肝功能之目的。二诊时患者诸症皆有缓解,然增眼痒不舒,考虑肝肾阴虚失养,阳上扰于头目,更加肝经之湿热胶结,故加生地黄以滋补肝肾、凉血清热,加熊胆粉以增肃除肝经湿热之功,明目利肝之效。以上诸药合用,配伍精良,补而不滞,清而不伤,攻而不烈,故可正复毒戕瘀去,机调体顺人和。

典型医案 9

李某,男,62 岁,主因"反复胁痛伴呃逆 8 年余"而就诊。

初诊(2013 年 3 月 1 日):患者 8 年前因出现双侧胁肋疼痛、呃逆、下肢瘀斑,于当地医院就诊,诊断为慢性乙型病毒性肝炎,肝硬化。予口服中西药治疗(具体不详),后症状间断发作,于 1 年前于当地医院检查 B 超示:脾大。现为求进一步诊治于我科就诊。刻下症:双胁肋疼痛,呃逆,面色晦暗,巩膜轻度黄染,腹胀,无牙龈出血。纳眠可。大便 1 日 1 行,小便偶有色黄。舌红,舌体胖大,有裂纹,苔黄腻,脉弦滑。个人史:饮酒 20 年余,已戒 7 年余。辅助检查:生化全项:ALT 111U/L;AST 81.2U/L;ALB 43.7g/L;γ-GT 77U/L;TBIL 20.7μmol/L;DBIL 5.2μmol/L。乙型肝炎五项:HBsAg(+),anti-HBeO(+),Anti-HBc Ⅱ (+)。HBV-DNA 3.93×10^{4}U/ml。血常规:WBC 2.72×10^9/L;HGB 166g/L;PLT 49.4×10^9/L。肝纤维化指标:HA 397μg/L;C-Ⅳ 97.4μg/L。肿瘤标志物:CA199 53.52U/ml。腹部超声:肝弥漫性病变;胆囊壁增厚;脾大(5.3cm×13cm)。西医诊断:慢性乙型病毒性肝炎,肝硬化失代偿期。中医诊断:胁痛病,证属肝郁脾虚,湿热内蕴。治以疏肝健脾,清热利湿为法。处方:生黄芪20g,仙鹤草30g,白芍20g,延胡索15g,枳实12g,茵陈20g,制大黄15g,炙甘草9g,炒白术15g,防风9g,生薏苡仁15g,山药30g,北豆根9g。7剂,每日1剂,水煎,早晚分服。

二诊(2013年3月15日):患者一般情况较好,胁痛、呃逆、腹胀均减轻,偶有胸闷,舌红,苔黄腻,脉弦滑。治法同前,前方去防风,加入红景天12g。7剂,每日1剂,水煎,早晚分服。

三诊(2013年3月22日):患者服药后无明显不适,胁痛好转,呃逆基本消失,食后偶有腹胀,舌红,苔黄腻,脉弦滑。上方加入焦山楂30g,陈皮15g。7剂,每日1剂,水煎,早晚分服。

四诊(2013年3月29日):胁痛明显好转,腹胀消失,小便黄,大便调。舌红,苔黄腻,脉弦滑。上方加入蒲公英30g,黄连9g。7剂,每日1剂,水煎,早晚分服。

五诊(2013年4月12日):上述不适均明显好转,小便偶有色黄。舌红,苔黄,脉弦滑。上方去陈皮,加入虎杖6g。7剂,继续调治善后。

按语:

乙型肝炎肝硬化可归属于中医"癥瘕""积聚"等病证的范畴。肝硬化是一种长期的病理变化,患者除胁肋隐痛,胁下癥块的症状之外,多伴纳食减退、嗳气、恶心、上腹饱胀、肢倦乏力、便溏等脾气亏虚的症状。因此,肝硬化病位不只在肝,也在脾。肝脾关系密切,肝木疏土,助脾之运化,脾土营木,成肝之疏泄。肝硬化发展变化中,脾气亏虚,失其健运,痰湿内生,日久可化热,气血运行不畅,瘀血内停,痰瘀互结,化生癥瘕。故肝硬化病机的特点是本虚标实,虚实夹杂。脾气亏虚为本,痰浊、瘀血、湿热等邪气为标,因此在治疗上,应疏肝健脾,清热利湿,标本兼顾。

张景岳曰:"壮人无积,虚人则有之。"现代医学认为,免疫功能的低下或紊乱,是慢性肝病的主要机制之一。现代药理学研究表明:黄芪、白术等健脾益气药可以增强机体免疫,增加人血白蛋白,还能逐渐改变白球蛋白比倒置,促使肝功能恢复。故黄芪、白术健脾补气以顾护中焦,中焦健运,则气血化生有源,且扶助正气,驱毒外出,切中慢性乙型肝炎本虚标实之要。《金匮要略》云:"见肝之病,知肝传脾,当先实脾,四季脾旺不受邪。"肝病日久,木旺乘土,而致脾气亏虚,酿湿成痰,日久化热,故用陈皮、薏苡仁、茵陈、虎杖等清热化痰除湿;同时以枳实、白芍、延胡索、仙鹤草等疏肝解郁通络;大黄、北豆根清热凉血解毒。配伍防风辛润和风,入肝经可祛风止痉行一身之气,入脾经除湿健脾,入血分可止血亦可活血。患者服药 1 个月余,随症加减,症状均已好转,取得良好疗效。

典型医案 10

韩某,男,64 岁,主因"间断乏力 1 年余,加重伴腹胀 2 个月"就诊。

初诊(2012 年 9 月 24 日):患者 1 年前因乏力就诊于宣武医院,诊断为慢性乙型病毒性肝炎,未规律治疗。2 月前乏力明显,伴腹胀,于佑安医院检查发现肝硬化,脾大,腹水。患者为求进一步治疗就诊。刻下症:周身乏力,腹胀,无呕血、黑粪,无皮肤、巩膜黄染,偶有牙龈出血,纳眠可,小便黄,大便调,舌暗淡,有瘀斑,苔薄白,脉沉弦。辅助检查(2012年9月18日):血常规,WBC 4.99×10⁹/L;HGB 137g/L;PLT 58.4×10⁹/L。生化全项:ALT 38U/L;AST 44.7U/L;ALB 36.6g/L;γ-GT 52U/L;TBIL 29.4μmol/L。乙型肝炎五项:HBsAg(+),抗-HBe(+),抗-HBc(+)。HBV-DNA<40U/ml。肝纤维化:HA 139.9μg/L;C-IV 95.7μg/L;LN 66.3μg/L。腹部超声:肝弥漫性病变;胆囊息肉;脾大(4.2cm×11.5cm)。西医诊断:慢性乙型病毒性肝炎,肝硬化失代偿期。中医诊断:积聚,证属肝郁脾虚,湿热内蕴。治以疏肝健脾,清热利湿为法。处方:茵陈20g,生黄芪60g,山药20g,焦山楂15g,焦神曲15g,焦麦芽15g,炒杏仁9g,红景天15g,牡丹皮9g,灯心草9g,白茅根20g,生甘草9g,黄连9g。7剂,每日1剂,水煎,早晚温服。

二诊(2012年10月8日):患者服药后无明显不适,乏力、腹胀稍缓解,偶有口干,纳眠可,二便调,舌暗淡,有瘀斑,苔薄白,脉沉弦。前方加地肤子9g,麦冬12g。7剂,每日1剂,水煎,早晚温服。

三诊(2012年10月15日):患者近日胃脘隐痛,纳眠可,二便调,舌暗淡、有瘀斑,苔薄白,脉沉弦。上方加入花椒9g,炒杜仲12g。7剂,每日1剂,水煎,早晚温服。

四诊(2012年10月29日):仍有胃脘隐痛不适,偶有腹胀,乏力明显缓解,纳眠可,二便调。上方加入陈皮12g。7剂,每日1剂,水煎,早晚温服。

五诊(2012年11月5日):乏力、腹胀基本消失,偶有腰痛,纳眠可,二便调,舌暗淡、有瘀斑,苔薄白,脉沉弦。治以

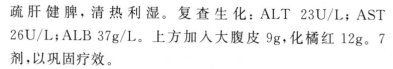

疏肝健脾，清热利湿。复查生化：ALT 23U/L；AST 26U/L；ALB 37g/L。上方加入大腹皮 9g，化橘红 12g。7剂，以巩固疗效。

按语：

乙型肝炎肝硬化属于中医"积聚"范畴。本病属正虚邪实，正虚者乃肝、脾损伤为本，邪实者痰浊、湿热、瘀血互结为标。乙型肝炎病毒属湿热疫毒，在湿热蕴结的病理基础上，邪正斗争，反复出现一些兼证，构成"虚实夹杂""虚滞相兼"的表现。肝脾功能失调，传化失常，导致隧道不通，则内生水湿、瘀浊或热毒诸邪内阻不能排泄，清浊相混裹于腹中而成积聚之疾。由于本病病机多样，且虚实夹杂，在辨病之后，辨证不可拘泥于单纯的寒热虚实。患病之初，多以湿热疫毒内积、肝郁血瘀、肝脾失调等实证为主；疫毒留积日久，则影响肝脾功能，正气受损。虚实之间虽可相互转换，因虚致实，由实转虚，虚实夹杂等，但湿热疫毒、气滞血瘀贯穿整个疾病的始终，因此治疗上应清利湿热，解毒散结，疏肝健脾，扶正固本。

本案患者乏力明显，乃脾气亏虚之征象，故重用黄芪60g，黄芪性甘，微温，归脾、肺经，为补药之长。《本草汇言》云其："补肺健脾，实卫敛汗，驱风运毒。"一则健脾补气以顾护中焦，中焦健运，则气血化生有源；二则扶助正气，驱毒外出，切中慢性乙型肝炎本虚标实之要，故重用以为君。气血不行，津液失布，痰湿内停，湿郁日久而化热，形成湿热。因此，用茵陈清利脾胃肝胆湿热，兼可泄肝热、理肝郁；用黄连清利湿热，使湿热得清，余毒得解。君臣相合，扶正祛邪兼顾，清热利湿解毒并举。加以炒杏仁疏散滞气。焦山楂、焦神曲、焦麦芽和中消食,山药健脾补虚助运,改善患者腹胀症状。"气行则血行",因此用红景天、牡丹皮益气活血。气滞则水停,佐灯心草、白茅根以辅膀胱气化而导水,通调水道,利水消肿。后续仍以健脾调肝,清热利湿为法,根据具体病情,辨证加减用药,取效较好,患者病情稳定。

典型医案 11

时某,女,34 岁。主因"右侧胁肋胀痛 1 个月余"就诊。

初诊(2007 年 11 月 13 日):患者 1 个月前无明显诱因出现右侧胁肋胀痛,肝功能:ALT 34U/L;AST 27U/L;ALB 43.8g/L;TBIL 11.3μmol/L。现为求中医治疗,前来我院就诊。刻下症:右侧胁肋胀痛,胃脘部堵塞感,偶有腹胀,牙龈出血,眼干,无口苦,无吐血及黑粪,无目黄及身黄,无肝掌及蜘蛛痣,纳眠可,大便干结,小便调。舌红,苔白厚,脉弦。既往乙型肝炎病史 12 年,未系统治疗。辅助检查:血常规:WBC 7.0×10⁹/L;RBC 4.84×10⁹/L;PLT 200×10⁹/L。乙型肝炎五项:HBsAg(+),HBeAg(+),抗-HBc(+)。上腹部超声:肝硬化。西医诊断为慢性乙型病毒性肝炎,肝硬化代偿期。中医诊断为胁痛,证属肝脾不和,湿热瘀结。治以柔肝健脾、清热利湿、活血化瘀为法。处方:柴胡 9g,当归 9g,厚朴 9g,杏仁 9g,莪术 6g,桃仁 6g,地龙 6g,生薏苡仁 30g,草河车 9g,白芍 30g,陈皮 9g,麦冬 12g,炒白术 15g,黄芩 9g,黄连 6g,生甘草 6g。7 剂,每日 1 剂,水煎,早晚温服。

二诊(2007 年 11 月 21 日):患者诉胃脘部堵塞感明显,腹胀稍缓解,矢气多,纳眠可,二便调。上方入枳壳 20g,木香 6g,枸杞子 6g。7 剂,每日 1 剂,水煎,早晚分服。

三诊(2007年11月28日):患者诉偶有右侧胁肋胀痛,胃脘部仍有堵塞感,食后无腹胀。上方去枸杞子,入党参20g,生黄芪15g。7剂,每日1剂,水煎,早晚分服。

四诊(2007年12月05日):患者诉胃脘部堵塞感大减,现咽干,偶有右侧胁肋胀痛,大便畅,纳眠可,舌红,苔白厚,脉弦。上方改党参为30g,去枳壳、木香,入路路通15g,穿山甲9g。7剂,每日1剂,水煎,早晚分服。

五诊(2007年12月12日):患者未诉右侧胁肋胀痛及胃脘部堵塞感,偶有大便干,纳可,舌红,苔白厚,脉弦。上方去黄芪,穿山甲,改党参为20g,入龟板胶7.8g,法半夏6g,紫草9g。7剂,每日1剂,水煎,早晚分服。

按语:

乙型肝炎肝硬化由慢性乙型肝炎逐渐发展而来,一般病程较长。"邪之所凑,其气必虚",且患者患病日久,久病必虚,脾胃为人体后天之本,气血化生之源,因此正气亏虚,主要以脾气亏虚为主。乙型肝炎肝硬化是人体感染了乙型肝炎病毒后所引起的疾病。肝硬化代偿期,湿热疫毒自外侵袭人体,初期在气分,进而深伏血分,若机体正气尚强,则不易发病,患者亦无明显不适;若机体正气不足,则湿热疫毒扰乱机体正常气血运行而发病。故本病多为本虚标实之证,且脾气亏虚是本病病变发展之关键,湿热疫毒羁留体内是本病形成的启动因子和病情发展的持续因素,故扶正祛邪是治疗本病的基本大法。

患者为中年女性,患慢性乙型病毒性肝炎多年,未经规范治疗。乙型肝炎病毒久羁人体,湿热毒邪蕴结日久,致肝经气血阻滞,故见右胁肋部胀痛。病程日久,日渐耗伤正气,同时脾胃被湿热困遏,无力运化,脾气亏虚,中焦气机升降失常,故见腹胀。肝失疏泄,脾失统摄,肝不摄血,脾不统血,故见牙龈出血。肝开窍于目,肝阴不足,故见眼干,病邪久羁,耗伤阴津,故见大便干结。故首诊时予柴胡、厚朴、陈皮,疏肝理气宽中,当归、莪术、桃仁、地龙养血活血、化瘀通络,黄芩、黄连清热利湿解毒,炒白术,生薏苡仁健脾利湿、草河车加强利湿解毒之功。二诊、三诊时患者胃脘部堵塞感明显,予党参、黄芪、补气健脾,又予枳壳、木香理气宽中,使之补而不滞。四诊、五诊时患者胃脘部堵塞感大减,仍有大便干,系病邪久羁,耗伤阴津,予龟板胶滋阴养血,以调和阴阳。

典型医案 12

马某,男,49 岁,主因"两胁胀痛 1 个月余"就诊。

初诊(2019 年 1 月 21 日):患者于 1 个月前因情绪激动后引发两侧胁肋部胀痛,胃脘及心胸不适感,胃部烧灼感明显。就诊于张家口附属医院,颅内血管超声显示:右侧颈动脉末段流速增快。头颅 CT 显示:右底节区梗死;左侧上颌窦黏膜下囊肿,右下蝶窦息肉。超声心动图显示:主动脉瓣、二尖瓣、三尖瓣少量反流。颈动脉彩超显示:双侧颈动脉硬化伴右侧斑块形成;双侧椎动脉超声未见明显异常。生化检查:HDL-C 0.7mmol/L;ALT 203U/L;AST 88U/L;TBIL 21.36μmol/L;DBIL 8.25μmol/L。予以对症治疗,症状好转。2019 年 1 月 18 日再次就诊于山东大学齐鲁医院,生化检查:ALT 180U/L;AST 86U/L;LDH 9.1U/L;ADA 29U/L;DBIL 7.6μmol/L。乙型肝炎五项:HBsAg(+),HBeAg(+),HBcAb(+)。肿瘤标志物:AFP 6.06ng/ml;CEA 3.75ng/ml。血常规:PLT 81×10^{-9}/L;

PCT 0.09%；MCH 34.5pg。肝弹性检测：肝纤维化 E＝24.5kPa；肝硬化；肝脂肪 CAP＝185db/m。肝超声结果显示：①轻度脂肪肝；②胆囊多发息肉；③脾略大。予水飞蓟宾、复方甘草酸苷、恩替卡韦、血府逐瘀胶囊治疗，症状稍减，为求进一步诊治，遂来我院就诊。刻下症：胁肋部胀痛，胸闷，烧灼感，排便 3 日 1 行，小便发黄，饮食可，睡眠差，多梦易醒。舌淡红苔黄腻，脉弦滑。西医诊断：慢性乙型病毒性肝炎，肝硬化，脂肪肝，胆囊多发息肉。中医诊断：肝积病，证属肝郁脾虚，湿热内蕴。治以健脾益气，清热利湿为法。方药：生黄芪 30g，茵陈 30g，黄芩 6g，黄连 6g，黄柏 6g，白芍 30g，仙鹤草 30g，焦山楂 20g，焦神曲 20g，焦麦芽 20g，醋莪术 9g，陈皮 20g，茯苓 15g，法半夏 9g，红景天 12g。28剂，每日 1 剂，水煎，早晚分服。

二诊（2019 年 2 月 25 日）：胸闷好转，胁肋仍有胀痛，胃中热，睡眠较前改善，舌红苔黄腻，脉弦滑。方药：生黄芪 30g，茵陈 30g，黄芩 6g，黄连 6g，黄柏 6g，白芍 30g，仙鹤草 30g，焦山楂 20g，焦神曲 20g，焦麦芽 20g，醋莪术 9g，陈皮 20g，茯苓 15g，法半夏 9g，红景天 12g，生地黄 15g，熊胆粉（冲服）0.25g。28 剂，每日 1 剂，水煎，早晚分服。

三诊（2019 年 3 月 25 日）：偶有胸胁部不适，心情激动时加重，胃脘烧灼感好转，眠可，舌红苔黄腻，脉弦滑。方药：生黄芪 50g，茵陈 30g，黄芩 6g，黄连 6g，黄柏 6g，白芍 30g，仙鹤草 30g，焦山楂 20g，焦神曲 20g，醋莪术 9g，茯苓 15g，法半夏 9g，红景天 12g，生地黄 15g，熊胆粉（冲服）0.25g，三七粉（冲服）3g，荆芥 9g。28 剂，每日 1 剂，水煎，早晚分服。

随访：上药服至 7 月 15 日，诸症大减，复查血常规：MCH 34.2pg；MCHC 373g/L；PLT 81 × 10⁻⁹/L；PCT 0.09%。肿瘤标志物检测：AFP、CEA、CA199 未见明显异常。生化全项：Cr 46μmol/L；DBIL 4.7μmol/L；UA 436μmol/L；IBIL 21.4μmol/L；GLB 23.1g/L；TBIL 26.1μmol/L。中药调方继服巩固疗效。

按语：

患者以情绪激动后的心胸不适感就诊，起初怀疑为心脑血管系统疾病，后经进一步检查诊断为乙型病毒肝炎，肝硬化。中医从辨证论治的角度，结合四诊的诊察结果，判定证型为肝郁脾虚，湿热内蕴证，且热重于湿，治疗从湿热立法。经云"诸湿肿满，皆属于脾"，脾胃为气血化生之源，脾胃不健，水湿留恋于中焦，成为痰饮，阻碍正常水液的气化，所以湿邪又往往相杂燥邪。如此，湿邪益重，气血益虚。且湿性黏腻，稽留难去，固由湿邪而起之病，往往迁延日久，难以根除。内伤湿热，热乃因郁久而起，或因痰饮，或因血瘀，又或因情志郁闷，阴气不足，热性炎上，不能外散固郁积成内热，治法可泻之，可润之。吕文良教授经验方"茵芪三黄汤"从肝脾着眼，《神农本草经》中载茵陈"主风湿寒热，邪气，热结黄疸"，可泻肝经之湿热；黄芪"主痈疽久败创，排脓止痛，大风，痢疾，五痔，鼠瘘，补虚，小儿百病"，力主在外，可畅通人体内外的气机，肝主生发，主升主散，肝实无力畅达气机时，以大剂量黄芪行气机之郁塞。黄芩、黄连、黄柏经典的配伍搭配可迅扫三焦之热，泻火以宁心，心静则肝心母子和睦，肝血奉心母以养。肝体阴而用阳，肝体不柔，无以盛阴血，故泻热同时配以白芍柔肝和阴，收敛肝气。焦山楂、焦神曲、焦麦芽,配伍莪术、陈皮,建中焦而又具推荡之力,补脾胃又可破积行血,患者苦于胃中灼热,乃因胃阴不足,肝实横克脾土,中焦失缓,气血生化乏源。从活血化瘀入手,加红景天益气活血,清热消毒,二诊又入生地黄、熊胆粉,增强滋阴泻热之力。茯苓、法半夏合降胃肠之水气,胃肠以降为顺,肝气上逆往往影响脾胃之气机,水气不降,肠道失于濡养,导致便秘,二者可引水液下行,濡润肠道。

典型医案 13

朱某,男,38 岁,主因"间断性两胁隐痛 10 年余"就诊。

初诊(2017 年 5 月 14 日):患者于 2007 年春节期间因饮酒过量始感两胁隐隐作痛,伴胸脘痞满,食欲缺乏。2008 年 4 月 25 日于当地医院住院检查时发现乙型肝炎病毒定量偏高(具体数值不详),肝功能:ALT 400U/L,诊断为慢性乙型病毒性肝炎,口服葡醛内酯等保肝药物对症治疗,病情好转后出院。此后每因情志不畅或饮酒过量则病情加重,常服保肝类西药治疗,病情时轻时重。2008－2017 年间,曾在省内外多方求治,共服中药百余剂,疗效欠佳。2017 年来,病情逐渐加重,遂来我科就诊。刻下症见:两胁隐痛,腹胀纳差,嗳气,身倦乏力,精神差,齿衄,大便溏薄,每日 2～3 行,面色晦暗,形体消瘦,舌质暗,体胖大,边见齿痕,苔白稍腻,脉弦滑。辅助检查:肝功未见异常。腹部超声:肝形体尚正常,实质回声光点粗大,分布欠均匀,门静脉 17mm;脾大。西医诊断为乙型肝炎肝硬化,代偿期。中医诊断为胁痛病,证属于肝郁脾虚,气滞血瘀。治以疏肝健脾,理气和血为法。处方:当归 10g,炒白芍 15g,白术 10g,茯苓 15g,柴胡 9g,香附 10g,郁金 10g,乌药 10g,砂仁(后下)8g,青皮

10g,鳖甲 20g,薏苡仁 30g,泽泻 15g,焦山楂 15g,焦神曲 15g,焦麦芽 15g,甘草 6g。14 剂,每日 1 剂,水煎,早晚温服。嘱调饮食,畅情志,适劳逸,慎起居,忌烟酒及刺激性食物。

二诊(2017 年 5 月 28 日):精神好转,腹胀纳差、嗳气减轻,仍感胁痛,乏力,时有齿衄。舌质淡暗,体胖大,苔薄白,脉弦滑。守方去青皮,加延胡索 10g,牡蛎(先煎)15g。14 剂,每日 1 剂,水煎,早晚温服。

三诊(2017 年 6 月 11 日):纳食增加,胁痛、腹胀、嗳气大减,齿衄消失,身体较前有力,排便仍溏薄,日行 1～2 次。舌质淡红,苔薄白,脉弦细。上方加牡丹皮 10g。14 剂,每日 1 剂,水煎,早晚温服。

四诊(2017 年 7 月 6 日):精神、饮食好,二便正常,胁痛大减,腹胀、嗳气、齿衄消失,身体有力。舌质淡红,苔薄白,脉弦细。处方:当归 10g,白芍 15g,白术 10g,茯苓 18g,柴胡 6g,香附 10g,青皮 10g,郁金 10g,牡丹皮 10g,鳖甲 20g,牡蛎 15g,延胡索 10g,丹参 15g,甘草 6g。14 剂,每日 1 剂,水煎,早晚温服。

五诊(2017 年 8 月 8 日):精神、饮食均正常,二便调和,无特殊不适症状,舌淡红,苔薄白,脉弦。嘱患者服用茵栀黄颗粒加九味肝泰胶囊调理善后,定期复查肝功能及腹部 B 超,密切关注病情变化,不适随诊。

按语:

患者平素嗜酒成性,损伤脾胃,脾虚运化失职,见腹胀纳差、嗳气;脾胃虚弱、气血生化乏源,不能荣养机体,则身倦乏力;脾胃虚弱,统摄无力,故见齿衄;脾虚清气不升,化生内湿,则大便溏薄;土壅木郁,肝气郁结,则两胁疼痛,久之气血瘀滞,日积月累,渐成积块。四诊合参,根据患者既往病史、临床表现结合理化检查,诊断为乙型肝炎,肝硬化代偿期。中医诊断为胁痛病,辨证为肝郁脾虚,气滞血瘀。故应以疏肝健脾,理气活血之法为主要治则,全方在健脾疏肝的基础上,配伍香附、郁金、青皮、砂仁、乌药以理气和胃,活血止痛;胁痛者,脉络不通也,且患者脾大,故以鳖甲活血消积,散结通络,以达缩脾之效;患者脾虚便溏,故以薏苡仁、泽泻健脾渗湿止泻;焦山楂、焦神曲、焦麦芽消食和胃;肝苦急,急用甘草之甘以缓之,且有调和诸药之意。纵观全方,重视调理肝脾,通和气血,调和阴阳,而使一身气机条达,血脉舒展,肝脏安和。二诊时,患者脾虚得以改善,然肝郁日久,气血瘀滞,经年沉疴,非短时用药即可奏效,故守方去青皮,加延胡索10g、牡蛎15g以加强疏肝理气,软坚散结之功。三诊时,舌质淡红,苔薄白,脉弦细,提示血瘀之象渐解,余有血分热象,故加牡丹皮以清热凉血。四诊时,患者临床症状基本消失,为巩固疗效,不可骤撤其药,故在调和肝脾的基础上,加大活血化瘀、散结消积药物的应用,如丹参、鳖甲和牡蛎。

典型医案 14

熊某,男,67 岁,主因"间断胁肋疼痛 2 年余,乏力 2 个月"就诊。

初诊(2009 年 7 月 10 日):患者 2007 年无明显诱因出现胁肋疼痛,于当地医院行 CT 检查,发现肝占位(具体检查报告不详),未予重视。2008 年,复查 CT 发现肝占位范围扩大,当年 10 月 31 日于北京大学人民医院行肝右叶局部切除术。术后病理示：肝细胞癌，中度分化，可见片状坏死，脉管内可见癌栓，周围肝组织可见卫星灶及结节性肝硬化表现。分别于 2009 年 2 月 27 日、4 月 8 日、5 月 23 日行三次化疗（具体药物不详）。患者化疗后出现周身疼痛，无法耐受，遂停止化疗，现为求进一步治疗于我科就诊。刻下症：乏力，胁肋疼痛，周身关节疼痛，纳眠可，二便调。舌红，苔白厚，脉弦滑。既往史：慢性乙型病毒性肝炎病史 20 年余。辅助检查（2009 年 4 月 14 日 北京大学人民医院）：乙肝五项：HBsAg（＋），HBeAb（＋），抗-HBc（＋）。血生化：ALT 19U/L；AST 26U/L。腹部 B 超：肝癌切除术后，肝囊肿。西医诊断为肝恶性肿瘤切除术后，慢性病毒性乙型肝炎，肝硬化，肝囊肿。中医诊断为肝积，证属痰湿内蕴、毒损肝络。治以祛湿化痰、解毒通络为法。处方：茯苓 15g，生薏苡仁 30g，蜂房 9g，杏仁 9g，法半夏 9g，田基黄 9g，陈皮 15g，莪术 9g，青黛 3g，路路通 9g，白芍 15g，山药 20g，草河车 9g。14 剂，每日 1 剂，水煎，早晚温服。

二诊（2009 年 7 月 17 日）：服上方后患者乏力好转，周身关节疼痛改善，仍有胁肋疼痛，纳眠可，二便调。舌红，苔白腻，脉弦滑。7 月 10 日复查肝功，各项指标均在正常范围内。治以祛湿化痰、解毒通络为法。前方加入延胡索 15g，厚朴 20g。14 剂，每日 1 剂，水煎，早晚 2 次温服。

三诊：（2009 年 8 月 14 日）：服上方后患者乏力基本消失，仍有周身关节、胁肋疼痛，纳眠可，二便调。舌红，苔白腻，脉弦滑。上方改延胡索为 35g，加入杜仲 12g，猫爪草 15g，没药 6g。14 剂，每日 1 剂，水煎，早晚 2 次温服。

四诊：（2009 年 9 月 18 日）：服上方后患者周身关节疼

痛、胁肋疼痛较前改善,晨起口苦,纳眠可,小便黄,大便调。舌红,苔白腻,脉弦滑。辅助检查:乙型肝炎五项:HBsAg(＋),HBeAb(＋),抗-HBc(＋)。血生化:GLU 6.58U/L;ALT 23U/L;AST 42U/L;TBIL 18.2μmol/L。腹部B超:肝癌切除术后,肝囊肿,胆结石。前方加入川芎9g,红花6g,生地黄15g,佛手9g,海金沙(包煎)30g,龙胆草15g。14剂,每日1剂,水煎,早晚温服。

五诊:(2009年10月18日):服上方后患者周身疼痛大减,晨起口干、口苦减,纳眠可,小便黄,大便调。舌红,苔白腻,脉弦滑。前方去海金沙。14剂,继续调治善后。

按语:

乙型肝炎相关性肝癌的基本病机为湿热疫毒羁留机体,毒邪内侵,深伏血分,毒聚肝络。随着机体正气逐渐耗伤,气血失调,痰瘀阻络,导致疾病进一步加重。治疗上应以清热化湿、解毒通络为主,兼以调气和血。本案患者乏力明显,乃痰湿困脾,气血生化无源;胁肋、周身关节疼痛,则为毒损络脉,气滞血瘀之象。因此,以二陈汤燥湿化痰,加生薏苡仁、山药健脾祛湿;加路路通以通络、杏仁以行气,加莪术、白芍活血、和血,达到"气血两治"之功。同时以青黛活血解毒,草河车、田基黄、蜂房以败毒抗癌止痛。患者服药后周身疼痛缓解,但肝区仍有不适感,考虑为行气活血的药力不够,乃毒聚肝络日久,非大力不能通也,故加延胡索、厚朴、没药、川芎、红花等行气活血之品。四诊时患者诉晨起口苦,小便黄,乃痰湿日久化热之象,故加入海金沙、龙胆草等清热利湿之品,配以生地黄清热生津润燥。五诊时患者周身疼痛大减、晨起口干、口苦减,患者总体病情好转,病情稳定,复查肝功均未见明显异常,疗效显著。

典型医案 15

马某,女,60 岁,主因"胁痛 1 年余"就诊。

初诊(2019 年 5 月 14 日):患者于 1 年前因胁痛,于新疆兵团医院就诊,增强 CT 示:①符合肝硬化,脾大,门静脉及脾静脉扩张;②肝内小结节异常强化硬,小肝癌可能;③腹腔少许淋巴结增大,腹膜后少许小结节样淋巴结。后遂就诊于上海东方肝胆医院行介入治疗。2018 年 5 月 19 日因上消化道出血于新疆兵团医院行 TIPS 治疗,术后恢复良好,无明显不适。2019 年 3 月 4 日复查肝功能:TBIL 50.7μmol/L;DBIL 20μmol/L;IBIL 30.7μmol/L;γ-GT 113.4U/L。现患者为求中医药治疗前来我科。既往乙型肝炎病史 30 余年。刻下症:胁肋部隐隐作痛,口干口苦,周身乏力,食欲差,睡眠浅,大便 1 日 2 行,小便调。舌暗红,苔黄腻,脉沉细。西医诊断为肝癌。中医诊断为积聚,辨证为湿热内蕴,正虚瘀结证。治以清热利湿,益气活血为法。处方:生黄芪 60g,茵陈 50g,黄芩 9g,黄连 6g,黄柏 6g,陈皮 20g,茯苓 20g,白花蛇舌草 30g,半枝莲 30g,杏仁 9g,白芍 45g,厚朴 12g,芒硝(冲服)6g,牛黄(冲服)0.15g。56 剂,隔日 1 剂,水煎,早晚温服。嘱其:①保持情志舒畅;②调整生活习惯,生活规律,劳逸结合,避免劳累;③调整饮食结构,营养全面,饮食定量,避免食用难消化、生冷、辛辣刺激性食物。

随访(2019 年 10 月 21 日):电话随访,症状明显好转,精神可,食欲基本恢复,饮食、睡眠、二便均正常。

按语:

纵观历代典籍,并无有关肝癌的相关记载,中医学对其的认识,属于"积聚"等范畴。《素问·举痛论》曰:"寒气客于小肠膜原之间,络血之中,血泣不得注于大经,血气稽留不得行,故宿昔而成积矣。"《张氏医通·积聚》曰:"盖积之为义,日积月累,匪朝伊夕,所以去之亦当有渐,太急则伤正气,正伤则不能运化,而邪反固矣。"余尝用阴阳攻积丸通治阴阳二积,药品虽峻,用之有度,补中数日,然后攻伐,不问其积去多少,又与补中,待其神壮而复攻之,屡攻屡补,以平为期。经曰:"大积大聚,其可犯也,衰其大半而止,过则死。"《景岳全书·积聚》曰:"积聚之病,凡饮食、血气、风寒之属,皆能致之,但日积日聚,当详辨也。盖积者,积垒之谓,由渐而成者也;聚者,聚散之谓,作止不常者也。由此言之,是坚硬不移者,本有形也,故有形者曰积,或聚或散者,本无形也,故无形者聚。……皆积之类,其病多在血分,血有形而静也。诸无形者,或胀或不胀,或痛或不痛,凡随触随发,时来时往者,皆聚之类,其病多在气分,气无形而动也。"《难经·第五十六难》曰:"肝之积,名曰肥气。在左胁下,如覆杯,有头足。久不愈,令人发咳逆,疟,连岁不已。脾之积,名曰痞气,在胃脘。覆大如盘,久不愈,令人四肢不收,发黄疸。"《灵枢·胀论》中,论述了肝胀一候,"胁下满,而痛引小腹"。原发性肝癌发病隐蔽,进展迅速,治疗难度大,生存期短,俗称"癌中之王",其凶险程度可想而知。随着西医学的不断发展,肝癌的手术治疗、介入治疗和射频消融等技术也不断完善,其疗效也在不断提高。而中医治疗肝癌的优势在于可以通过中药抑制肝癌细胞生长,抑制其增殖,促进细胞分化、凋亡,抑制复发转移,增强机体免疫功能而达到治疗疾病的目的。

临床上治疗肝癌,常扶正与祛邪相结合。该方以黄芪为君药,黄芪性微温,味甘,归脾、肺经,具有补气升阳,生津养血,固表止汗,利水消肿,行滞通痹,托毒排脓等功效。《神农本草经》将其列为"上品"。《本草纲目》解释其名曰:"耆,长也,黄耆色黄,为补药之长,故名黄耆。"黄芪禀天之阳气、地之冲气以生。气厚于味,可升可降,阳也。甘温益元气,甘乃土之正味,为补益脾气之要药,被誉为"补气圣药"。《本草备要》言:"黄芪能温三焦,壮脾胃,生血生肌。"重用茵陈,其味苦辛,性微寒,归肝、胆、脾胃经,其气芬芳解郁热,苦寒下泄利湿,禀少阳初生之气,清湿热。茵陈有效成分色原酮、黄酮等能保肝降酶,利胆退黄,抑制葡萄糖醛酸酶活性,增强肝解毒能力。黄芩、黄连、黄柏为常用清利湿热药物。三药皆味苦性寒,有清热燥湿、泻火解毒之效。黄芩善清上焦肺及大肠火热,黄连偏泻中焦胃火,善泻心火,除湿解郁;黄柏偏泻下焦相火,既能泻实火,又能退热。陈皮与茯苓为常用健脾化湿的对药。白花蛇舌草和半枝莲针对癌毒而用,具有解毒通络之功。白芍养血通络,杏仁配厚朴乃调畅气机。芒硝及牛黄乃治疗肝癌常用药。肝癌患者常本虚标实,在治疗时当顾护正气,不可过于攻伐。采用中医治疗肝癌,但并不排斥西医,主张中医与西医相结合,整体与局部相结合,辨证与辨病相结合,扶正与祛邪相结合。研究表明,中医药对于肝癌治疗中手术、化疗、放疗等对机体所造成的各种生理、病理损害均有较好的作用,中药配合介入治疗原发性肝癌,能有效防治术后栓塞综合征的发生。

第2章 腹 胀

腹胀是慢性肝病较为常见和顽固的临床症状,很多患者自觉整日腹胀,多表现为上腹胀,少数为全腹胀,或者食后腹胀明显,伴有食欲下降,情绪不佳,严重影响生活质量。其原因为,慢性肝病患者的肝功能受损,胆汁生成和排泄出现障碍,没有足够的胆汁帮助小肠消化脂肪类物质,引起腹胀;肝硬化门静脉压升高时,肠道会出现瘀血,消化液分泌失调,胃肠道消化吸收减弱,细菌过度繁殖造成食物在胃肠道过度发酵腐败,产气过多;严重的肝病,体内电解质紊乱时,因为血钾低,所以使肠道蠕动差,严重的会导致肠麻痹,也会引起腹胀。此外,肝病腹水时,体内的液体排不出、尿少,大量的腹水聚集在腹腔内,引起腹胀,也在临床上较为常见。

中医学认为,食积、气滞、脾虚、湿热及血瘀等因素皆可导致腹胀。因食积作胀者,腹胀多在食后为甚,患者常感胃脘部胀满痞闷,嗳气则舒;气滞作胀者,上腹部胀满痞塞,且连及胁背,甚则因胀致痛,每遇情志刺激而诱发或加重,矢气或嗳气后减轻;脾虚作胀者,长期食欲缺乏,食少腹胀,食后加重,或表现为午后或夜晚胀甚。肝病最易传脾,"肝一病,即延他脏……肝气一动,即乘脾土,作痛作胀,甚则作泻……"湿热作胀,多表现为持续性腹胀,兼有胸脘痞闷,肢体沉重,大便黏腻,小便不利等。腹水作胀,初起脘腹作胀,腹渐胀大,按之柔软,食后尤甚,叩之呈鼓音及移动性浊音。继则腹部胀满膨隆,高于胸部,仰卧时则腹部胀满两侧尤甚,按之如囊裹水,病甚者腹部膨隆坚满,脐突皮光。腹部青筋暴露,颈胸部出现赤丝血缕,手部出现肝掌。四肢消瘦,面色青黄。常伴胁腹疼痛,食少,神疲乏力,尿少,出血倾向。起病多缓慢,病程较长,常有黄疸、胁痛、积证的病史,酒食不节、虫毒感染等病因。其基本病机为肝、脾、肾失调,气血水停滞腹中。

在治疗上,宜谨据病机,以攻补兼施为原则,实证为主则着重祛邪治标,根据具体病情,合理选用消积导滞、清热利湿、行气化瘀、健脾助运之剂;若腹水严重,也可酌情暂行攻逐,同时辅以补虚;虚证为主则侧重扶正补虚,视证候之异,分别施以健脾温肾,滋养肝肾等法,同时兼以祛邪。

典型医案 1

患者王某,男,44 岁,主因"腹胀 1 年余"就诊。

初诊(2017 年 2 月 13 日):患者 1 年前无明显诱因出现腹胀,午后为甚,就诊于当地医院,经检查诊断为"慢性病毒性乙型肝炎,肝硬化失代偿期",予对症治疗,腹胀经常反复发作。复查生化:ALT 402U/L;AST 460U/L;ALP 178U/L;γ-GT 360U/L;TBIL 57.0μmol/L;DBIL 41.7μmol/L;ALB 32.4g/L;GLB 43.0g/L;A/G 0.75。血常规:PLT 86×10⁹/L;WBC 3.63×10⁹/L。肿瘤标志物:CA199 169.20U/ml;AFP 145.90ng/ml。腹部 B 超:肝硬化,脾大,肝内弥漫再生结节,部分为癌前结节可能,腹腔大量积液。现为求中医治疗,就诊于我院。刻下症见:腹部膨隆,乏力消瘦,脘腹胀满,不思饮食,口干苦,尿少色黄,大便不爽,舌质红,苔黄腻,脉弦滑有力。西医诊断为乙型肝炎,肝硬化失代偿期;脾功能亢进;腹水;贫血。中医诊断为鼓胀,证属湿热内蕴,气滞血瘀。治以清热祛湿,活血化瘀为法。处方:茵陈 100g,生黄芪 60g,炒白术 20g,防风 9g,炒杏仁 9g,姜厚朴 30g,焦山楂 30g,焦神曲 30g,焦麦芽 30g,白芍 30g,柴胡 9g,熊胆粉(冲服)0.5g,黄芩 9g,生地黄 15g,醋鳖甲 10g,熟大黄 6g,醋莪术 9g,仙鹤草 30g,蜜甘草 20g。30 剂,每日 1 剂,水煎,早晚分服。

二诊(2017 年 3 月 20 日):患者自诉尿量明显增多,纳可,口干苦缓解,复查生化:ALT 61U/L;AST 71U/L;ALP 157U/L;γ-GT 262 U/L;TBIL 41.2μmol/L;DBIL 24.0μmol/L;ALB 33.5g/L;GLB 42.9g/L;A/G 0.75。血常规:PLT 90×10^9/L;WBC 4.63×10^9/L。肿瘤标志物:CA199 90.50U/ml;AFP 76.30ng/ml。腹部 B 超提示:腹腔积液较前减少,余同前。前方加生地黄 12g,北沙参 20g,半枝莲 9g,半边莲 9g,白花蛇舌草 9g,继服 1 个月,不适随诊。

三诊(2017 年 5 月 8 日):患者腹水全消,余症缓解明显,生化检查:ALT 57 U/L;AST 69 U/L;ALP 119 U/L;γ-GT 109 U/L;TBIL 21.7μmol/L;DBIL 12.1μmol/L;ALB 38.0g/L;GLB 35.1g/L;A/G 1.08。肿瘤标志物:CA199 50.64U/ml;AFP 20.23ng/ml。守方继续服用 30 剂后腹水全消,余症悉除,嘱患者服用茵栀黄加九味肝泰调理善后。

按语:

肝硬化是临床上常见的慢性肝病,导致肝硬化的原因很多,包括病毒性肝炎、酒精性肝炎、脂肪肝,胆汁淤积、循环障碍、药物或化学毒物、免疫性疾病等。中国的肝硬化患者中,多数为病毒性肝炎后肝硬化,其中又以乙型肝炎引发的肝硬化多见。肝硬化后期门静脉压增高,出现肝功能受损与多种并发症,其中,腹水的出现是肝硬化进入失代偿期的重要标志。肝硬化腹水,中医谓之"鼓胀",为临床难治性疾病,病情顽固,缠绵难愈。中国古代就将其列为"风、痨、鼓、膈"四大顽症之一。《灵枢·水胀》曰:"鼓胀者,腹胀,身皆大,大与胀肤等也;色苍黄,腹筋起,此其候也。"可见肝硬化腹水的临床表现多为腹部胀满如鼓,或腹壁青筋显露,伴有乏力、纳差等表现。本病多由饮食失节、情志郁结、嗜酒、虫积引起,久之肝脾受损,气滞血瘀、水湿蕴积,证属本虚标实。常治以疏肝健脾、理气化瘀、温阳益气、渗湿逐水等法,兼以行气、活血、利水等治疗方法。

遣方用药上,组方从整体观念出发,在治疗时始终以调和气血为准则。肝硬化腹水辨证多虚实夹杂,早期病变多在气与血,因邪毒郁积,久病及虚,患者表现出本虚标实之证。肝硬化腹水患者必有气血之变,气病多表现为气虚、气滞;血病多表现为血虚、血瘀,其病理产物又多相互影响。气为血帅,气损则血无以帅行,气血不行则水湿难化。因此,治疗上重视补气调中,使之气足血行而水化。生黄芪健脾益气,补气行水,既可生化气血,又可率血行血,还能促进气血运行,补气扶正以帅血行,更能走皮肤之湿而消肿,临床常用量为 30~60g,亦可达上百克。茵陈性味苦辛而微寒,苦燥下泄除湿,味辛以散肝胆之郁,苦燥以除湿热之蕴,故茵陈善清肝胆湿热而利小便,使湿热之邪由小便而出。中医治疗有"开鬼门,洁净府,去宛陈莝"为法。化气行水,温阳通利小便,水液除,则三焦水道洁净,腹水得消,肠腑洁净,邪毒得出。故使用大剂量茵陈,利水通便,再配伍性味甘、辛、温的神曲可以佐制苦寒茵陈的不良反应,健脾和胃。白术性苦甘温,配伍于方中,不仅为补气健脾之要药,且可利用其燥湿之性,清除体内湿热之邪;配伍防风辛润和风,入肝经可祛风止痉行一身之气,入脾经越发胜湿除湿理脾,入血分可止血亦可活血。同时,配伍山楂活血力量适中,具有活血不留瘀、活血不伤血、活血不耗气、活血不破血之效,配伍于方药之中对于治疗肝硬化腹水的血瘀之证具有独特的效果。《医学衷中参西录》记载道:"山楂,若以甘药佐之,化瘀血而不伤新血,开郁气而不伤正气,其性尤和平也。"临床上常常随症加减:乏力重者,加黄芪、党参、炒白术健脾补气;口干口苦、两目干涩重者,加玉竹、沙参、百合、麦冬滋阴清热润燥;恶心重者,加陈皮、竹茹、瓜蒌清热化痰止呕;纳差重者,加焦山楂、焦麦芽、焦神曲健脾消食;腹胀重者,加炒白术、枳壳化湿行气;黄疸重者,加茵陈、栀子清热利湿退黄;肝脾大、情志不畅重者,加郁金、柴胡、赤芍、白芍疏肝解郁、清热活血;发热重者,加青蒿、鳖甲、牡丹皮、知母清热滋阴;瘙痒重者,加熊胆粉、地肤子、蝉蜕清热解毒止痒;牙龈出血重者,加白及、仙鹤草收敛止血。

本例患者初诊时肝功指标异常增高,说明肝损害严重,加之肿瘤标志物指标明显异常也提示有癌变风险。肝硬化腹水病情复杂,辨证也多虚实夹杂,治疗需从整体观念出发,辨证不宜依赖于简单的症状表现,否则易失治误治。本法之精妙在于从肝的生理功能、病理变化与气血的紧密关系全面认识此病。古人云:"气为血之帅,血为气之母"。气帅血而行,血是气的运行基础,两者相互依赖,气血调和,才能维持人的正常生理功能。若气血失调,则会出现气虚、气滞、气逆、血虚、血瘀、出血等一系列病理变化,且气病可伤血,血病亦可伤气。肝是气血运行的枢纽,肝的生理功能与病理变化与气血紧密相关,气血调和,阴阳相依,相互为用,才能保证机体的正常运转。肝硬化腹水患者多气血虚弱,本虚标实,不能一味攻邪利水,治疗以固护正气,补养气血,通利二便,增加毒邪出路,气足则血行而水化,以达到行气理血、温阳利水、调和气血的目的;阴阳相依为基,辨证施治为权,随症加减为辅,共奏治疗良效;同时重视对患者的心理疏导,增强患者的抗病信心,提高患者的生存质量。

典型医案 2

叶某,男,52 岁,主因"胃脘胀满 4 年余,加重 4 天"就诊。

初诊(2019 年 5 月 6 日):患者 2015 年自觉胃部胀满,就诊于南京、上海等多地医院,诊断为"乙型肝炎、肝硬化腹水、胆结石",予螺内酯、呋塞米等药对症治疗,未服用抗病毒药物,后自服"偏方",自觉缓解,停药后症状加重,今特来我院诊。刻下症见:胃脘胀满,时有头晕,服利尿药小便约 12 次/日,不服药约 4 次/日,大便不成形,1 日 1 行,记忆力减退,纳眠可。舌淡胖,苔黄厚腻,脉沉弦。既往史:慢性乙型肝炎病史 17 年,肝硬化病史 9 年,腹水病史 6 年,2003 年有输血史,脾栓塞术后 5 年。辅助检查:血常规:RBC 3.84×10^{12}/L;WBC 3.89×10^9/L;HGB 96g/L。生化:AST 44.2U/L;ALB 33.64g/L;A/G 0.93;PA 9.57g/L;DBIL 6.8μmol/L。肿瘤标志物:AFP 2.68ng/ml;CEA

3.65ng/ml；CA199 65.76U/ml。 HBV-DNA 1.39 ×
10^4 U/ml。腹部超声：肝硬化，脾大，肝内低回声区，考虑栓
塞术后改变，胆囊萎缩，胆囊多发结石，腹腔积液（下腹部前
后径 3.3cm）。西医诊断为乙型肝炎，肝硬化失代偿期，腹
水。中医诊断为鼓胀，证属瘀热壅结，水湿互阻证。治以清
热泄水，活血化瘀为法，方拟茵芪三黄解毒汤加减。处方：
生黄芪 50g，炒白术 12g，防风 9g，杏仁 9g，茵陈 30g，焦山楂、
焦神曲、焦麦芽各 15g，茯苓 15g，法半夏 9g，厚朴 20g，芒硝
（冲服）6g，莪术 9g，仙鹤草 30g，白花蛇舌草 30g。28 剂，每
日 1 剂，水煎，早晚分服。

二诊（2019 年 6 月 3 日）：患者胃胀较前明显改善，纳一
般，大便 1 日 1 行，尚成形，便中夹有不消化的食物，小便较
前增加。继以上方加减。处方：前方焦山楂、焦神曲、焦麦
芽调整为各 20g，入白蒺藜 12g。28 剂，每日 1 剂，水煎，早
晚分服。

三诊（2019 年 7 月 1 日）：服用上方后自觉诸症好转，目
前精神好，纳眠可，大便调，稍感头痛，时有尿少。处方：上
方加入柴胡 9g，防己 9g，紫贝齿（先煎）15g。28 剂，每日 1
剂，水煎，早晚分服。

五诊（2019 年 8 月 27 日）：患者偶见便干，尿黄。近日
复查：血常规：PLT 75 × 10^9 /L；WBC 3.43 × 10^9 /L；HGB
102g/L。肝功能：TBIL 27.1μmol/L；DBIL 6.6μmol/L；
IBIL 20.58μmol/L。HBV-DNA＜500U/ml。腹部超声：肝
硬化，脾大，脾内低回声，考虑栓塞后改变，胆囊多发结石，
腹腔积液（下腹部前后径 2cm）。继以茵芪三黄解毒汤加减，
处方：上方芒硝改为（冲服）9g，入车前草 20g，丝瓜络 15g。

六诊(2019 年 9 月 30 日)：近日胃胀有所反复。舌脉同前。上方改黄芪为 40g,加王不留行 20g,煅龙骨(先煎)30g。

七诊(2019 年 10 月 28 日)：仍有尿黄,眠不实,精神不佳。舌淡胖,苔黄腻,脉沉。上方去杏仁,改黄芪为 50g,入珍珠母(先煎)15g,石菖蒲 9g,淡竹叶 6g。

八诊(2019 年 11 月 25 日)：患者复查超声:其余同前,腹水前后径 1.3cm。偶见牙龈少量出血。舌淡胖,苔黄糙腻,脉弦沉。上方去石菖蒲,入三七粉(冲服)3g,白及 9g。继服 1 月,未诉特殊不适,后以茵栀黄颗粒巩固治疗。

按语：

肝硬化失代偿期出现腹水属中医学"鼓胀"之范畴。由于肝脾功能失调,肝气郁结,气滞血瘀,脾运失职,水湿不运,日久脾虚及肾终致水、气、血互结。病机特点为瘀血阻络,气滞水停,脾失健运,肾失温化,本虚标实,虚实交错。如《医门法律·胀病论》云:"胀病不外水裹、气结、血瘀。"由于肝、脾、肾功能彼此失调,脏腑虚者愈虚,气血水壅滞于腹中,水湿不化,实者愈实。

此例患者乙型肝炎病程 17 年,已经发展为肝硬化失代偿期,瘀热壅结与水湿互阻系标实,而脾阳虚衰,中气不足为本虚。故采用温扶脾阳、大补元气与清热泄水、活血化瘀同用,将黄芪、白术、茯苓、法半夏、厚朴与白花蛇舌草、芒硝、茵陈配伍,寒热同炉,补泻兼施。黄芪生用可益气固表,为利水消肿要药,特别是肝硬化失代偿期,重用能收利水不伤正之功,此乃治疗慢性乙型肝炎相关性肝病补气为重要环节,通利气机为其次,补可改善脏腑功能,扶正气,重用黄芪为君,补气扶正以帅血行,更能走皮肤之湿而消肿,可用至 200g,无不良反应,过多则容易发生中焦气壅、气滞等不良反应,宜配陈皮类行气药,以全其功。又以茵陈清热利湿,祛中焦湿邪,苦泄下降,又能引邪从小便出,利水消肿不伤阴;黄芪、白术、茯苓益气健脾;焦山楂、焦神曲、焦麦芽醒脾和胃,且山楂消磨之力甚强,可破血消积,诸药合用,共奏健脾护肝、消癥化瘀之功,乃取土厚木安之意;又以白花蛇舌草清热解毒化湿;厚朴行气利水消胀;莪术破血行气,消积散结;仙鹤草补益脾肾,活血止血,取效卓越。

二诊原方入白蒺藜,取其苦辛温性,宣肺之滞,疏肝之郁,下气和血,配合焦山楂、焦神曲、焦麦芽助消化而除胀满,运中焦而健脾胃。三诊时患者诉偶见头痛,小便量少,入柴胡引药入病所,以防己增强行气利水功能,以紫贝齿平肝。五诊患者复查,服茵芪三黄解毒汤加减 4 月余,生化指标及腹水明显改善,效不更方,因患者时有便干,芒硝稍加量,入车前草、丝瓜络清热利湿化浊。六诊、七诊随症加减,兼顾健脾利水、化瘀通络。八诊复查腹水基本消失,守上方入三七、白及活血不留瘀,预防出血。

典型医案 3

孙某,女,69 岁。主因"双下肢肿胀 2 月余,加重伴胃胀、乏力 1 月余"就诊。

初诊(2011 年 6 月 22 日):患者 2 月前无明显诱因出现双下肢肿胀,肿胀程度逐渐加重,乏力,就诊于大兴区人民医院,诊断为"肝硬化,腹水,药物性肝损害",给予甘草酸二胺保肝治疗,患者为求中医治疗来我科就诊。刻下症:胃脘胀,双下肢肿胀,乏力,呃逆,无恶心呕吐,大便可,1 日 1~2 次。眠差,舌紫暗,舌苔根部黄厚腻,脉弦细。既往史:2010

年 11 月于大兴区医院行左乳腺单纯切除术,术后长期口服来曲唑、阿那曲唑。辅助检查:肝功能:ALT 134U/L;AST 125U/L;ALB 33g/L;TBIL 30.3μmol/L。西医诊断为肝硬化;腹水;药物性肝损伤;乳腺癌术后。中医诊断为鼓胀,证属肝脾不和,湿毒瘀阻证。治以柔肝健脾,解毒通络为法。处方:生黄芪 90g,炒白术 20g,山药 20g,白茅根 30g,夏枯草 30g,酸枣仁 60g,红景天 20g,白芍 20g,车前子(包煎)20g,焦山楂 30g,焦神曲 30g,焦麦芽 30g,鸡内金 20g,厚朴 20g,芒硝(冲服)3g,柴胡 6g,川楝子 9g,陈皮 15g。14 剂,每日 1 剂,水煎,早晚温服。

二诊(2011 年 9 月 7 日):间断服用上方 3 个月,精神渐好,肿胀消失,呃逆好转,仍有胃胀,胃脘怕冷,乏力,偶有气短,烧灼感,大便 1 日 1 行,尚成形,纳可。舌暗红,舌苔根部黄厚腻,脉弦细。9 月 7 日复查肝功能:ALT 49U/L;AST 70U/L;ALB 37.4g/L;TBIL 32.0μmol/L。治以柔肝健脾、解毒通络为法。继以上方加减。处方:生黄芪 60g,山药 20g,红景天 20g,白芍 20g,车前子(包煎)20g,焦山楂、焦神曲、焦麦芽各 12g,鸡内金 12g,厚朴 12g,芒硝(冲服)2g,柴胡 6g,九香虫 9g,佛手 6g,延胡索 6g。28 剂,每日 1 剂,水煎,早晚温服。

三诊(2011 年 10 月 19 日):服用上方自觉诸症好转,目前精神好,偶有口渴,胃脘怕冷,纳眠可,二便调。舌暗红,苔黄腻而厚,脉弦细。复查肝功能:ALT 40U/L;AST 56U/L;ALB 36.7g/L;TBIL 30.5μmol/L。治以柔肝软坚、健脾和血、化湿利水为法。仍以上方为基础加减。处方:生黄芪 75g,山药 20g,红景天 20g,白芍 20g,车前子 20g,焦山楂、焦神曲、焦麦芽各 12g,鸡内金 12g,厚朴 12g,芒硝(冲服)3g,柴胡 6g,九香虫 9g,佛手 6g,延胡索 6g,高良姜 9g,小茴香 9g,蒲公英 30g,麦冬 20g。28 剂,每日 1 剂,水煎,早晚温服。

四诊(2011 年 11 月 16 日):服上方,症状好转,胃部症状缓解,口唇近日有疱疹,口渴,肝区痛,纳可,眠可,二便调。舌暗红,苔薄白腻,脉弦细。继以上方加减。处方:生黄芪 30g,红景天 20g,白芍 20g,车前子(包煎)20g,焦山楂、焦神曲、焦麦芽各 12g,鸡内金 12g,厚朴 12g,柴胡 6g,九香虫 9g,佛手 6g,蒲公英 20g,麦冬 20g,生地黄 20g,熟地黄 15g。28 剂,每日 1 剂,水煎,早晚温服。

五诊(2011 年 12 月 7 日):服用上方后,无明显不适,诸症好转,口渴缓解,近日有口腔溃疡,余无不适。舌淡红,苔薄白腻,脉弦。继以上方加减。处方:生黄芪 30g,红景天 20g,白芍 20g,车前子(包煎)20g,焦山楂、焦神曲、焦麦芽各 12g,鸡内金 12g,厚朴 12g,柴胡 6g,九香虫 9g,佛手 6g,蒲公英 20g,麦冬 20g,生地黄 20g,熟地黄 15g,白花蛇舌草 20g,半枝莲 9g。14 剂,继续调治善后。

按语:

肝硬化早期临床症状多不明显,可归属于中医学"积聚"的范畴,当后期出现腹水,腹部胀大如鼓,则多属于"鼓胀"的范畴。正如《医门法律》中所论:"凡有癥瘕、积块、痞块,即是胀病之根,日积月累,腹大如箕,腹大如瓮,是名单腹胀。"该患者发病急骤,肿胀程度逐渐加重。湿热疫毒伤肝,固着难去,迁延反复,肝失疏泄,气机郁滞,肝脾不调,脾失健运,湿浊内生,蕴久酿生浊毒,渐至气滞、痰饮、浊毒内蕴,脉络闭阻,瘀血内停,日久结于胁下,形成痞块,日久伤阴耗血,肝体失于濡养,而致肝体硬化缩小而成是证。本病的根本在于脏腑的实质性损害导致功能性障碍,正如李中梓《医宗必读》中论述:"积之成也,正气不足而后邪气踞之"。且过于攻伐容易伤正而患虚虚实实之戒,故在治疗上主张攻补兼施,补虚扶正,调整脏腑功能为先,多以柔肝健脾为法。处方补虚不碍实,其中白芍、酸枣仁养血柔肝,白术、黄芪健脾益气。同时配合理气化瘀软坚解毒通络,以去标实,选药皆平和,攻实不忘虚,柴胡、焦山楂、焦神曲、焦麦芽、姜厚朴、陈皮、川楝子疏肝理气宽中;夏枯草、白茅根、红景天清热利湿解毒;芒硝化瘀软坚,鸡内金消食磨谷化积,活血化瘀。服上方后患者症情明显好转,二诊时肿胀消失,呃逆好转,仍有胃胀,胃脘怕冷,乏力,偶有气短,烧灼感。可见湿热疫毒之邪渐去,故去白茅根、夏枯草。患者舌仍暗,舌下络脉迂曲,加用九香虫、佛手、延胡索增其行气祛瘀之力。三诊时患者偶有口渴,胃脘怕冷,加高良姜、小茴香温中祛寒,加麦冬滋阴止渴。四诊时患者口渴较前加重,加生地黄、熟地黄滋补肾阴,滋水之源;黄芪减量以防温燥伤阴之弊。五诊时增强清热解毒之力,切合病机,以防毒邪复侵。《岳美中论医集》谓:"治急性病要有胆识,治慢性病要有方有守",说明治疗慢性病"守方"重要性。综观本案立法用药,秉承治病必求于本之宗旨,始终贯穿理气健脾,清热解毒法,并适时根据患者病情变化守方加减,终获良效。

典型医案4

李某,男,46岁,主因"乏力、腹胀1年余"就诊。

初诊(2019年2月13日):1年前无明显诱因出现乏力,

脘腹胀满,未予重视,随后在体检时诊断为"慢性乙型病毒性肝炎,肝硬化失代偿期",对症治疗后症状稍有缓解。刻下症见:腹部膨隆,乏力消瘦,脘腹胀满,食少纳呆,口干苦,尿少色黄,排便困难,舌质红,苔黄,脉弦滑有力。辅助检查:肝功能:ALT 402U/L;AST 460U/L;ALP 178U/L;γ-GT 360U/L;TBIL 57.0μmol/L;DBIL 41.7μmol/L;ALB 32.4g/L。血常规:WBC 3.63×10^9/L;PLT 86×10^9/L。肿瘤标志物:CA199 169.20U/ml;AFP 145.90ng/ml。腹部B超提示:肝硬化,脾大,肝内弥漫再生结节,部分为癌前结节可能,腹腔大量积液。西医诊断为乙型肝炎,肝硬化失代偿期;腹水;脾大。中医诊断为鼓胀,证属湿热内蕴,气滞血瘀。治以清热利湿,调和气血为法。处方:茵陈100g,生黄芪60g,炒白术20g,防风9g,炒杏仁9g,姜厚朴30g,焦山楂30g,焦神曲30g,焦麦芽30g,白芍30g,柴胡9g,熊胆粉(冲服)0.5g,黄芩9g,生地黄15g,鳖甲10g,熟大黄6g,莪术9g,仙鹤草30g,蜜甘草20g。14剂,每日1剂,水煎,早晚温服。

二诊(2019年3月20日):患者尿量明显增多,纳可,口干苦缓解,舌质红,苔黄,脉弦滑。肝功能:ALT 61U/L;AST 71U/L;ALP 157U/L;γ-GT 262U/L;TBIL 41.2μmol/L;DBIL 24μmol/L;ALB 33.5g/L。血常规:WBC 4.63×10^9/L;PLT 90×10^9/L。肿瘤标志物:CA199 90.50U/ml;AFP 76.3ng/ml。腹部B超提示腹腔积液较前减少,余同前。处方:前方加生地黄12g,北沙参20g,半枝莲9g,半边莲9g,白花蛇舌草9g。30剂,每日1剂,水煎,早晚温服。

三诊(2019年5月5日):患者腹水全消,诸症皆有缓解,

舌红，苔黄腻，脉弦。辅助检查：γ-GT　109U/L；TBIL
21.7μmol/L；　DBIL　12.1μmol/L；　ALB　38.0g/L；　GLB
35.1g/L；A/G 1.08。CA199 50.64U/ml；AFP 20.23ng/ml。
守方继续服用 30 剂后腹水全消，余症悉除，嘱患者服用茵栀
黄颗粒加九味肝泰胶囊调理善后。

按语：

　　肝硬化腹水辨证多属虚实夹杂，早期病变多在气与血，
因邪毒郁积，久病及虚，患者表现出本虚标实之证。肝硬化
腹水患者必有气血之变，气病多表现为气虚、气滞，血病多
表现为血虚、血瘀，其病理产物又多相互影响。气为血帅，
气损则血无以帅行，气血不行则水湿难化。在治疗乙型肝
炎肝硬化的过程中，始终从整体观念出发，强调以调和气血
作为治疗乙型肝炎肝硬化的基本准则。治疗方法上重视补
气调中，使之气足血行而水化。生黄芪，健脾益气，补气行
水，既可生化气血，又可率血行血，还能促进气血运行，补气
扶正以帅血行，更能走皮肤之湿而消肿，临床常用量为 30～
60g，亦可达上百克。茵陈性味苦辛而微寒，苦燥下泄除湿，
味辛以散肝胆之郁，苦燥以除湿热之，故茵陈善清肝胆湿热
而利小便，使湿热之邪由小便而出。中医治疗有"开鬼门，
洁净府，去宛陈莝"之法。化气行水，温阳通利小便，水液
除，则三焦水道洁净，腹水得消，肠洁净，邪毒得出。故使用
大剂量茵陈，利水通便，再配伍性味甘、辛、温的神曲可以佐
制苦寒茵陈的不良反应，健脾和胃。白术性苦甘温配伍于
方中，不仅为补气健脾之要药，且可利用其燥湿之性，清除
体内湿热之邪；配伍防风辛润和风，入肝经可祛风止痉行一
身之气，入脾经越发胜湿除湿理脾，入血分可止血亦可活

血;同时,配伍山楂活血力量适中,具有活血不留瘀、活血不伤血、活血不耗气、活血不破血之效,配伍于方药之中对于治疗肝硬化腹水的血瘀之证具有独特的效果。《医学衷中参西录》记载道:"山楂,若以甘药佐之,化瘀血而不伤新血,开郁气而不伤正气,其性尤和平也。"我们需注意的是,本例患者初诊时肝功指标异常增高,在一定程度上说明肝实质损害严重,加之肿瘤标志物指标明显异常也提示有癌变风险,故嘱患者定期随诊复查,密切关注病情变化。肝硬化腹水病情复杂,证也多属虚实夹杂,故治疗需从整体观念出发,辨证不宜依赖于简单的症状表现,否则易失治误治。本法之精妙在于从肝的生理功能、病理变化与气血的紧密关系全面认识此病,肝硬化腹水患者多气血虚弱、本虚标实,不能一味攻邪利水,治疗应以固护正气,补养气血,通利二便增加毒邪出路,气足则血行而水化,以达到行气理血、温阳利水、调和气血的目的。阴阳相依为基,辨证施治为权,随症加减为辅,共奏治疗良效。同时要重视对患者的心理疏导,增强患者的抗病信心,提高患者的生存质量。

典型医案 5

汤某,女,67 岁,主因"乏力 6 年余,加重伴腹胀 8 个月"就诊。

初诊(2018 年 12 月 10 日):患者 6 年前无明显诱因出现乏力,当时未重视,未检查,未治疗。4 年前出现牙龈出血,未诊治。2 年前因脐周疼痛,于当地医院就诊,腹部超声检查提示肝硬化,后应用保肝药物及中药治疗。8 个月前,患者乏力加重,腹胀不适,在当地医院诊断为"原发性肝癌",行肝动脉栓塞化疗术。刻下症见:乏力,纳可,午后腹胀甚,齿衄,无鼻衄,口干,眠可,大便 1 日 1～2 次,不成形,小便调。舌边尖红,苔黄腻,脉弦细数。辅助检查:肝功能:AST 54.4U/L;AST/ALT 1.82;TBIL 29.5μmol/L;IBIL 21.7μmol/L。血常规:WBC 2.87×10^9/L。腹部增强 CT:①肝硬化,脾大,侧支循环开放;②肝门区及腹膜后多发淋巴结节;③腹腔积液。西医诊断为原发性肝癌化疗后;肝硬化;腹水。中医诊断为鼓胀,证属水热蕴结,气血亏虚。治以清热利湿,益气补血为法。处方:生黄芪 30g,仙鹤草 30g,芒硝(冲服)6g,黄芩 9g,黄连 6g,黄柏 9g,白芍 30g,熊胆粉(冲服)0.5g,焦山楂 20g,焦麦芽 20g,焦神曲 20g,炙甘草 9g,厚朴 20g。14 剂,每日 1 剂,水煎,早晚温服。

二诊(2020 年 12 月 24 日):患者乏力减轻,腹胀减轻,口干减轻,眠纳可,二便调。宗前法,守方不变,14 剂,每日 1剂,水煎,早晚温服。

按语:

鼓胀是指腹部胀大如鼓的一类病证,临床以腹大胀满,绷急如鼓,皮色苍黄,脉络显露为特征,故名鼓胀。《素问·腹中论》记载:"有病心腹满,旦食则不能暮食……名为鼓胀……治之以鸡矢醴……其时有复发者何也? 此饮食不节,故时有病也。"《诸病源候论·水蛊候》认为,本病发病与感受"水毒"有关,将"水毒气结聚于内,令腹渐大,动摇有声"者,称为"水蛊"。《丹溪心法·鼓胀》指出:"七情内伤,六淫外侵,饮食不节,房劳致虚…清浊相混,隧道塞塞,郁而为热,热留为湿,湿热相生,遂成胀满。"后世医家续有阐发,其名称亦多不同。明·李中梓《医宗必读·水肿胀满》说:"在病名有鼓胀与蛊胀之殊。鼓胀者,中空无物,腹皮绷紧,多

属于气也。蛊胀者,中实有物,腹形充大,非虫即血也。"《景
岳全书·气分诸胀论治》篇说:"单腹胀者名为鼓胀,以外虽
坚满而中空无物,其像如鼓,故名鼓胀。又或以血气结聚,
不可解散,其毒如蛊,亦名蛊胀,且肢体无恙,胀惟在腹,故
又名为单腹胀。"临床上鼓胀多以病后继发为主,其病变部
位主要在于肝脾,因肝主疏泄,司藏血,肝病则疏泻不行,气
滞血瘀,横逆乘脾。脾主运化,脾病则运化失健,水湿内聚,
进而木壅木郁,以致肝脾俱病。临床在治疗腹水时,用药平
和,很少使用芫花、甘遂、大戟等药性峻猛之药,常常以扶正
培本为主,兼以祛邪。方中黄芪为君药,黄芪性微温,味甘,
归脾、肺经,具有补气升阳,生津养血,固表止汗,利水消肿,
行滞通痹,托毒排脓等功效。《神农本草经》将其列为"上
品"。《本草纲目》解释其名曰:"耆,长也,黄耆色黄,为补药
之长,故名黄耆。"黄芪禀天之阳气、地之冲气以生。气厚
于味,可升可降,阳也。甘温益元气,甘乃土之正味,为补
益脾气之要药,被誉为"补气圣药"。《本草备要》言:"黄芪
能温三焦,壮脾胃,生血生肌。"重用茵陈,其味苦辛,性微
寒,归肝胆、脾胃经,其气芬芳解郁热,苦寒下泄利湿,禀少
阳初生之气,清湿热。黄芩、黄连、黄柏清热解毒利湿。仙
鹤草具有收敛止血、解毒、补虚之功效,该患者病机乃正虚
邪实,尤为适宜。焦山楂、焦神曲、焦麦芽乃运化脾胃,调
理中焦之功。熊胆粉清热解毒,息风止痉,清肝明目,其化
学成分主要含熊去氧胆酸,能增加胆汁分泌量,对胆总管
括约肌有松弛作用。厚朴能燥湿消痰,下气除满。芒硝乃
能泻下通便,润燥软坚,对于肝癌、肝硬化腹水患者常用此
药,一取其水从大便而走,二取《神农本草经》"去邪气"之

义,以解毒抗癌。使用时常常中病即止,遵循"衰其大半而止"的原则,以免损伤脾胃。

典型医案6

张某,男,66岁,主因"腹胀、乏力4年,加重4月余"就诊。

初诊(2020年9月7日):患者4年前因腹胀、反复乏力就诊于当地医院,诊断为"乙型肝炎,肝硬化失代偿期",予以对症治疗,平素口服恩替卡韦抗病毒药物治疗。2020年2月因黑粪伴胁肋不适、腹胀、乏力、头晕,于当地三甲医院住院治疗。查血常规:WBC $2.7×10^9/L$;RBC $2.65×10^{12}/L$;HGB 77g/L;PLT $71×10^9/L$。肝功能:TBIL 11.4μmol/L;DBIL 3.6μmol/L;TP 49g/L;ALB 26.7g/L;ALT 61.7U/L;AST 76.9 U/L;ALP 178 U/L;γ-GT 56 U/L。凝血功能:凝血酶原时间,14.1s。腹部B超提示:肝硬化;脾大;腹水。诊断为"乙型肝炎,肝硬化失代偿期;脾大并脾功能亢进;腹水;上消化道出血并中度失血性贫血。"予禁食水,抗病毒及保肝治疗,间断输血并配合止血药物治疗。腹胀、黑粪症状改善后出院。5月无明显诱因出现腹胀、四肢乏力伴纳呆,未予特殊治疗。刻下症见:精神差,脘腹胀满,四肢无力,纳差,间断胁肋部疼痛,头晕,眠浅,大便偶稀溏,每日1次,小便调,口干苦,偶牙龈出血,无低热、无体重减轻。舌质淡,苔白厚腻,脉弦细。复查血常规:WBC $4.3×10^9/L$;HGB 90g/L;PLT $83×10^9/L$。肝功能:ALT 55.1 U/L;AST 48.5 U/L;ALP 138 U/L;γ-GT 51U/L;ALB 30.50g/L。AFP 1.4ng/ml。西医诊断为乙型肝炎,肝硬化失代偿期;脾大并脾功能亢进;腹水;上消化道出血并中度失血性贫血。中医诊断为鼓胀,证属气血两虚,脾虚湿盛。治以益气养血、健脾祛湿为法。处方:生黄芪 60g,炒白术 12g,防风 9g,茯苓 15g,山药 20g,法半夏 9g,陈皮 12g,焦山楂 30g,焦神曲 30g,焦麦芽 30g,白及 10g,仙鹤草 30g,醋鳖甲 15g,车前草 12g,泽泻 12g,蜜甘草 20g。14 剂,每日 1 剂,水煎,早晚分 2 次温服。嘱其适当补充蛋白质,饮食定量,避免食用难消化、生冷、辛辣刺激性食物,调畅情志,适量运动。

二诊(2020 年 9 月 21 日):患者自觉服药后腹胀症状减轻,食欲可,尚有双下肢无力感,晨起口干。复查腹部 B 超:腹腔积液较前减少,余同前。前方调整生黄芪至 80g,加半枝莲 9g,猫爪草 15g,白花蛇舌草 15g,麦冬 12g,北沙参 12g。21 剂,每日 1 剂,早晚温服,配合口服茵栀黄颗粒。

三诊(2020 年 10 月 12 日):患者诸症缓解明显。复查肝功能:ALT 14U/L;AST 33 U/L;ALP 101 U/L;γ-GT 43 U/L;ALB 34.0g/L。守上方继服 28 剂后余症悉除。

按语:

肝硬化是临床常见的慢性进行性肝病,由一种或多种病因长期或反复作用形成的弥漫性肝损害。在我国,大多数为肝炎后肝硬化,少部分为酒精性肝硬化和血吸虫性肝硬化。病理组织学上有广泛的肝细胞坏死、残存肝细胞结节性再生、结缔组织增生与纤维隔形成,导致肝小叶结构破坏和假小叶形成,肝逐渐变形、变硬而发展为肝硬化。早期由于肝代偿功能较强可无明显症状,后期则以肝功能损害和门静脉高压为主要表现,并有多系统受累,晚期常出现腹水、上消化道出血、肝性脑病、继发感染、脾功能亢进、癌变等并发症。腹水的出现是肝硬化发展到肝功能失代偿期的重要标志之一。肝硬化腹水的临床表现，与中医的鼓胀类似，对该病的记载最早见于《内经》。《素问·腹中论》曰："时故当病，气聚于腹也"，可认为鼓胀的发生归因于气滞气聚。《诸病源候论·水肿病诸候》曰："此由水毒气结聚于内，令腹渐大"，据此可见鼓胀的发生是由于水液不能正常代谢，停聚在身体某一部位而形成"水毒"，与气结聚，共同致病。《血证论·血鼓》曰："血为阴象，初与热合，不觉其病，日久月月增，中焦冲和之气，亦渐为热矣，气热则结，而血不流矣，于是气居血中，血裹气外……"认为本病的发生是由于气聚和瘀血互为因果，共同致病。喻嘉言《医门法律·胀病论》曰："胀病亦不外水裹、气结、血瘀。"由以上记载可认为，鼓胀的发生并非单一因素致病，而是气结、水裹、血瘀三种病理产物集聚于腹所致，尽管各有侧重，但三者结聚于腹中是鼓胀形成的基本病机，治疗应注重调气和血利水。

本例患者年过六十，有慢性乙型肝炎病史，疫毒之邪伏恋不去，蕴结难解，致水裹、气结、血瘀相互为患，形成鼓胀重症。首诊时患者除有肝功受损之外，还出现中度贫血和白细胞、血小板的减少，首当健益脾胃以充气血化生之源。脾失健运，则见腹胀、疲乏、纳呆、便溏等症状，依据症状和舌脉象，该患者证属气血两虚、脾虚湿盛证。治以益气健脾化湿，调气和血利水。方中重用生黄芪益气活血，配炒白术、茯苓、山药健脾益气以滋化源；与半夏、陈皮相配除湿益燥，绝其生痰生湿之源；佐以小剂量防风，入肝经，畅气机。《医方集解》云："防风辛能散肝，香能舒脾，风能胜湿，为理脾引经要药。"配焦山楂、焦神曲、焦麦芽消积化滞以助脾运。车前草、泽泻利水渗湿,可广泛用于各种水湿证;白及配仙鹤草收敛止血,预防上消化道出血;醋鳖甲软坚散结;蜜甘草调和诸药,诸药合用调气和血、健脾利水,以固其本。二诊时患者自觉服药后腹胀症状减轻,食欲可,尚有双下肢无力感,晨起口干,重在益气生津、软坚散结。调整生黄芪至80g,一方面鼓舞正气,可防御疫毒外邪;另一方面乙型肝炎相关性肝病病程久,易耗伤人体正气,生黄芪可培补正气、增强体质。麦冬、北沙参甘寒生津;半枝莲、猫爪草、白花蛇舌草抗癌消积"治未病"。三诊时患者诸症缓解明显,效不更方,继续守方治疗后余症悉除。

典型医案 7

阴某,女,45岁,主因"右上腹胀半月余"就诊。

初诊(2020年8月17日):患者半月前无明显诱因出现右上腹胀,伴右肩酸沉,并未进行相关检查与治疗,今为求明确诊断及进一步治疗,故来我院。刻下症见:右上腹胀,伴右肩酸沉,腹部怕冷明显,时而疲乏无力,自觉头晕头沉,饮食、睡眠尚可,自觉小便无力,无尿频、尿急症状,大便条状,每日1次。舌质淡,苔薄黄,边有齿痕,脉细弱。既往史:乙型病毒性肝炎病史25年,卵巢囊肿2年。否认食物药物过敏史;否认吸烟、饮酒史。月经史:月经规律,周期正常,经色略淡,量偏少。辅助检查:肝功能:ALT 83.9U/L;AST 76.5U/L;ALB 39.64g/L。肿瘤标志物:AFP 6.62ng/ml;CYFRA21-13.47ng/ml。HBV-DNA 4.0 × 10^7U/ml。乙型肝炎五项:HBsAg(+),HBeAg(+),anti-HBc(+)。西医诊断为慢性乙型病毒性肝炎。中医诊断为痞满,证属湿热内蕴,气虚血瘀。治以清利湿热,益气活血为法。处方：生黄芪 30g,炒白术 12g,防风 6g,杏仁 6g,茵陈 30g,焦山楂 15g,焦神曲 15g,焦麦芽 15g,黄芩 6g,黄连 6g,黄柏 6g,牛膝 12g,盐杜仲 12g,蒲公英 20g,红景天 15g。14 剂,每日 1 剂,水煎,早晚分服。同时予恩替卡韦分散片抗病毒治疗。

二诊(2020 年 8 月 31 日)：患者服药后腹胀症状有所缓解,略有烧灼感,反酸,偶胃痛。得效因而不改其方,在原基础上加浙贝母 9g,延胡索 15g,五灵脂 9g,醋香附 9g。14 剂,每日 1 剂,水煎,早晚分服。

三诊(2020 年 09 月 15 日)：患者自诉上述症状持续缓解,近日略感肝区不适,睡眠欠佳,舌质淡,苔薄黄,边齿痕,脉细。在原方基础上加石菖蒲 9g,远志 9g,绵萆薢 9g。14 剂,每日 1 剂,水煎,早晚分服。

四诊(2020 年 9 月 29 日)：肝区疼痛较前缓解,右侧肩背部酸沉,劳累或者受凉后加重,夜寐差,多梦易醒,饮食可,二便调。舌质淡暗,苔薄黄,边齿痕,脉细。上方基础上加王不留行 15g,大腹皮 15g。14 剂,每日 1 剂,水煎,早晚分服。

五诊(2020 年 10 月 13 日)：肝区疼痛较前缓解,小腹冷痛,上背部略感酸沉,自觉肘关节略感瘙痒,搔抓后起红色丘疹,约半小时后自行缓解,大便干燥,每日 1 次。上方基础上加生地黄 15g。14 剂,每日 1 剂,水煎,早晚分服。

按语：

中医古籍中并没有关于乙型病毒性肝炎的相关记载,但是根据其症状可以归属于"胁痛""黄疸"等疾病的范畴。乙型病毒性肝炎是慢性肝疾病中的多发病、常见病。中医学认为,乙型病毒性肝炎的发生多因外感湿热疫毒,客于中焦脾土,日久导致气血失和,中气不足为病,因而其病机多可归纳为湿热内留,气虚血瘀。无论乙型病毒性肝炎的证候如何,其湿热内留,气虚血瘀都是贯穿在疾病始终的核心病机。因而在治疗此病时要抓住其核心病机进行辨证论治,方能收到显著的临床疗效。慢性乙型肝炎经验方茵芪三黄解毒汤针对乙型肝炎患者病程较久的疾病特点,针对性地给予以益气健脾之黄芪作为主药,配合炒白术,增强益气健脾之效。乙型肝炎之毒邪多由湿热外侵于中焦脾土,久留不去而成,因此无论患者是否出现湿热之象,其内在都存在着显性或隐性的湿热之邪气,因此清热祛湿解毒应是不二之法。常以药性较为平和的茵陈作为清利湿热的药物,同时恐乙型肝炎之毒邪缠绵难愈,故而酌加清热解毒之黄连、黄芩、黄柏,以增强清热解毒祛湿之力。但考虑到患者往往病程较久,脾胃已衰,因而清热解毒之常用药对“三黄”药量亦不大,以免伤及中焦脾土。慢性乙型肝炎患者中气不足,运化无力,往往食欲欠佳,且长期的营养吸收不良,亦加重气血亏虚,因此可适当加入健脾消食之品,增强患者食欲,使气血生化有源,则脾气渐旺之日可期。因此,每遇此类患者,恒用焦山楂、焦神曲、焦麦芽以健脾消食,增进患者食欲。二诊时疗效显著,说明辨证准确,故而逐渐加大行气活血之力,务使瘀血尽去,气滞得行。活血化瘀治法的应用不仅体现了慢性乙型肝炎疾病过程中瘀血病机的存在,更重要的是体现了未病先防的预防思想。慢性乙型肝炎是引起肝纤维化的常见诱因,而瘀血是肝纤维化疾病过程中的核心病理产物,瘀血不祛,则纤维化不除。因此,活血化瘀之药恒用于疾病治疗的始末,唯依患者证型之不同而用量不同尔。

典型医案8

唐某,女,59岁。主因"反复右上腹胀满8年,加重1月"就诊。

初诊(2019年4月16日):患者2012年4月因右上腹胀满在当地医院就诊,诊断为"原发性肝癌",行手术切除治疗,后行两次介入治疗,一次射频治疗。2018年5月在当地医院检查发现胆管性肝癌新发病灶,于2018年12月25日行介入治疗。2019年2月27日在上海中山医院进行手术切除,同年4月11日在上海中山医院复查较前未见明显异常。近1个月右上腹胀满加重,为求中医治疗,遂来我科就诊。刻下症见:右上腹胀满,胃胀,眠差,易醒,纳可,大便每日1~2次,成形,口气重,情志不畅,牙龈出血,舌暗,苔黄厚腻,脉沉弦。既往乙型肝炎病史30年,自2012年发现肝癌后一直服用恩替卡韦治疗,间断口服中药汤剂治疗。女儿患有乙型肝炎。辅助检查(2019年4月13日复旦大学附属中山医院):血常规:RBC 4.29×10^{12}/L;HGB 142g/L;WBC 5.54×10^9/L。乙型肝炎五项:乙型肝炎病毒表面抗原(+);乙型肝炎病毒表面抗体(-);乙型肝炎病毒e抗原(-),乙型肝炎病毒e抗体(+),乙型肝炎病毒核心抗体(+)。生化全项:TBIL 14.5μmol/L;TP 81g/L;ALB,47g/L;γ-GT 59U/L;PALB 0.22mg/dl。AFP 2.6ng/ml。腹部B超:肝右叶手术区积液伴机化。西医诊断为慢性乙型病毒性肝炎,肝恶性肿瘤。中医诊断为肝积,证属湿热聚毒。治以清热祛湿,扶正解毒为法。处方:生黄芪90g,厚朴

30g,杏仁 9g,黄芩 9g,黄连 12g,黄柏 9g,焦山楂、焦神曲、焦麦芽各 20g,茯苓 20g,法半夏 9g,白花蛇舌草 30g,白芍 30g,莪术 3g,熊胆粉(冲服)0.5g。共 14 剂,每日 1 剂,水煎,早晚温服。

二诊(2019 年 5 月 27 日):服上方 2～3 剂后,上腹胀满、胃胀较前稍减,时有矢气,口气减轻。上方去熊胆粉,加入陈皮 20g,猫爪草 20g,炒五灵脂 9g。14 剂,每日 1 剂,水煎,早晚温服。配合茵栀黄颗粒治疗。

三诊(2019 年 8 月 13 日):服药期间病情稳定,右上腹胀满、胃胀、眠差症状较前明显好转,复查血常规:PLT 121×10^9/L。余未见异常。处方:生黄芪 90g,厚朴 30g,杏仁 9g,黄芩 9g,黄连 12g,黄柏 9g,焦山楂 20g,焦神曲 20g,猫爪草 20g,醋五灵脂 9g,大腹皮 20g,凌霄花 12g,田基黄 15g,茯苓 20g,法半夏 9g,白花蛇舌草 30g,白芍 30g,莪术 3g。共 14 剂,每日 1 剂,水煎,早晚温服,继续调治善后。

按语:

肝癌是乙型肝炎发展的最终结局,其发展变化中多呈阴阳失调,营卫不和之象,肝癌的病机属正虚邪实,病位在肝、脾、肾。正虚以脾虚、肝肾阴虚为主,邪实以湿热疫毒、瘀血内结为主,正虚邪实,本虚标实是肝癌总的病机特点。著名肿瘤专家孙桂芝教授认为,肝癌既有毒瘀之实,又有气血亏损之虚,因而临床施治应攻补兼施。在培补脾气的同时,解毒散结以消癥积。提出以"益气活血,软坚解毒"为主的攻补兼施的治疗大法。

古代《金匮要略》云:"见肝之病,知肝传脾,当先实脾",

肝癌治疗从益气健脾着手。肝癌患者一方面因肿瘤消耗，一方面因手术、介入及放化疗等不良反应，损伤正气，故临证常用黄芪、茯苓益气健脾。其中黄芪味甘，性微温，善补中气，升清阳，为补中益气的要药。张锡纯称其："补气之功最优。"《本草求真》言其："为补气诸药之最。"故用黄芪补气。实脾又须消导为先，故常加入焦山楂、焦神曲、焦麦芽健脾助运，以资化源，又能防止养阴药滋腻碍胃，且麦芽还具有疏肝解郁之用。临证较少用人参、太子参之类，此类药物以补为主，易导致或加重腹胀，故不宜用。

患者系中老年女性，既往乙型肝炎相关性肝癌病史，多次行肝癌介入手术，伤及正气，脾气伤则运化不行，胃气不降则出现胃胀等不适。乙型肝炎病毒多具有湿热性质，在肝病的发生发展中起着重要的作用，故在精准辨证的基础上予黄芪、茯苓益气健脾，以黄芩、黄连、黄柏、白花蛇舌草清热解毒祛湿，三诊时加用焦山楂、焦神曲助消化，诸药合用以培补脾气，清热利湿解毒。

典型医案 9

张某，男，67 岁，主因"腹胀 3 年余，加重 1 月余"就诊。

初诊（2019 年 6 月 24 日）：患者自诉 3 年前无明显诱因出现腹部胀满，就诊于当地医院，予雷贝拉唑肠溶片、铝碳酸镁咀嚼片、香砂养胃片口服治疗，症状略有缓解。2019 年 5 月因腹胀加重就诊于解放军 302 医院，辅助检查：乙型肝炎五项：HBsAg（＋），Anti-HBe（＋），Anti-HBc（＋）。HBV-DNA 4.53×10^2 U/ml。肝功能：ALT 129.3U/L；AST 130U/L；ALP 122U/L；DBIL 7.9μmol/L；TBIL, 22.7μmol/L。予恩替卡韦、九味肝泰、扶正化瘀胶囊口服治疗,疗效不佳。现为求进一步治疗来我院就诊。刻下症见:腹胀,气短,乏力,两胁刺痛,眼干,口苦,咽干,牙龈出血,背部发麻酸沉,夜寐不安,眠中多涎,不欲饮食,纳呆,大便每日 1 次,溏泄不调,小便黄,舌质红,苔薄黄,脉弦细数。西医诊断为慢性乙型病毒性肝炎。中医诊断为鼓胀(气鼓),辨证属肝脾不调,气血失和。治以调肝和脾,行气调血之法。处方:生黄芪 30g,炒白术 12g,防风 6g,杏仁 9g,白芍 30g,茯苓 20g,法半夏 9g,焦山楂 20g,焦神曲 20g,焦麦芽 20g,陈皮 15g,牛黄(冲服)0.15g,生地黄 12g,仙鹤草 30g,柴胡 9g,大腹皮 15g。14 剂,每日 1 剂,水煎,早晚温服,并辅以中成药茵栀黄颗粒。

二诊(2019 年 8 月 27 日):上方服用 2 个月,腹胀、胁痛减轻,但仍有乏力,口苦,纳呆,睡眠可,大便时有稀溏,舌质红,苔黄略腻,脉弦滑。治法不变,上方改黄芪为 60g,加入醋香附 9g,败酱草 9g,垂盆草 9g。14 剂,每日 1 剂,水煎,早晚温服。

三诊(2019 年 9 月 23 日):上方服用 1 月余,病情明显好转,腹胀,乏力减轻。纳眠可,偶有便溏,舌淡红,苔白微腻,仍以调和肝脾为法。上方去牛黄,改白术为 20g。14 剂,每日 1 剂,水煎,早晚温服。

四诊(2019 年 10 月 29 日):患者目前病情稳定,无不适症状。复查:HBV-DNA＜1.0×10³U/ml。肝功能:DBIL 5.6μmol/L;TBIL 17.5μmol/L;AST 48U/L;ALT 45U/L;ALP 59U/L。效不更方,原方继服 1 个月巩固治疗。

按语:

本案患者,老年男性,年逾八八,以腹胀为主诉,病延多年,邪居体虚。自是阴阳失调,气血失容,肝脾失和。是以《三因极一病证方论·胀满》言:"鼓胀……肝克脾,脾气不正,必胀于胃。"患者肝脏为毒邪所伤,由此则肝络失和,阴损气滞,故而横逆犯脾,致使肝脾不和,中焦气机升降失常,从而出现腹胀;肝失疏泄,气机失于条达,血行亦不通畅,郁阻于胸胁,故见两胁刺痛;肝脾失调,脾气虚损,固摄无权,故而出现眠中多涎;且脾为太阴湿土,喜燥恶湿,湿热瘀毒胶结,常影响中焦脾之运化,健运不利,则出现纳呆食少,气短乏力。《素问·调经论》言:"血气不和,百病乃变化而生。"疫毒浸淫肝脏,导致肝体用失调,是以气机壅滞,血行不畅,全身气血失和,失于充盈濡润,则眼干、咽干、背部发麻酸沉、牙龈出血;湿热蕴于肝胆,胆汁失其常道,泛溢内外,则见口苦,热邪上扰心神则见眠差。本案患者,虚不耐攻伐亦不受补益,因此治疗上应以"和"为基。方中将生黄芪、炒白术、防风合用,为玉屏风散,可补为固,补中寓散,托里固表,提一身之气,使气血充盈周身;其中白术与茯苓相伍,有益气健脾之功,与半夏相配,尚能燥体之湿浊,消中焦之痰满;以杏仁、陈皮、大腹皮相伍,可调畅中上二焦之气机;以焦山楂、焦神曲、焦麦芽,消积化滞,更增助脾运之效;其中柴胡能够疏肝解郁、升举阳气,尚有引诸药归肝经之功,白芍能柔肝养血,二者相伍,滋肝体而助肝用,使肝气条达,肝血得养;生地黄清热凉血养阴,助白芍补益肝体;辅牛黄清热凉肝解毒;仙鹤草解毒收敛止血。并加中成药茵栀黄颗粒,共肃涤体内之湿热疫毒。全方配伍精良,则肝调脾和,气顺血容,阴阳自治。患者二诊时胁痛、腹胀之症缓解,然纳呆乏力、口苦等脾虚、湿热之症仍在,故改黄芪为60g以增原方益气健脾之力,同时酌加醋香附理气调中,使补而不滞,加败酱草、垂盆草以助清热燥湿解毒之效。三诊时诸症皆减,湿热之象已轻,但仍有便溏不爽,故去清热解毒之牛黄,改白术为 20g,使全方健脾利湿之力更著。

第3章 黄　疸

　　黄疸为临床常见病证之一,是以目黄、身黄、尿黄为主要临床表现的一种肝胆病证。男女老少皆可罹患。多由感受湿热疫毒等外邪,导致湿浊阻滞,脾胃、肝胆功能失调,胆液不循常道,随血泛溢引起。

　　早在《内经》已有黄疸之名,如《素问·平人气象论篇》云:"溺黄赤,安卧者,黄疸……目黄者曰黄疸。"《素问·六元正纪大论》又言:"湿热相搏……民病黄疸。"对黄疸的病因病机及临床表现等都有了初步的认识。《金匮要略》将黄疸立为专篇论述,并将其分为黄疸、谷疸、酒疸、女劳疸和黑疸等五疸。《伤寒论》还提出了阳明发黄和太阴发黄,说明当时已认识到黄疸可由外感、饮食和正虚引起,病机有湿热、瘀热在里、寒湿在里,相关的脏腑有脾、胃、肾等。并较详细地记载了黄疸的临床表现,创制了茵陈蒿汤、茵陈五苓散等多首方剂,体现了泻下、解表、利湿、逐瘀、利尿等多种退黄之法。这些治法和方剂仍为今天所喜用,表明汉代对黄疸的辨证论治已有了较高的水平。《外台秘要·温病及黄疸》引《必效》曰:"每夜小便中浸白帛片,取色退为验",最早用比色法来判断治疗后黄疸病情的进退。元代罗天益所著《卫生宝鉴·发黄》进一步明确湿从热化为阳黄,湿从寒化为阴黄,将阳黄和阴黄的辨证论治系统化。然尽管其临床表现有差异,但其均由肝胆疏泄失常,胆液不循常道外溢所致。

本病与西医所述黄疸意义相同,大体相当于西医学中肝细胞性黄疸、阻塞性黄疸、溶血性黄疸、病毒性肝炎、肝硬化、胆石症、胆囊炎、钩端螺旋体、某些消化系统肿瘤,以及出现黄疸的败血症等,若以黄疸为主要表现者,均可参照本章辨证论治。历代医家对本病均很重视,古代医籍多有记述,现代研究也有长足进步,中医药治疗本病有较好疗效,对其中某些证候具有明显的优势。在治疗上,以祛湿利小便,健脾疏肝利胆为基本治法。依湿从热化、寒化的不同,分别施以清热利湿和温中化湿之法;急黄则在清热利湿基础上,合用解毒凉血开窍之法;黄疸久病应注意扶助正气,如滋补脾肾,健脾益气等。

典型医案 1

张某,女,59 岁,主因"身目发黄 4 个月,加重伴腹胀、尿少、黑粪 1 周"就诊。

初诊(2009 年 3 月 18 日):患者 4 个月前无明显诱因出现身目发黄,因在塑料厂工作繁重,未予重视。近一周身目发黄加重,且伴有腹胀、尿少、黑粪,为求中医治疗,遂来我科就诊。刻下症:身目黄染,黄色晦暗,体形偏胖,肢面水肿,牙龈偶有出血,唇色紫暗。肝区偶有不适,双胁胀满,平时情绪易烦躁。腹胀,食纳可,大便成形、色黑,小便少、色黄如茶水。舌暗红,苔中根部黄腻苔,边有齿痕,舌下络脉紫暗,脉沉细。实验室检查:乙型肝炎表面抗体、e 抗体、核心抗体阳性。总胆红素,160.4 μmol/L。腹部超声:肝硬化。西医诊断为乙型肝炎,肝硬化失代偿期;脾功能亢进;腹水;消化道出血。中医诊断为黄疸,证属于肝郁脾虚,湿热内蕴,血瘀内结。治以益气健脾,疏肝活血,解毒祛湿为法。处方:生黄芪60g,山药60g,茵陈60g,厚朴60g,仙鹤草60g,知母15g,车前子15g,龙胆草30g,郁金20g,化橘红30g,佛手12g,黄连9g,茯苓30g,法半夏6g,杏仁9g,焦山楂、焦神曲、焦麦芽各15g。30剂,每日1剂,水煎,早晚温服。

二诊(2009年4月15日):服药1月后就诊,黄疸明显消退,偶有腹胀,小便色黄。复查总胆红素58.6μmol/L。前方加制鳖甲15g、三七粉(冲服)3g。继服8周。

三诊(2009年6月10日):服药2月后就诊,黄疸症状全部消失,无腹胀,未诉其他不适,二便调。1个月后电话随访,症状未反复。

按语:

患者系中老年女性,乙型肝炎表面抗体、e抗体、核心抗体阳性,有化学制品接触史,考虑肝硬化与乙型肝炎病毒感染及化学制品接触相关。身目黄染,颜色晦暗,小便色黄如茶水,脉沉细,辨病为黄疸,辨证属阴黄。肝区不适,双胁胀满,情绪易烦躁为肝郁之征。唇色紫暗,舌暗红,舌下络脉紫暗,必有血瘀。舌苔黄腻为内有湿热之象。肢体水肿,身体较胖,腹胀,舌边有齿痕,皆为痰湿内阻、脾虚之象。且黄疸日久,久病必虚。故治以益气健脾、疏肝活血、清热解毒祛湿为法。方中茵陈苦、辛,微寒,归脾、胃、肝、胆经,清热利湿、退黄解毒为君。《神农本草经》谓其"主风湿寒热邪气,热结黄疸",乃治疗黄疸之要药。山药甘、平,归脾、肺、肾经,补脾益肾,《本草纲目》言其"益肾气,健脾胃";厚朴苦、辛,温,归脾、胃、肺、大肠经,燥湿消痰,下气宽中,消积导滞,活血祛瘀,《名医别录》曰其"主温中,益气,消痰下气,胀满。"山药、厚朴二者相须为用,共为臣药,功在益气健脾祛湿。患者近期黑粪,且肝硬化失代偿期消化道出血为危重之象,故用大剂量仙鹤草收敛止血,药性平和兼有补虚之功效。黄连、龙胆草、车前子清热燥湿。龙胆草专泻肝胆之火,《珍珠囊》曰其"去目中黄";黄连能泄降有余之湿火;车前子入肝经,利尿使黄从小便泄出。郁金入肝、胆经,清利肝胆湿热,兼活血祛瘀,为利胆退黄之要药。《本草备要》指出"行气,解郁,泄血,破瘀",患者久病,实热之久必生虚热,故用知母清内热兼滋阴润燥。患者素体偏胖,腹胀满,腹水少量,皆因痰湿内盛,故用化橘红、佛手疏肝解郁,理气宽中,燥湿化痰;茯苓、半夏、杏仁化痰祛湿。另有久病必虚,用大剂量生黄芪益气补虚;久病必积,用焦山楂、焦神曲、焦麦芽化食消积,且焦山楂亦有行气散瘀之效。诸药合用以佐助君臣清热利湿、退黄健脾之效,后期入鳖甲软肝散结,三七粉止血。纵观本方,退黄之法有活血退黄(郁金、厚朴、焦山楂)、保肝退黄(茵陈、郁金、龙胆草、黄连)、解毒退黄(茵陈、黄连)、健脾退黄(山药、厚朴、化橘红、佛手、茯苓)、祛湿退黄(车前子、龙胆草、茯苓、半夏、杏仁、化橘红、佛手)、清热退黄(知母、黄连)、通利二便退黄(车前子、厚朴)。诸药合用,八法并举,共奏退黄之效。

药物代谢大多经肝、肾两个途径,故临床为肝病患者选择药物时应谨慎,避免加重肝负担,在辨证论治的基础上的使用原则为使用足够剂量的平和药物,组方中避免选择金石类、动物类药物,以植物药为主。在治疗过程中,要定期监测肝、肾功能,发现异常及时停药,待其恢复再继续治疗。我们出诊 1 年余,数百例中服药后小便颜色变黄绿,查肝、肾功能无异常,停药 3 天后小便颜色恢复,后继续服药未再有 1 例异常。黄疸多出现于病毒性肝炎中,治疗多以清热解毒类寒凉药物为主,而肝病患者多脾虚,为避免寒凉伤脾胃,可在方剂中佐以厚朴、焦山楂、焦神曲、焦麦芽等性温之品,在健脾理气同时调和药性。黄疸多用通利二便之药,患者服药后大小便次数均增多,但肝病患者需要足够的休息,且脾胃功能较弱,故建议在早饭和午饭后 2 小时服药。一方面,在这个时段脾胃功能较强,有助于药物吸收,也避免药物对胃的刺激;另一方面,也避免睡前服药,造成夜尿次数增多影响睡眠。另外,黄疸消退并不代表病已痊愈,如湿邪未清,肝脾之气未复,可导致病情迁延不愈或黄疸反复。因此,黄疸消退后仍须根据病情继续调治。通常以 3 个月为最短疗程,在实验室检查肝功能指标恢复正常后仍需 1～3 个月的后续调治方可使邪气尽去,不再复发。

典型医案 2

李某,男,45 岁,主因"乏力、尿黄 1 个月余"就诊。

初诊(2018 年 8 月 13 日):患者 1 个月前因劳累后出现乏力、尿黄,未予重视,现为求中医治疗,前来我院就诊。刻下症:四肢乏力,纳差,睡眠可,大便正常,小便发黄,巩膜黄染,无肝掌、蜘蛛痣。腹平软,肝脾未触及,舌质红,苔黄腻,脉弦细。既往史:乙型肝炎"大三阳"病史 10 年,未经正规治疗,否认其他病史。辅助检查:肝功能:ALT 267 U/L;AST 158 U/L;TBIL 47.6μmol/L;DBIL 23.5μmol/L;ALB 34.5 g/L;GLB 36.7g/L。HBV-DNA 3.87×10^{7}U/ml。乙型肝炎五项:HBsAg(＋)、HBeAg(＋)、抗-HBc(＋);腹部 B 超:肝回声增粗,胆囊壁毛糙,未见腹腔积液,脾脏无异常。西医诊断为慢性乙型病毒性肝炎。中医诊断为黄疸,证属脾气亏虚,湿热内蕴。治以健脾益气,清热化湿为法。方药予茵芪三黄解毒汤加减。处方:茵陈 60g,生黄芪 30g,麸炒白术 12g,防风 6g,炒杏仁 6g,黄芩 9g,黄连 9g,关黄柏 9g,焦山楂 9g,焦神曲 9g,焦麦芽 9g,山药 20g,茯苓 20g,白花蛇舌草 20g,草河车 9g。14 剂,每日 1 剂,水煎,早晚分服。同时给予恩替卡韦分散片抗病毒治疗。

二诊(2018 年 8 月 27 日):患者自诉乏力、尿黄症状明显改善,胃纳欠佳,二便调,睡眠可。巩膜黄染减轻,舌质淡红,苔薄黄,脉弦。复查肝功能:ALT 85U/L;AST 45U/L;TBIL 29.3μmol/L;DBIL 14.6μmol/L;ALB 39.2g/L;GLB 35.4g/L。HBV-DNA 2.35$\times10^5$U/ml。上方加鸡内金 9g,佛手 9g,继续服用 28 剂。同时继续给予恩替卡韦分散片抗病毒治疗。

三诊(2018 年 9 月 25 日):患者诉乏力、小便黄症状消失,胃纳可,巩膜无黄染,舌质淡,苔黄,脉弦。复查肝功能:ALT 44 U/L;AST 29 U/L;TBIL 21.5μmol/L;DBIL 9.8μmol/L;ALB 40.3 g/L;GLB 34.9 g/L。HBV-DNA 2.5$\times10^5$U/ml。上方茵陈改为 30g,去草河车、白花蛇舌草,继续抗病毒治疗。

四诊(2019 年 1 月 10 日):患者未诉不适。肝功能:ALT 24 U/L;AST 19 U/L;TBIL 20.5μmol/L;DBIL 7.8μmol/L;ALB 39.3g/L;GLB 32.9 g/L。HBV-DNA＜500U/ml。继续给予恩替卡韦分散片抗病毒治疗,同时予茵栀黄颗粒巩固疗效。

按语:

慢性乙型病毒性肝炎患者,感受湿热疫毒是其发病的外因,正气亏虚乃是发病的内在依据,故扶正祛邪是治疗本病的基本大法。患者为中年男性,患慢性乙型肝炎多年,未经正规治疗。乙型肝炎病毒久羁人体,湿热毒邪蕴结日久,阻滞肝经,肝经湿热,上熏于目,故见巩膜黄染,湿热下注膀胱,故见小便黄;病程日久,日渐耗伤正气,同时脾胃被湿热困遏,无力运化,脾气亏虚,故觉神疲乏力,纳差。舌质红,苔黄腻,脉弦细脾气亏虚,湿热内蕴的证候。故首诊时重用茵陈,并加用白花蛇舌草、草河车以增强清热解毒之功;二诊时患者胃纳欠佳,故加鸡内金、佛手消食化滞,疏理中焦气机;三诊时患者小便黄、巩膜黄染诸症消失,为防止利湿日久伤阴,故减茵陈之用量为 30g,去草河车、白花蛇舌草;四诊时患者无明显不适,予茵栀黄颗粒维持治疗。

本例患者初诊表现小便黄、苔黄腻等湿热蕴结之象,因湿热活动与 HBV 的复制、血清 ALT 的异常有着重大关系,故运用健脾益气,清热化湿之法,达到保肝降酶的效果。本案患者就诊时巩膜黄染、小便黄明显,高病毒载量,高转氨酶,采用恩替卡韦联合茵芪三黄解毒汤加减治疗 6 个月诸症皆消,ALT 复常,HBV-DNA 转阴,疗效颇为满意。治疗时在守方的基础上根据患者具体情况随症加减尤为重要。慢性乙型病毒性肝炎的盲点也是热点,即在于如何提高疗效。现有药物治疗慢性乙型病毒性肝炎不尽如人意,而发挥中医中药的优势,则在于如何增效减毒,同时通过改善患者临床证候,进一步提高患者生存质量。

典型医案 3

患者于某,男,69岁,主因"目黄、面黄4年,乏力2个月余"就诊。

初诊(2020年7月20日):患者4年前无明显诱因出现目黄、面黄,于当地医院检查,腹部B超示肝区占位,2016年8月14日行特殊肝段切除术＋复杂肠粘连松解,术后病理确诊为原发性肝细胞癌,患者定期复查。2020年5月MRI提示复发,并于2020年5月10日行肝右叶部分切除术＋复杂肠粘连松解,术后自觉疲乏无力。2020年6月7日复查血常规:PLT 85×10⁹/L。肝功能:TBIL 30.7μmol/L;DBIL 9.9μmol/L;ALP 146U/L;γ-GT 197U/L;ALB 46.1g/L。AFP 2.7μg/L。腹部增强MRI示:MT综合治疗后,肝内未见明显复发活性灶;肝硬化,门静脉高压,脾大伴肝含铁血黄素沉积及部分梗死,少量腹水。刻下症见:周身疲乏无力,纳差,胃脘胀满,右胁不适,眼黄,夜寐不安,口干,大便黏,不成形,小便黄,舌质暗,苔黄腻,脉弦滑。既往慢性乙型病毒性肝炎病史40余年。西医诊断为原发性肝癌,慢性乙型病毒性肝炎,肝硬化腹水。中医诊断为肝积,证属气虚血瘀,湿热内蕴。治以益气活血,清热除湿为法。处方:生黄芪60g,茵陈30g,炒白术12g,防风6g,杏仁9g,姜厚朴20g,茯苓15g,白芍30g,法半夏9g,白花蛇舌草20g,山药20g,黄芩9g,黄连9g,陈皮12g,焦山楂30g,焦神曲30g,焦麦芽30g,猫爪草20g,煅龙骨(先煎)20g,蜜甘草12g。14剂,每日1剂,水煎,早晚分2次温服。

二诊(2020年8月3日):患者服药后乏力症状较前改善,纳食量增加,二便调。前方加炒槟榔15g,芒硝(冲服)

6g。14 剂,每日 1 剂,早晚温服。

三诊(2020 年 8 月 17 日):患者乏力症状缓解明显。复查血常规:PLT 102×10^9/L。肝功:TBIL 25.7μmol/L;DBIL 4.9μmol/L;ALP 101U/L;γ-GT 153U/L。前方加醋鳖甲 15g,28 剂,每日 1 剂,早晚温服。

四诊(2020 年 10 月 12 日):电话随访,患者病情稳定,无不适症状,嘱继续守方治疗。

按语:

原发性肝癌指肝细胞或肝内胆管细胞发生的癌肿,组织学将其分为肝细胞型肝癌、胆管型肝癌和混合型肝癌。肝癌早期一般无特殊征象,临床出现征象者多属晚期,且病情进展迅速,是临床上最常见的恶性肿瘤之一。本病可归属于中医学"肝积""黄疸""积聚"等范畴。《诸病源候论》记载:"诊得肝积,脉弦而细,两胁下痛,邪走心下,足胫寒,胁下痛引少腹……身无膏泽,喜转筋,爪甲枯黑。"关于本病的治疗,现多在手术、放疗、化疗、射频消融等治疗手段的基础上,配合中医药减毒增效,防止复发转移。肝积的发生可归咎于年老体虚,肝、脾、肾不足;或乙型肝炎病毒等邪毒长期侵袭;或嗜食肥甘厚腻酒毒之物,酿生痰湿、热毒;或长期情绪抑郁,肝失疏泄,气机郁滞,血行不畅。总之,在正气内虚的基础上,邪毒、瘀血、痰浊、热毒相互为患发为癌肿。临证施治时,应辨清虚实主次。依据患者症状和舌脉象,该患者病位主要在肝脾,病性为本虚标实,辨证属气虚血瘀、脾虚湿盛。治以益气活血、健脾化湿。患者乏力较重,重用生黄芪并配伍炒白术、山药、茯苓健脾补气调中,使气血生化有源,又可率血行血;白芍疏肝解郁、柔肝养血,滋肝体助肝用;防风入肝、脾经,被李东垣奉为理脾要药;茵陈性味苦辛而微寒,《本草经疏》记载:"茵陈,其主风湿寒热,邪气热结,黄疸,通身发黄,小便不利及头热,皆湿热在阳明、太阴所生病也。苦寒能燥湿除热,湿热去,则诸症自退矣。除湿散热结之要药也。"无论湿热阳黄或寒湿阴黄证,皆可用之,为治疗黄疸之要药;杏仁、姜厚朴、陈皮相伍调畅气机,以除气滞;焦山楂、焦麦芽、焦神曲健脾消食;黄芩、黄连清利湿热;法半夏燥湿化痰,降逆止呕,消痞散结;白花蛇舌草、猫爪草清热解毒、散结消痛;煅龙骨镇心安神;蜜甘草调和诸药。二诊时患者乏力症状较前改善,在前方基础上加炒槟榔15g,芒硝6g。炒槟榔性辛、苦、温,具有行气、利水、消积之功效,与芒硝合用软坚润燥。三诊时疲乏缓解明显,予醋鳖甲软坚散结,消癥化积,巩固疗效。

第 4 章 乏 力

乏力是指疲乏无力,四肢倦怠,懒言少动等自觉症状,为多种内科疾病的常见症状。乏力是慢性肝炎、肝硬化、肝癌较为突出的症状,肝病的任何阶段均可出现乏力。肝为罢极之本,脾主四肢肌肉,肾为作强之官,若肝存在功能性或实质性损伤时,因不耐劳,出现倦怠乏力,并乘脾伐肾,脾虚运化无力,肾虚作强无力,人体活动时耐受和消除疲劳方面的能力下降而出现症状。在临床上,对于以乏力为主诉的患者,应当详细询问其乏力的程度及耐受情况,并结合乏力的轻重程度和表现特点进行辨病辨证论治。乏力气短者,伴汗出心悸,舌淡脉弱者,为气虚。乏力身重者,伴纳呆脘痞,苔腻脉濡者,为湿困;伴面色萎黄,便溏或稀便,食少腹胀者,为脾虚夹湿。乏力头晕者,伴面色不华,心悸气短者,为气血亏虚;伴腰膝酸软,目眩耳鸣者,为肝肾亏虚。乏力身黄者,伴纳呆呕恶,腹胀或胁痛,苔黄腻者,为肝胆湿热。

治疗上,病在气者,表现为肝气郁滞者,以疏肝理气为主;表现为气虚者,当以健脾益气为法。病在血者,血虚者补之;血瘀者行之。湿热内结乏力者,当以清化为法,解筋脉之郁遏,使气血津液输布运达周身四肢。病在肝肾者,当滋养肝血,填补肾精。因此,临证时,对于乏力不可一概责之于虚,虚者补之,实者泻之,勿犯虚虚实实之戒。

典型医案 1

宋某,女,38 岁,主因"乏力 1 年余"就诊。

初诊(2019 年 6 月 3 日):患者于 1 年前因乏力就诊于某医院妇科门诊(具体不详),后于妇科住院治疗,检查出 HBsAg(＋),HBeAg(＋),Anti-HBc(＋),肝功能异常(具体不详),未系统治疗。2019 年 5 月于佑安医院就诊,复查结果同前,未系统治疗。现为求中医药治疗,于我院就诊。刻下症:乏力,口苦,口干,口腔异味重,眼干眼涩,食纳一般,夜寐安,大便每日 1～2 次,成形,小便黄。舌暗红,苔黄腻,边有齿痕。脉弦数。既往史:多囊卵巢综合征。家族史:父亲患慢性乙型肝炎。辅助检查:肝功能:ALT 10.5U/L;AST 17.4U/L;DBIL 7.9μmol/L。血常规:WBC 7.23×10^9/L;RBC 4.31×10^{12}/L;PLT 198×10^9/L。腹部 B 超:弥漫性肝病表现,脾大、厚 39mm,胆囊壁毛糙。西医诊断为慢性乙型病毒性肝炎,多囊卵巢综合征。中医诊断为虚劳,证属脾胃虚弱,湿热内结。治以健脾益气,清热利湿为法。处方:生黄芪 30g,紫石英(先煎)45g,黄芩 9g,黄连 6g,当归 12g,陈皮 20g,茯苓 20g,法半夏 9g,焦山楂 15g,焦麦芽 15g,焦神曲 15g,杏仁 9g,红景天 20g,荷叶 20g,藿香(后下)20g,佩兰(后下)20g。30 剂,每日 1 剂,水煎,早晚分服。

二诊(2019 年 7 月 7 日):患者乏力症状较前稍减轻,口干、口苦较前减轻,口腔异味仍未改变,周身皮肤瘙痒。食纳可,小便黄,夜寐安。舌暗红,苔黄腻,边有齿痕。脉弦数。辅助检查:HBV-DNA＜500U/ml。CA72-4 23.15U/ml。处方:生黄芪 30g,藿香(后下)10g,佩兰(后下)10g,黄柏 9g,黄连

9g,厚朴 20g,山药 20g,陈皮 20g,茯苓 20g,车前草 20g,竹叶 6g,熊胆粉(冲服)0.25g。14 剂,每日 1 剂,水煎,早晚分服。嘱患者同时服用茵栀黄颗粒及红花清肝十三味丸。

　　三诊(2019 年 8 月 4 日):患者服药后感觉良好。2019 年 7 月 29 日月经结束,目前月经紊乱,月经周期为 3～4 个月,经期 2～4 天,经血色黑伴有血块,月经第 1 日痛经,伴腹泻。食纳可,夜寐安,大便每日 1～2 次,成形,小便黄。处方:继以上方加减,原方加入月季花 9g。28 剂,每日 1 剂,水煎,早晚分服。

　　按语:

　　中医典籍中无"乙型肝炎"记载,但根据其临床表现可归于中医学"黄疸""胁痛""癥积""肝瘟""疫毒"等范畴。如《诸病源候论·时气变成黄候》载:"夫时气病,湿毒气盛,蓄于脾胃,脾胃有热,则新谷郁蒸,不能消化,大小便结涩,故令身面变黄,或如橘柚,或如桃枝色。"又如《诸病源候论·温病变成黄候》载:"发汗不解,温毒气瘀结在胃,小便为之不利,故变成黄,身如橘色。"在治疗慢性乙型肝炎时,主要以疏肝解郁、调和脾胃,清利湿热为主,根据疾病发展过程中的不同阶段,随证论之。该患者辨证属于湿热内结证。乙型肝炎病毒入侵人体后,人体正气平衡被打破,肝首先受累,肝气横逆犯脾,同时湿邪困脾,表现为乏力、食欲缺乏、胃脘胀满等脾胃受损的症状;热邪蒸腾水液,故患者出现口苦口干、眼干眼涩、口腔异味重等症状。湿邪和热毒互相交缠,故患者病情缠绵难愈。初诊以黄芪为君药,《本草汇言》云其:"补肺健脾,实卫敛汗,驱风运毒。"健运中焦,与当归配伍,生化气血,改善患者乏力等症状。紫石英有镇静安神、暖宫的作用,改善患者睡眠的同时,考虑到患者患有多囊卵巢综合征,故亦可暖宫祛瘀。黄芩、黄连清利上焦及中焦湿热,与苦涩辛凉的荷叶配伍使湿热得清,余毒得解。患者来诊时,正值初夏,故用藿香、佩兰芳香化湿,同时可以振奋脾胃之气,改善患者脾虚不运之不适症状。陈皮、茯苓、法半夏相配,健脾祛湿,理气和中,配伍焦山楂、焦神曲、焦麦芽醒脾和胃。

二诊时患者周身皮肤瘙痒,小便色黄,考虑患者湿热未清,故用黄连、黄柏清利中、下焦湿热,同时配伍车前草以清热利湿、利尿通淋,淡竹叶以清心利尿,清热除烦,生津止渴,使湿热之邪从小便而出。同时加入清热平肝的熊胆粉,全方共奏清热利湿平肝之功。并嘱患者服用清热解毒,利湿退黄的茵栀黄颗粒及红花清肝十三味丸,增强清热利湿之功。

三诊时患者自诉月经周期紊乱、痛经,经色黑伴血块,患者既往患有多囊卵巢综合征,辨证属于瘀阻胞宫证。故加入活血通经,疏肝解郁的月季花,甘温通利,通达气血,调经止痛。

典型医案 2

余某,男,47 岁,主因"乏力 8 年余"就诊。

初诊(2018 年 3 月 19 日):患者 8 年前无明显诱因开始出现乏力,就诊于当地医院,诊断为慢性乙型病毒性肝炎,予阿德福韦酯治疗后转氨酶异常,病毒复制活跃(具体不详),后使用干扰素治疗,治疗后不良反应大,难以忍受,后改为口服恩替卡韦抗病毒治疗。刻下症见:乏力,多汗,脱发,受凉后易咳嗽、腹泻,纳眠差。舌暗红,苔白微黄,脉沉细。西医诊断为慢性乙型病毒性肝炎。中医诊断为虚劳，证属肝脾不调，痰湿内停。治以调和肝脾，利湿化浊为法。处方：当归20g，白芍15g，赤芍15g，柴胡10g，丹参20g，莪术10g，木香10g，黄连10g，党参20g，茯苓20g，炒白术15g，鸡内金15g，杏仁10g，煅牡蛎（先煎）30g，百部15g，炙黄芪20g，甘草6g。14剂，每日1剂，水煎，早晚分服。并嘱其：①保持情志舒畅；②调整生活习惯，生活规律，劳逸结合，避免劳累；③调整饮食结构，营养全面，饮食定量，避免食用难消化、生冷、辛辣刺激性食物。

二诊（2018年4月9日）：服上方后无不适，偶有乏力，仍有咳嗽，少痰，纳眠可，二便调。复查肝功能：ALT 66.7U/L；AST 30.5U/L；TBIL 20.5μmol/L。HBV-DNA 1.38×10^{2}U/ml。腹部B超：肝包膜欠光滑，肝回声增粗。上方去莪术、牡蛎、鸡内金，加桔梗12g，甘草6g，枳壳12g，草豆蔻12g，法半夏12g。14剂，每日1剂，水煎，早晚分服。

三诊（2018年4月23日）：服药期间病情稳定，乏力症状较前明显好转，停药后症状有所反复，伴右胁肋下疼痛，治以益气健脾，利湿化浊为法。处方：生黄芪20g，茯苓20g，白术20g，蔻仁20g，厚朴10g，苍术12g，木香10g，茵陈30g，丹参10g，陈皮12g，法半夏12g，鸡内金12g，蚕沙15g，甘草6g。14剂，每日1剂，水煎，早晚分服。

按语：

慢性病毒性肝炎的发展过程是一个正邪相争的过程。中医学认为，慢性病毒性肝炎的病机主要是湿热疫毒之邪入侵机体，缠绵羁留，损伤正气，无力达邪外出，致使脏腑、气血、阴阳出现虚损或失调。乙型肝炎病毒是慢性肝病的重要致病因素,在其发生发展过程中起重要的作用,因此直接或间接抑制和清除体内具有湿热性质的乙型肝炎病毒,促进乙型肝炎病毒标志物转阴,是本病治疗的关键所在。

患者为中年男性,据症状、舌脉,患者的病机为肝脾不调,湿毒内蕴,毒损肝络。湿热疫毒之邪缠绵日久,脾胃运化失司,湿浊内蕴,久而化热,煎津为痰,痰湿内停,土壅木郁,肝脾失调。肝主筋,为罢极之本,脾主肌肉、四肢,肝脾同病,故见疲乏、纳差;病久及肾,肝肾阴虚,不能润养生发,故见脱发,肺气不利,故见咳嗽,少痰,病位在肝、脾、肺、肾。

患者慢性乙型病毒性肝炎病史,迁延日久,损伤正气,无力达邪外出,治疗当重视调气血,健运脾胃,脾运则水谷通利,气血生化有源。该患者乏力,以黄芪、白术、党参合用健脾益气。黄芪味甘,性微温,善补中气,升清阳,为补中益气的要药。张锡纯称其"补气之功最优。"《本草求真》言其:"为补气诸药之最。"白术味苦甘,性温而燥,气香不窜,归脾、胃经,益气健脾、燥湿利水,乃补气健脾第一要药。肝藏血,血养肝,体阴而用阳,"体"为"用"的物质基础;且肝为刚脏,非柔润不和,必赖阴血的滋养方能发挥其正常生理功能。当归、白芍、赤芍、丹参、莪术均入血分,共奏养血活血之功。方中柴胡入肝胆经,升发阳气,透邪升阳以解郁,疏肝理气,气血调和,气血运行通畅,不仅可使肝有所养,也可使药力顺利到达病所充分发挥疗效。患者在就诊过程中有胁痛、眠差症状,临证治疗肝病胁肋不适伴有眠差时常用煅牡蛎,因"胁为肝之部位,胁下胀痛,肝气之横恣也",用煅牡蛎以敛戢肝火,肝气自不至横恣,且煅牡蛎入肺可定魄用以镇静安眠,可见其用药之精。

典型医案 3

吴某,女,57 岁,主因"间断性乏力 3 年,加重 3 个月"就诊。

初诊(2020 年 7 月 28 日):患者 3 年前无明显诱因出现乏力症状,休息后不能缓解,于当地医院行相关检查诊断为肝纤维化、脾大。自诉乙型肝炎病毒定量升高,口服恩替卡韦、安络化纤丸进行治疗,效果不显。近 3 个月以来,上述症状再次加重,故来我院就诊。刻下症见:疲乏无力,困倦,口干,偶口苦,目干痒,偶尔胁肋部胀痛,食欲缺乏,偶腹胀,入睡困难,伴多梦易醒,夜尿 1 次,大便 1~2 日 1 行,舌质暗红,苔黄腻,脉弦数。既往史:乙型病毒性肝炎病史 35 年,否认食物、药物过敏。个人史:否认吸烟、饮酒史。家族史:父亲肝癌去世。辅助检查:赤峰市传染病防治医院(2020 年 1 月 9 日):HBV-DNA<500U/ml。彩色多普勒超声:肝硬化,门静脉、脾静脉增宽,肝囊肿,脂肪肝,胆囊壁毛糙,脾大(脾长径 12.0cm,脾肋间厚 5.0cm)。西医诊断为乙型肝炎,肝硬化;脾大。中医诊断为肝积病,辨证为气虚血瘀,湿热内蕴。治以益气活血,清热利湿为法。处方:生黄芪 30g,姜厚朴 20g,大腹皮 20g,莪术 9g,炒杏仁 9g,白芍 30g,焦山楂 15g,焦麦芽 15g,焦神曲 15g,茯苓 20g,法半夏 9g,生槟榔 15g,陈皮 12g,生地黄 20g,北沙参 12g,淡竹叶 3g,甘草 6g,白花蛇舌草 20g,醋鳖甲(先煎)10g,麦冬 15g,夏枯草 20g。14 剂,每日 1 剂,水煎,早晚温服。

二诊(2020 年 8 月 12 日):患者疲乏无力症状较前有所改善,偶上腹疼痛连及后腰背部,与饮食无明显因果关系,口干、口苦,饮水后改善不明显,食欲较差,睡眠尚可,大便不成形,每日 1 次,小便正常,夜尿每日 2 次。舌质淡红,苔黄腻,脉弦。处方:在原方基础上加炒薏苡仁 30g,莲子肉 20g,绵茵陈 20g。14 剂,每日 1 剂,水煎,早晚温服。

三诊(2020 年 8 月 26 日):患者症状较前已大为改善,口干、口苦症状已无,偶腹痛,大便已成形,每日 1 次,小便正常,偶有夜尿。舌质淡红,苔薄黄,脉弦。处方:在上方基础上减去生槟榔、麦冬。14 剂,每日 1 剂,水煎,早晚温服。同时配合茵栀黄颗粒巩固疗效。

按语:

本例患者感染乙型肝炎病毒病程较久,湿热之邪长期蕴积于体内而不除,因而其脾气亏虚之象尤为显著。故而应温补脾土。但考虑到患者常年久病,有虚而不受补之可能,因而初诊之时并未大剂量给予补气之品,恐越补越滞,则脾胃全无气血生化之机。因此,仅一味黄芪温补脾胃,湿热内蕴之证,清热解毒祛湿是常法,然而常法之外,行气祛湿亦不可忘,气机正常运行,则体内湿热邪气不易残存。因此,初诊之时在补气的基础上着重给予厚朴、大腹皮、生槟榔、陈皮等辛温行气之品,以行气除湿,一来可使补而不滞,二来可行气祛湿。本例患者已发生肝硬化病变,其疾病已发展到中医的"癥瘕"阶段。而癥瘕一病,气虚血瘀是其核心病机,然而本患虽癥瘕之病已成,但是瘀血之象并非十分明显,因此尚且可以行气、补气以助血运,使潜在的瘀血渐散,避免活血太过,造成伤血、动血之嫌。"瘀血不祛,新血不生",长期留存于体内的瘀血往往导致内生阴液乏源,且本例患者就诊之时,其皮肤瘦瘪,凡遇到此类患者,即使患者体内尚有湿热邪气,也适当给予滋阴养液之品,使脉道充盈,以助血行。因此,初诊之时给予沙参、麦冬、生地黄等甘寒之品以滋养肺肾之阴。白花蛇舌草、夏枯草,其药性不似黄芩、黄连等大苦大寒之品败人脾胃,用于形体消瘦、阴液亏虚之人较为合适,因此考虑到本患者之湿热毒邪,且脾胃亏虚,阴液不足,故而选用略苦寒之白花蛇舌草、夏枯草等清热祛湿。二诊之时患者症状改善明显,因此在原方基础上逐渐加大清热祛湿之味,以加快湿热毒邪的祛除。三诊之时适当减少行气之品,恐行气过度,耗气伤阴,滋阴太过,又恐助湿,因而减去槟榔、麦冬二味,以防后患。本患者前后加减治疗数次,疗效满意。

典型医案 4

患者李某,女,52 岁,主因"乏力 1 年余"就诊。

初诊(2016 年 5 月 17 日):患者于 2014 年 10 月因乏力、纳差、腹胀、牙龈出血就诊于某医院,诊断为"自身免疫性肝炎,肝纤维化,脾大"。服用免疫抑制药泼尼松和硫唑嘌呤联合治疗 1 年余,症状改善不明显,现为求中医治疗,就诊于我院。刻下症见:面色暗黄,乏力,纳差,口干口苦,气郁不舒,皮肤瘙痒,牙龈间断出血,小便黄,大便溏薄,每日 3～4 行,舌质暗红,苔黄腻,脉细涩。肝功能:ALT 154.3U/L;AST 149.2 U/L;ALP 210 U/L;γ-GT 148 U/L;TBIL 21.7μmol/L;DBIL 4.3μmol/L;ALB 30.7g/L;GLB 40.3g/L;ANA 1∶160(＋);免疫球蛋白 IgG 45.20g/L。腹部 B 超显示:肝纤维化,脾大。西医诊断为自身免疫性肝炎。中医诊断为虚劳,证属肝郁脾虚,湿热内蕴,瘀血阻络。治以疏肝健脾、清热化湿、活血通络为法。处方:生黄芪120g,仙鹤草 30g,炒白术 30g,姜厚朴 20g,焦山楂 20g,焦神

曲 20g,焦麦芽 20g,黄芩 9g,黄连 9g,黄柏 9g,柴胡 9g,炒杏
仁 9g,知母 15g,熟地黄 15g,生地黄 15g,郁金 20g,赤芍
30g,白芍 30g,茵陈蒿 20g,牡丹皮 9g,醋鳖甲 10g,熊胆粉
(冲服)0.25g。14 剂,每日 1 剂,水煎,早晚分服。佐以复方
鳖甲软肝片配合服用 1 个月。

二诊(2016 年 6 月 15 日):服药后面色好转,乏力缓解,
口干口苦减轻,偶见牙龈出血,皮肤瘙痒为甚,伴有轻微发
热,纳眠可,小便略黄,大便稀,每日 2～3 行,舌质红,苔黄,
脉细涩。处方调整为生黄芪 60g,仙鹤草 20g,姜厚朴 15g,
焦山楂 20g,焦神曲 20g,焦麦芽 20g,黄芩 9g,黄连 9g,黄柏
9g,柴胡 9g,知母 30g,熟地黄 15g,白芍 30g,赤芍 30g,茵陈
蒿 20 g,醋鳖甲 10g,熊胆粉(冲服)0.25g,青蒿 12g,蝉蜕
9g,蜜甘草 20g。14 剂,每日 1 剂,水煎,早晚分服。佐以复
方鳖甲软肝片配合服用 1 个月。

三诊(2016 年 7 月 17 日):服药后患者轻微乏力,皮肤
瘙痒明显缓解,已无口干口苦、气郁不舒之症状,纳眠可,二
便正常,舌红,苔薄黄,脉细。复查肝功能:ALT 51.3 U/L;
AST 61.3 U/L;ALP 120.0 U/L;γ-GT 79.5U/L;TBIL
23.4μmol/L;DBIL 5.0μmol/L;ALB 45.2g/L;GLB
31.7g/L。免疫球蛋 IgG 9.60 g/L。治以疏肝健脾、清热化
湿。处方:生黄芪 30g,仙鹤草 20g,姜厚朴 15g,焦山楂 20g,
黄芩 9g,黄连 9g,黄柏 9g,柴胡 9g,知母 30g,熟地黄 15g,白
芍 15g,赤芍 30g,茵陈蒿 9g,熊胆粉(冲服)0.25g,醋鳖甲
10g,蜜甘草 12g,淡竹叶 6g。佐以复方鳖甲软肝片配合服用
3 个月,巩固疗效,缓调收功。2016 年 10 月随访,患者病情
稳定,无明显不适,已自行停药。

按语：

由于自身免疫性肝炎缺乏特异性的临床表现及指征，所以很难及时发现。由于延误了治疗时机，本患者确诊自身免疫性肝炎时已伴有肝纤维化，如果再不及时治疗，控制肝纤维化的进程，极有可能发展成为肝硬化，甚至肝癌。初诊时方中重用黄芪为君药至 120g，能补一身之气，可治困倦、乏力等症；另可补气行气，率血行血，促进气血的运行。以大剂量黄芪直达病所，《本草蒙筌》曰其："外行皮毛，中补脾胃。"《本草求真》曰其："为补气诸药之最。"白术性苦，甘温，配伍于方中，不仅为补气健脾之要药，且可利用其燥湿之性，清除体内湿热之邪，起到保肝利胆、增强免疫力的作用。适量配伍黄芩、黄连、黄柏合用可清热燥湿，苦寒直折，是"有余折之"的治法，以固护阴血；另外，可泻脾胃内伤之阴火，而且三黄作为补益、升散的反佐之药，可使之温而不烈，升而不过。加仙鹤草收敛止血缓解牙龈出血，茵陈、牡丹皮、醋鳖甲、熊胆粉、蝉蜕清热利湿、软肝解毒，缓解患者皮肤瘙痒。对药作为临床上常用的固定配伍形式，具有协同或制约的作用，既可发挥出药物的最大疗效，又可以制约其毒性，所以治疗病证常喜用对药，方中配伍知母、生地黄、熟地黄滋阴养血，郁金、赤白芍疏肝活血，就是巧妙地利用了对药的形式治疗本病。治疗全程尤注调和气血为本，兼以固护脾胃、调和肝脾，随症适量加减药物，并合理配合中成药缓调病证，对自身免疫性肝炎的治疗起到了极好的疗效。

典型医案 5

韩某，男，69 岁，主因"间断乏力 1 年余，加重伴腹胀 1

周"就诊。

初诊(2012 年 9 月 24 日):患者于 2011 年 8 月发热后服用新癀片后出现周身乏力,就诊于宣武医院,查肝、肾功能异常,未予明确治疗。后因乏力加重,肝功能异常于北京友谊医院进行保肝治疗,症状反复发作。2011 年 11 月于北京友谊医院行肝穿刺,考虑为药物性肝损伤。2012 年 7 月,患者于佑安医院检查示:肝硬化,少量腹水,脾大,未予治疗。近一周患者乏力持续加重,腹胀明显,为求中医治疗来我科就诊。刻下症:周身乏力,腹胀,无呕血、黑粪,无黄疸,纳可,二便调,舌暗有瘀斑,苔薄黄腻,脉弦。既往史:糖尿病史 6 年。2012 年 9 月 17 日复查:AST 44.7U/L;TBIL 29.4μmol/L;AFP 10.61ng/ml。腹部超声提示:①肝弥漫性病变;②脾大。西医诊断为:药物性肝炎;肝硬化;脾大;腹水;2 型糖尿病;门静脉高压。中医诊断为鼓胀,证属肝脾不调、湿浊瘀阻。治以调和肝脾,清热解毒,行气化湿为法。处方:茵陈 20g,生黄芪 60g,山药 20g,焦山楂、焦神曲、焦麦芽各 15g,炒杏仁 9g,红景天 15g,牡丹皮 9g,灯心草 9g,白茅根 20g,生甘草 9g,黄连 9g。14 剂,每日 1 剂,水煎,早晚温服。

二诊(2012 年 10 月 8 日):服上方后无明显不适,乏力,腹胀稍缓解,纳眠可,二便调,舌暗有瘀斑,苔薄黄腻,脉弦。以上方加减,处方:茵陈 20g,生黄芪 60g,山药 20g,焦山楂、焦神曲、焦麦芽各 15g,炒杏仁 9g,红景天 15g,牡丹皮 9g,灯心草 12g,白茅根 20g,生甘草 9g,黄连 9g,炙黄芪 15g。14 剂,每日 1 剂,水煎,早晚温服。

三诊(2012 年 10 月 22 日):患者服上方后,乏力、腹胀均有缓解。近日偶有口干,胃脘隐痛,余无明显不适。仍以上方加减。处方:茵陈20g,生黄芪60g,山药20g,焦山楂、焦神曲、焦麦芽各15g,炒杏仁9g,红景天15g,牡丹皮9g,灯心草12g,白茅根20g,生甘草9g,黄连9g,炙黄芪15g,地肤子9g,麦冬12g,花椒9g,炒杜仲12g,薤白6g,陈皮12g。14剂,每日1剂,水煎,早晚温服。

四诊(2012年10月29日):患者服上方后,周身乏力减轻,腹胀好转,仍胃痛,余无不适,舌暗,苔薄白,脉弦,仍以上方加减,处方:茵陈20g,生黄芪60g,山药20g,焦三仙各15g,炒杏仁9g,红景天15g,牡丹皮9g,灯心草12g,白茅根20g,生甘草9g,黄连9g,炙黄芪15g,地肤子9g,麦冬12g,花椒9g,炒杜仲12g,薤白6g,陈皮12g。14剂,每日1剂,水煎,早晚温服。

五诊(2012年11月5日):患者病情明显好转,偶有乏力,腹胀减轻,偶有腰痛,纳眠可,二便调,舌暗,苔薄白,脉弦,仍以上方加减。处方:茵陈20g,生黄芪60g,山药20g,焦山楂、焦神曲、焦麦芽各15g,炒杏仁9g,红景天15g,牡丹皮9g,灯心草12g,白茅根20g,生甘草9g,黄连9g,炙黄芪15g,地肤子9g,麦冬12g,花椒9g,炒杜仲12g,薤白6g,化橘红12g。14剂,每日1剂,水煎,早晚温服。

按语:

患者为老年男性,正气亏虚,服用药物后周身乏力,药毒之邪趁机而入,伏留肝络。见肝之病,知肝传脾,肝脾不调,脾运失健,津液不布,湿浊内生。《医林绳墨》中论及:"脾胃一虚,则脏腑无所禀受,血脉无所交通,气血无所荣养,而为诸病。"脾胃虚弱,脏腑气血失于充养,正气不足。

患者正气亏虚,毒邪留滞肝络,日久不愈,毒邪停滞肝络日久,煎熬津液,阻滞气机,造成津停血瘀,瘀血、痰饮、浊毒互结,共同阻滞络脉,严重影响肝络功能,日久壅阻络道,郁蒸腐化,肝络受损,导致患者进入肝硬化阶段。可见该患者的病机为正气亏虚,药毒伤肝,肝脾失调,运化不利,湿浊内滞,血络受损。故在治疗上以调和肝脾、清热解毒、行气化湿为法。黄芪益气行水消肿以健脾;患者舌暗红,苔薄黄腻,湿热之象明显,使用茵陈、红景天、白茅根、灯心草、黄连合用,共奏清热解毒利湿之功;牡丹皮活血化瘀;焦山楂、焦神曲、焦麦芽消积健脾;山药升提脾气;甘草调和诸药。患者服方半月,自觉精神好转,病情稳定,说明辨证准确,治疗得当,效不更方,二诊、三诊时随症加减。药毒伤肝,伤及气阴,脾胃运化失职,而致气血停滞,患者出现胃痛、腰痛等症状,于是加用花椒、陈皮、化橘红等温中止痛、行气化瘀之品。对于该患者的治疗,补泻兼施。调和肝脾以扶正,解毒活血化痰以驱邪,并随症情之变化适当加入行气化瘀之品,终获良效。

第5章 其 他

一、肝硬化发热

典型医案

马某,女性,61岁,主因"发热20余日"就诊。

初诊(2012年10月23日):患者10月1日因居处阴冷潮湿,当日晚上出现周身不适,关节酸痛,类似感冒症状,自服大青叶水煎剂,症状无改善,遂至附近社区医院就诊。给予中药清开灵及抗生素静脉滴注,症状有所改善。次日输液过程中即出现周身寒战,体温上升。后恶寒加重,夜覆两层棉被不解,体温最高达39.5 ℃。家人速送往当地医院,给予抗生素、激素、物理降温、中药制剂等,寒战及发热均无改善,体温波动在38.1～39.5 ℃。刻下症:发热,体温38.5 ℃,精神萎靡,周身乏力,神疲懒言,口渴,纳差,二便可。舌淡暗,薄白苔,有齿痕;脉弦浮。既往慢性乙型肝炎,肝硬化病史。西医诊断为慢性乙型肝炎,肝硬化,发热。中医诊断为内伤发热,证属太阳阳明热盛。处方:生晒参(先煎)60g,炙麻黄15g,生麻黄9g,杏仁15g,生石膏100g,炒白术30g,熟大黄15g,焦山楂、焦神曲、焦麦芽各15g,甘草30g,淡竹叶30g,桑叶60g。3剂,每日1剂,水煎服。

二诊(2012年10月26日):服药后夜间已无发热。白天仍发热,下午体温最高。偶有心慌,排便每日1次。上方减炙麻黄为9g,加薤白12g,熟大黄35g。3剂,每日1剂,水煎服。

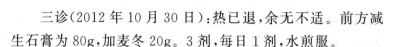

三诊(2012 年 10 月 30 日):热已退,余无不适。前方减生石膏为 80g,加麦冬 20g。3 剂,每日 1 剂,水煎服。

四诊(2012 年 11 月 2 日):患者发热反复,但每日发热时间较短,下午为甚,舌苔较前略厚。上方减生晒参为 40g,入炒槟榔 30g。3 剂,每日 1 剂,水煎服。

五诊(2012 年 11 月 6 日):患者服药后体温降低,体温波动在 37~37.5℃,口中黏腻,排便不爽,汗出不畅,精神萎靡,自诉嗜睡。上方加黄连 30g,知母 20g。3 剂,每日 1 剂,水煎服。3 剂后体温 35.5~36.5℃,胃口大开。1 周及 1 个月后随访,发热未反复。

按语:

本方以生晒参为君药,取其健脾补肺、益气生津、除邪气之效。《神农本草经》谓其"味甘,微寒。主补五脏,安精神、定魂魄、止惊悸;除邪气;明目,开心益智。"人参质地干润而不燥,故能生津止渴,苦又能泻火,兼甘味,甘温可除大热,与清热泻火药合用,相得益彰。在外感、内伤热病中,合理使用能起到祛邪而不伤正、扶正而邪自除之效;在脏腑热证和寒热错杂证中适时运用,也能起到事半功倍之效。患者发热近 1 个月,久热则伤阳耗气,神疲乏力,且热久伤阴、伤胃气。患者肝硬化病史,肝郁脾虚不能生血,血虚则可发热。肝郁气滞,日久不愈,血行瘀滞而致血瘀发热。久病患者,失于调理,以致机体气血阴阳亏虚,阴阳失衡,易感外邪。临床针对久病患者,应兼顾化瘀、补虚、化积综合辨证治疗。大黄、人参、焦山楂、焦神曲、焦麦芽、炒白术为必用之品,取其化瘀、补虚、健脾养胃之效。患者发热前有外感症状,周身酸痛,恶寒,太阳表证之象;发热日久,热邪由太阳入阳明,故有口渴、纳食不香等表现。辨证为太阳阳明同病,方选麻杏石甘汤。《伤寒论》曰:"下后,不可更行桂枝汤,若汗出而喘,无发热者,可与麻黄杏仁甘草石膏汤。"方中麻黄发汗解表、宣肺平喘,"火郁发之"而泄邪热;石膏辛甘大寒,用量倍于麻黄,意在直清肺胃里热。麻黄配石膏,则变辛温之性而为辛凉,利于宣肺胃中郁热,二者相互佐制,则宣肺平喘而不温燥,清泄内热而不凉滞。麻黄、石膏配伍,一散一清,一宣一降,恰合肺之气机。《神农本草经》谓麻黄"味苦,温。主中风、伤寒头痛;温疟,发表出汗,去邪热气;止咳逆上气,除寒热;破坚积聚";石膏"味辛、微寒。主中风寒热,心下逆气,惊,喘,口干舌焦不能息,腹中坚痛;除邪鬼"。根据临床辨证,此患者恶寒一症在整个疾病发展过程中均为最主要症状,表寒尤甚,故予麻黄24g以发汗解表散寒;石膏用重剂100g,一方面以清阳明里热,张锡纯曰:"是以愚用生石膏以治外感实热,轻证亦必至两许,若实热炽盛,又恒重用至八两,或七、八两或单用或与他药同用。""盖石膏生用以治外感实热,断无伤人之理,且放胆用之,亦断无不退热之理。"再者用以佐制麻黄药性,现代研究证明,生石膏能抑制肌肉的兴奋性,起到镇静解痉的作用;同时抑制汗腺分泌,避免麻黄发汗太过。首次就诊时,麻黄用量达到24g,多数患者服药后会有心悸等症状。现代药理研究证明麻黄亦有升压之效。故配伍时予甘草以佐制麻黄的不良反应,取自炙甘草汤,其君药炙甘草现代研究有减慢心率之效。患者属年老久病之体,服药后仍偶有心悸症状,故予薤白取其通阳宽胸之功。患者为老年女性,素体阴虚,且热病日久,耗伤阴液,初诊时口渴一症即为伤津伤阴之象;方中竹叶、石膏、麦冬的应用出自《伤寒论》竹叶石膏汤,用以清余热、益气养阴生津,对于余热不清患者尤为适用。患者二诊时予麦冬,意为养阴善后之用。服药后患者发热反复,并出现舌苔增厚,之后口中黏腻等中焦湿热之象,考虑皆为麦冬之过,乃属"养阴过早留寇",热邪未散尽所致。《医学心悟·火字解》将外邪引起的发热称为"贼火""贼可驱而不可留",而由久病、情志、饮食、劳倦等引起的发热称为"子火""子可养而不可害"。现代临床发热日久患者或平素慢性病基础上出现发热患者,多属"贼火"、"子火"并存,应"驱邪""养子"并重。另外,在临床治疗发热患者时,要注意疾病的转归。此患者初次就诊时乃一派气虚伤津之象,并有表寒里热未解,以解表散寒,益气退热为法。至四诊时,患者舌苔较前加重,已现湿邪之象,故予炒槟榔以燥湿退热。至五诊时,患者已转变为中焦湿热证,表现为口中黏腻,排便不爽,汗出不畅,故予大剂量黄连苦寒燥湿退热。对于久病患者,"胃口大开"是临床上疾病好转的最主要征兆之一。中医治疗最佳目标是阴阳平衡。五诊时患者描述"精神萎靡,总想睡觉"乃属"引阳入阴""阴阳相交"之征。所谓"阳加之于阴谓之寐""阳加之于阴谓之汗"。如《伤寒论》中麻黄汤、桂枝汤服用后显效的最好标准就是"微似汗",微汗出则病愈,亦为引阳入阴,阴阳平衡之象。

二、呃 逆

典型医案

吴某,男,56岁,主因"呃逆10余日"就诊。

初诊(2018年8月28日):患者于10余日前无明显诱

因出现呃逆,未予重视,症状未见改善,今为求中医治疗,遂就诊于我院。刻下症见:时有呃逆,肝区不适,口干口苦,纳眠可,大便 2 日 1 行,小便黄,舌红,苔黄腻,脉弦滑。既往史:肝癌切除术后 10 个月,乙型肝炎病史 27 年。2018 年 8 月 24 日于肿瘤医院复查生化:DBIL 5.3μmol/L。上腹部 MR 平扫:①右肝叶术区少量积液,倾向术后改变;②肝缘见小条片状动脉明显强化,延迟强化与周围肝实质呈高或稍高信号,平扫呈高信号;③肝硬化;④左肾多发小囊肿。西医诊断为慢性乙型病毒性肝炎,肝硬化,肝癌。中医诊断为积聚病,证属肝脾不调,湿毒瘀结。治以调肝健脾,清热解毒为法。处方:生黄芪 50g,麸炒白术 12g,防风 6g,黄芩 9g,黄连 6g,关黄柏 9g,九香虫 9g,半枝莲 9g,半边莲 30g,焦神曲 20g,焦山楂 20g,醋鳖甲(先煎)10g,广藿香(后下)10g,佩兰(后下)10g,甘草 9g,炒杏仁 9,白花蛇舌草 20g。14 剂,每日 1 剂,水煎,早晚温服。

二诊(2019 年 3 月 18 日):服药后患者呃逆较前有所好转,肝区偶有不适,口苦减轻,眼干涩,乏力,易出汗,偶有盗汗,纳可,眠可,大便干,小便不调、色黄量少,舌红,苔黄腻,脉弦。上方去佩兰,改麸炒白术为 9g,醋鳖甲(先煎)为 15g,白花蛇舌草为 30g,入路路通 20g,王不留行 20g,生地黄 20g,麦冬 20g。28 剂,每日 1 剂,水煎,早晚温服。

三诊(2019 年 7 月 8 日):服药后自觉诸症好转,仍乏力,纳眠可,大便调,小便微黄。舌红,苔薄白,脉弦。辅助检查:PCT 117ng/ml;ALB 44.7g/L;MR 同前。上方去生地黄,改广藿香(后下)为 9g,入佩兰(后下)9g,车前草 15g,青黛 2g。28 剂,每日 1 剂,水煎,早晚温服。

四诊(2019 年 11 月 4 日):患者服药后乏力稍缓解,现偶有肝区不适,晨起口干,纳可,眠差、中间醒,二便调。舌红,苔薄黄,脉弦细。上方去佩兰、甘草、青黛,改生黄芪为80g,焦山楂为 30g,入杏仁 9g,牛黄(冲服)0.15g。28 剂,每日 1 剂,水煎,早晚温服。另予八宝丹口服清热解毒利湿。

五诊(2019 年 12 月 16 日):诸症皆减,偶有肝区不适,口干。舌淡红,苔薄白,脉弦细。复查肝功能未见异常;PCT 119ng/ml。AFP 1.556ng/ml。HBV-DNA<200U/ml。上腹部 MR 平扫:①肝右叶术后,肝周少量积液较前吸收;②肝内出现多发动脉结节状,不除外新发癌灶;③肝硬化;④胆囊、胰腺、脾及双侧肾上腺未见明显异常;⑤未见腹水。处方:上方去防风、九香虫、炒杏仁、麦冬,改半枝莲为 30g,入生地黄 15g。28 剂,每日 1 剂,水煎,早晚温服。继服八宝丹巩固疗效。

随访(2020 年 10 月 26 日):患者无特殊不适,时有乏力,纳可,眠差、中间易醒,排便不畅(每日 1 次),质黏,小便调。上腹部 MR 平扫同前。长期服用八宝丹调治善后。

按语:

肝癌属中医学"积聚病"之范畴,积聚是由于体虚复感外邪,情志饮食所伤,以及它病日久不愈等原因引起的,以正气亏虚,脏腑失和,气滞、血瘀、痰浊蕴结腹内为基本病机,以腹内结块,或胀或痛为主要临床特征的一类病证。该患者为肝癌切除术后 10 个月,乙型肝炎病史 27 年,病史较长,年老体衰,正气亏虚,脏腑失和,气滞血瘀,肝脾不调,湿毒蕴结于腹。据症舌脉,患者的病机为肝脾不调,湿毒瘀内蕴。病位在肝脾,病性为虚实夹杂。针对该患者的病机,以茵芪三黄解毒汤为主方,调和肝脾扶正,并加入大剂清热解毒之品以祛邪。其中重用黄芪为君,补气扶正以帅血行;三黄(黄芩、黄连、黄柏)为治疗慢性肝病之要药,同白花蛇舌草加强清热解毒之效;焦神曲、焦山楂与炒白术健脾益气;又入藿香、佩兰解表祛邪,使邪有出路。二诊时原方入路路通、王不留行、生地黄、麦冬,通经利水,清热滋阴,使邪从小便去。三诊时入车前草、青黛加强清热利湿之效。四诊时患者诉偶有肝区不适,晨起口干,加牛黄清热解毒,同时配合八宝丹,增强清热利湿解毒之效。五诊时患者诉几乎无呃逆,偶感肝区不适,结合辅助检查结果,去防风、九香虫、炒杏仁、麦冬,加大半枝莲用量增强清热解毒之效,生地黄滋养肝肾之阴。

三、吐　血

典型医案

方某,男,68 岁,主因"发作性呕血 9 个月余"就诊。

初诊(2019 年 6 月 17 日):患者 9 个月前因食鱼后出现呕血量多,遂至医院急救,予止血等治疗后,查体腹部膨隆胀满,双下肢水肿。后分别于 2019 年 1 月、4 月出现呕血,均送至医院急救,予止血、输血等治疗。2019 年 1 月于北京地坛医院确诊为慢性乙型肝炎,肝硬化。刻下症:腹大胀满,口干口苦,双下肢水肿,按之凹陷不易恢复,纳差、眠可、排便每日 2～3 次,成形,小便量少,舌暗红,苔黄腻,脉弦滑。既往史:慢性乙型肝炎病史 30 余年;癫痫病史 30 余年,服用苯妥英钠 30 年及中药(具体不详)抗癫痫治疗,现已 6 年余未发作癫痫。舌暗红，苔黄腻，脉弦滑。血常规：WBC 3.85×10^9/L；LYM％ 16.92％；RBC 2.37×10^{12}/L；HGB 64.2g/L；PLT 76×10^9/L。生化全项：ALT 54.1U/L；AST 49.3U/L；Na^+ 116.1mmol/L；Cl^- 93.4mmol/L；AMY 170U/L；LPS 92.2U/L。凝血功能：PT-SEC 13.4s；PT 76％。心肌酶谱：CK-MB 45.5U/L。腹部超声：肝实质回声增粗，脐静脉开放，胆囊壁不光滑，胆囊多发结石，脾大，腹腔积液。胃镜：食管胃底静脉曲张破裂出血，组织胶治疗。西医诊断为慢性乙型病毒性肝炎，肝硬化（失代偿期）；上消化道出血；腹水。中医诊断为吐血病、证属肝郁脾虚，湿热内蕴。治以疏肝健脾，清热化湿为法。处方：生黄芪60g，姜厚朴20g，白芍30g，仙鹤草30g，三七粉（冲服）3g，焦山楂15g，焦神曲15g，焦麦芽15g，车前草20g，芒硝（冲服）3g，熊胆粉（冲服）0.5g。30剂，每日1剂，水煎，早晚温服。

二诊（2019年7月16日）：腹胀反复，偶作便秘。舌暗红，苔黄腻，脉弦滑。原方加入灯心草2g，麦冬20g，红景天15g，生地黄15g。嘱患者同时服用茵栀黄颗粒。30剂，每日1剂，水煎，早晚温服。

三诊（2019年8月12日）：患者食欲下降、消化不良、口苦。近日皮肤发黄瘙痒，见巩膜黄染。夜寐差。舌暗红，苔黄腻，脉弦滑。原方去焦麦芽，加入柴胡9g，牛黄（冲服）0.25g。30剂，每日1剂，水煎，早晚温服。

四诊（2019年10月21日）：原方去牛黄，加入三七粉（冲服）6g，熊胆粉（冲服）0.25g，菖蒲9g。30剂，每日1剂，水煎，早晚温服。

五诊（2020年7月28日）：患者因疫情原因未规律治

疗,自诉于 2020 年 4 月呕血,于当地医院予止血及支持治疗后出院。乏力,食纳可,夜寐安。舌暗红,苔薄黄微腻,脉弦细。原方去菖蒲,加入白及 12g,地榆炭 9g。30 剂,每日 1 剂,水煎,早晚温服。

六诊(2020 年 10 月 26 日):患者多汗、腹胀,自觉腹水加重,双下肢水肿,咳嗽时作。饮食可,二便调,夜寐佳。舌暗红,苔薄黄微腻,脉沉弦细。胃镜:食管静脉重度曲张(红色征阳性);食管贲门静脉曲张(GOV1 型);门静脉高压性胃病;胆汁反流性胃炎。上腹部 CT:肝硬化,脾大,侧支循环形成,腹水;肝多发局灶灌注异常;胆囊结石,胆囊炎;脾多发良性病灶可能。原方加入生薏仁 20g。21 剂,每日 1 剂,水煎,早晚 2 次温服。电话随访,患者腹胀较前明显缓解,余症均较前减轻,目前继服前方。

按语:

食管-胃底静脉曲张是乙型肝炎后肝硬化患者常见的一种恶性并发症,多由长期门静脉高压所致。该病具有极高的破裂出血风险,静脉曲张一旦破裂会导致患者短时间内大量失血,危及生命。现代中医将肝硬化归属"积证"的范畴,认为其病位在肝,亦与脾、肾密切相关,病理实质为肝肾瘀血日久。而食管-胃底静脉曲张破裂出血属于中医"血证"范畴。《先醒斋医学广笔记》曰:"治吐血有三诀……宜补肝不宜伐肝。"经曰:"五脏者,藏精气而不泻者也。肝藏血,吐血者,肝失其藏也。养肝则肝气平,而血有所归,伐肝则肝虚不能藏血,血愈不止矣……"本例肝硬化胃底-食管静脉曲张大出血,由肝虚不能藏血,致血妄行。血去气伤,气虚阳衰,不能摄血,故血愈难止。乙型肝炎病毒伏于人体,酿生湿热之邪,同时患者失血过多,气随血脱,治疗上应清热利湿与养肝补气摄血共举。

初诊时以大剂量黄芪为君药,健运中焦、生化气血,与白芍配伍,养血柔肝。熊胆粉性苦寒,清热平肝。厚朴苦温燥湿,仙鹤草、车前草清热利湿,焦山楂、焦神曲、焦麦芽改善患者纳谷不香,三七粉养血活血。全方共奏清热利湿,养血柔肝之功。三诊时患者周身皮肤瘙痒不适,食欲缺乏。考虑患者湿热内结日久,湿热蕴结肝胆,肝失疏泄,胆汁不寻常道外溢以致皮肤黄染瘙痒;脾失运化故食欲缺乏、食后饱胀;口苦为气郁化热所致。故加入牛黄以清热解毒、凉肝息风,柴胡引药入病所、疏肝解郁。五诊时加入白及,收敛止血,与三七粉、地榆炭配伍,防止静脉曲张再次破裂出血。六诊时患者脾气亏虚,卫外不固,故而多汗。同时由于脾虚运化失常,水湿下注而致水肿。故虽患者证属湿热,但其脉沉,是为脾虚之象。故加入生薏仁增强健脾利湿之功。

四、痞 满

典型医案

王某,女,54岁,主因"间断性胃脘痞胀20年余,食欲下降2个月余"就诊。

初诊(2019年12月9日):患者20年前于当地体检,诊断为"小三阳"(具体不详),间断性胃脘痞胀,伴持续性口干,未进行特殊治疗。近2个月食欲下降明显,于我院脾胃科中药治疗无明显改善,遂来我科就诊。刻下症:食欲差,时有胃脘胀满不适,厌油腻,口干口苦明显,无恶心,体重减轻3千克左右,无头晕、胸闷,易急躁,情绪起伏大,眠可,排便每日1行、成形质偏干,小便量可、色黄。舌红,苔白腻,胖大有齿痕,脉弦滑。既往史:慢性乙型肝炎病史20年,未服用抗病毒药及干扰素;2011年胃镜检查示"慢性浅表性胃炎伴糜烂结节"。家族史:母亲乙型肝炎病史。个人史:否认烟酒史。辅助检查:肝功能:ALT 201.3U/L;AST 175.6U/L;ALP 181 U/L;TBIL 26.9μmol/L;DBIL 8.5 μmol/L;IBIL 18.4 μmol/L;ALB 41.44g/L。乙型肝炎五项:HBsAg(+);HBsAb(−);HBeAg(−);HBeAb(+);HBcAb(+)。HBV-DNA,6.72×10^{3}U/ml。肿瘤标志物:AFP 43.71ng/ml;CA199 325.4 kU/L。血常规:WBC 3.45×10^9/L;RBC 4.88×10^{12}/L;HGB 158g/L。免疫性肝病自身抗体谱,未见异常。腹部B超:①肝回声略增粗,肝右叶可见0.3cm强回声;②肝大小正常,门静脉不宽,余未见明显异常。西医诊断为慢性乙型病毒性肝炎。中医诊断为痞满,证属湿热内蕴,肝郁脾虚证。治以清热利湿,调肝理气健脾为法。处方:生黄芪30g,柴胡9g,茵陈30g,麸炒枳实12g,熟大黄15g,熊胆粉(冲服)0.5g,焦山楂、焦神曲、焦麦芽各20g,姜厚朴12g,麦冬15g。14剂,每日1剂,水煎,早晚温服。同时予恩替卡韦分散片抗病毒治疗。并嘱其:①保持情志舒畅。②规律作息,劳逸结合,避免劳累。③营养均衡,饮食定量,避免食用难消化、生冷、辛辣刺激性食物。

二诊(2020年1月7日):患者胃脘痞胀较前有所改善,纳差,排便不畅,排不尽感,便质黏。舌红,苔白腻,胖大齿痕,脉弦滑。复查肝功能:ALT 35.5 U/L;AST 1.59 U/L;血常规:WBC 3.4×10^9/L。肿瘤标志物:AFP 192ng/ml;

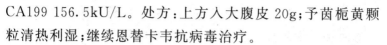

CA199 156.5kU/L。处方：上方入大腹皮 20g；予茵栀黄颗粒清热利湿；继续恩替卡韦抗病毒治疗。

三诊(2020 年 1 月 21 日)：患者近日出现便血,色鲜红。舌红,苔白,胖大齿痕,脉弦滑。腹部 B 超：肝回声略增粗,肝内钙化灶。处方：上方入槐花 20g。21 剂,每日 1 剂,水煎,早晚温服。

四诊(2020 年 5 月 11 日)：患者症状较前缓解,食欲明显改善,纳食量较强增加,偶有咯痰、色黄。舌红,苔薄黄,脉弦细。处方：上方去焦麦芽,改生黄芪为 20g,入陈皮 20g,黄芩 9g、炙甘草 12g。14 剂,每日 1 剂,水煎,早晚温服。

五诊(2020 年 5 月 26 日)：患者诸症好转,目前精神好,纳可,眠一般。舌红,苔薄白,胖大有齿痕,脉弦细。处方：上方入石菖蒲 9g。14 剂,隔日 1 剂,水煎服,早晚温服。嘱患者服用茵栀黄颗粒调理善后。

按语：

患者为中年女性,间断性胃脘痞胀并诊断为乙型肝炎"小三阳"20 年余,病程日久年老体虚,久病耗伤。同时性格急躁易生气,肝郁气滞,横犯脾胃,致胃气阻滞,损伤脾胃,纳运失职,升降失调,胃气壅塞,而生痞满。久病脾失健运,生湿蕴热,蕴结于肝胆,导致肝胆疏泄不利,气机阻滞,证属肝郁脾虚,湿热内蕴证。治疗以中药清热利湿,调肝理气健脾为基调,配以恩替卡韦抗病毒以治疗慢性乙型病毒性肝炎,临床疗效十分显著。方以生黄芪为君固护正气,改善脏腑功能；茵陈与熊胆粉相配,组为常用药对清热解毒,适用于多种慢性肝病；柴胡、厚朴、枳实相伍,宽胸理气,利于调节情志,同时重用焦山楂、焦神曲、焦麦芽醒脾和胃,共奏条肝健脾之效；熟大黄泻下通便,加麦冬滋阴亦防泻下太过。二诊时加用大腹皮行气宽中,治疗脘腹胀闷,排便不爽。三诊时患者出现便血,色鲜红,询问病史考虑为痔出血,使用槐花凉血止血。四诊时患者主症较前明显减轻,效不更方,入陈皮、黄芩清热化痰理气。五诊患者诸症好转,精神可,无明显不适,入石菖蒲以调情志,去邪气,助睡眠。